贫血饮食
宜忌全书

吴剑坤 于雅婷 主编

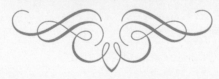

U0247988

江苏凤凰科学技术出版社

图书在版编目（CIP）数据

贫血饮食宜忌全书 / 吴剑坤, 于雅婷主编. — 南京:
江苏凤凰科学技术出版社, 2017.5

（含章. 掌中宝系列）

ISBN 978-7-5537-6675-1

Ⅰ. ①贫… Ⅱ. ①吴… ②于… Ⅲ. ①贫血 - 食物疗
法 - 食谱 Ⅳ. ①R247.1②TS972.161

中国版本图书馆CIP数据核字(2016)第146375号

贫血饮食宜忌全书

主　　　编	吴剑坤　　于雅婷
责 任 编 辑	樊　明　　葛　昀
责 任 监 制	曹叶平　　方　晨

出 版 发 行	凤凰出版传媒股份有限公司
	江苏凤凰科学技术出版社
出版社地址	南京市湖南路 1 号 A 楼，邮编：210009
出版社网址	http://www.pspress.cn
经　　　销	凤凰出版传媒股份有限公司
印　　　刷	北京旭丰源印刷技术有限公司

开　　　本	880mm×1 230mm　1/32
印　　　张	14
字　　　数	380 000
版　　　次	2017年5月第1版
印　　　次	2017年5月第1次印刷

标 准 书 号	ISBN 978-7-5537-6675-1
定　　　价	39.80元

图书如有印装质量问题，可随时向我社出版科调换。

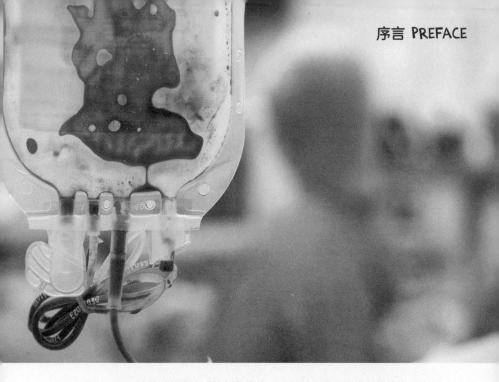

　　贫血，是一种伴随很多疾病的复杂症状，不只是通常人们直观地认为"血液不足"那样简单。从医学上讲，贫血是指人体外周血红细胞容量减少，低于正常范围下限的一种常见的临床症状。基于不同的临床特点，贫血有不同的分类。按红细胞形态分大细胞性贫血、正常细胞性贫血和小细胞低色素贫血；按血红蛋白浓度分轻度、中度、重度和极重度贫血；按骨髓红系增生情况分增生性贫血和增生低下性贫血。而引发贫血的原因也较为复杂，包括造血干祖细胞异常、造血微环境异常、造血原料不足或利用障碍，以及失血、溶血等。

　　贫血症患者要想有效地改善贫血、恢复健康状况，除了要避免过度操劳、注意适当休息，减少精神负担、保持乐观精神，改善生活居住环境，积极就医治疗外，科学地搭配膳食、有的放矢地补充加强营养也是非常重要的。

　　烹食材之精素以盈人体之气血。对于贫血患者来说，科学的日常膳食既是一种辅助调养，更是一种精神上的放松。俗话说："吃得好、吃得贵不如吃得对"。而面对不同病因引起的贫血，如何才能吃得对，正是一个让多数患者头痛的问题。

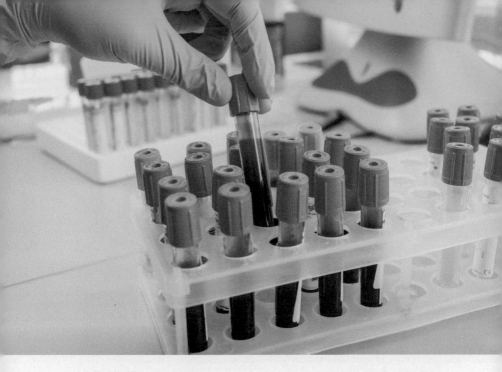

　　让患者尽早地树立对贫血的科学认知、养成正确的饮食习惯、有效改善贫血症状，正是本书编者的目的。本书的头两章系统地介绍了贫血的基础知识和不同类型贫血患者的食疗原则，以帮助读者消除错误的认知。比如，不是所有的贫血都是由于体内贮存铁的缺乏引起的；缺铁性贫血在补充铁剂时，不宜饭后喝茶或吃柿子，会抑制人体对铁的吸收……接着，编者因噎废食地为贫血精心开出的黄金食单，从第三章开始，分别包括了103种补血佳品、78种慎吃食物、109道营养汤、17道养生粥、67道健体菜以及15道花草茶，让读者在吃得对的同时，能够吃得更多样、更全面，也更舒心。在本书的最后，编者又针对不同人群地给出了膳食建议，让患者有的放矢地调养，更有效地改善贫血状况。

　　本书编辑的初衷即是希望能对"贫血"患者给出良好的饮食建议，这里我们真诚希望本书能对贫血患者有所助益。最后也衷心祝愿所有的贫血患者早日恢复健康，拥有更高质量的生活。

PART 1　贫血的基础知识

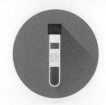

PART 2　贫血患者的黄金饮食调理法

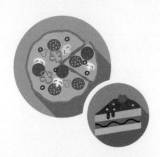

PART 3　贫血患者的103种补血佳品

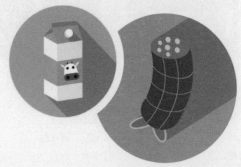

PART 4 贫血患者的78种慎吃食物

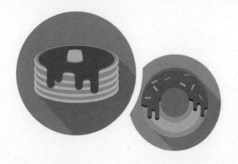

PART 5 | 贫血患者的 109道补血营养汤

PART 6　贫血患者的17道补血养生粥

PART 7　贫血患者的67道补血健体菜

PART 8　贫血患者的15道补血药茶

PART 9　特殊贫血人群的调补膳食

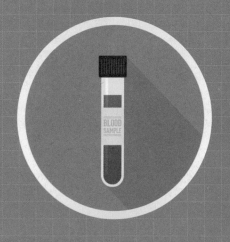

PART 1
贫血的基础知识

·····························

　　医学上说的"贫血"是指人体外周血红细胞容量减少，低于正常范围下限的一种常见的临床症状。很多人认为贫血是一种疾病，严格来讲，贫血并不是疾病，它只是伴随各种疾病的一种症状。对贫血患者而言，了解什么是贫血、贫血的易发人群、贫血的主要症状、造成贫血的原因以及治疗贫血的用药方法，是预防和改善贫血的重要前提。

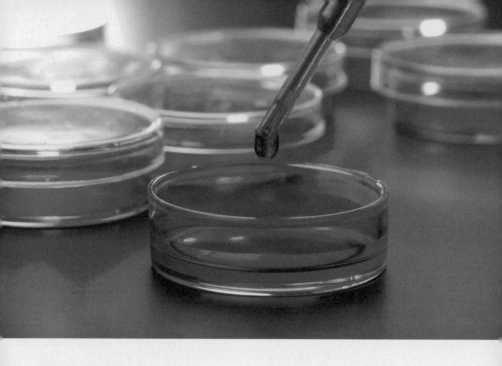

血液的功能

　　血液的主要构成成分是血细胞，血细胞包括红细胞、白细胞和血小板等，其中红细胞居多。因此想要了解贫血，得先了解血液功能知识，为预防贫血打下基础。

人体血液功能简介

　　血液由血浆和血细胞组成，存在于心血管系统（循环系统）中，在心脏的推动下不断循环流动。如果流经体内任何器官的血流量不足，均可能造成严重的组织损伤。人体大量失血或血液循环严重障碍，将危及生命。

　　血浆为浅黄色液体，其中除含有大量水分以外，还有无机盐、纤维蛋白原、白蛋白、球蛋白、酶、激素等各种营养物质以及一些代谢产物。这些物质无一

定的形态，但具有重要的生理功能。

　　血细胞是由红细胞、白细胞和血小板等构成。让我们做个实验来看看：从人体血管中抽取少量血液置于试管内，通常情况下由于凝固作用，血液会呈凝固状态。但是，如果添加一种抗凝固剂，此时，血液就不会凝固，血液成分中每个层次的沉淀物就能被明显观察到。在试管的最下方，集聚而呈红色的是红细胞；红细胞之上有两层淡灰白色的物质，其中下层主要是白细胞，上层集中的是血

小板；在试管的最上方会出现黄色液体的清澈部分，这部分液状物质就是血浆。

血细胞的功能

　　血细胞包括红细胞、白细胞和血小板等。其中红细胞又称红血球、红血细胞，是血液中最多的一种血细胞。红细胞呈双面凹陷的圆盘状，直径约为 7.5 微米，没有细胞核，细胞质内没有细胞器而只有大量血红蛋白。血液的颜色是由血红蛋白决定的，血红蛋白具有与氧和二氧化碳结合的能力。红细胞能通过血红蛋白将吸入肺泡中的氧运送给身体的各组织，同时，躯体各组织中新陈代谢产生的二氧化碳也通过红细胞运到肺部并被排出体外。

　　白细胞在血液中呈球形，能以变形运动穿过毛细血管壁进入周围组织中。白细胞又分为颗细胞、单核细胞、淋巴细胞等。白细胞会抵抗对身体有害的细菌或异物，加强人体对疾病的抵抗力，

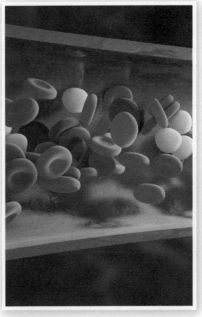

※ 红细胞功能
　　运输氧和二氧化碳
※ 白细胞功能
　　能吞噬异物并产生抗体，具有抗御病原体的入侵和对疾病的免疫能力
※ 血小板功能
　　参与凝血和止血及破损血管的修补

并能杀死侵入身体的细菌和病毒，具有提高免疫力，保护身体的作用。

　　血小板在流动的血液中为无色、无核、椭圆形小体，少数是梭形或不规则形，侧面看呈梭形，直径为 2 ～ 4 微米。血小板能在身体受伤而流血时，参与凝血和止血及破损血管的修补。

　　正是由于具有这些成分的血液在全身血管中不断循环，才保持了身体的细胞和组织处于正常状态。所有这些血液成分，无论是哪一个成分，对于我们的生命都起着重要的作用。

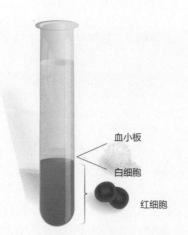

血小板

白细胞

红细胞

※ 血液

血细胞的生成方式

　　造血干细胞是各种血细胞的起始细胞，在胚胎 9 ~ 10 天出现，逐步发育。胎儿期造血器官包括肝脏、骨髓等，出生后骨髓成为主要造血器官。在幼年和少年成长时期，伴随着身体的发育，血液需求量明显增加，必须获取大量的血细胞。因此在一定时期内，血液必须不断加强自身的新陈代谢，才能满足人体的生长需要。

　　成年人的造血器官主要是骨髓，血细胞主要在骨髓中产生。一般健康成年人每天大约有30毫升/50千克的新的血细胞生成，同时也有相应数量的血细胞衰老死亡，并分解代谢排出体外。人体骨髓有强大的代偿功能，在强烈刺激

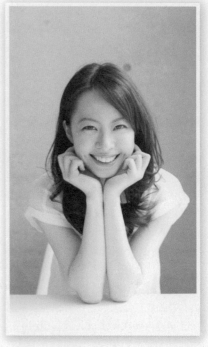

※ 根据造血细胞动力学估算，每个健康成人每天
　血细胞生成量是：
　红细胞　$20×10^{10}$/升
　白细胞　$11.5×10^{10}$/升
　血小板　$12×10^{10}$/升

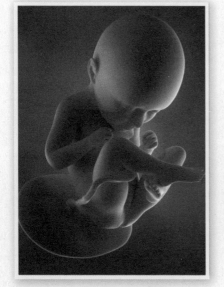

※ 胎儿期造血器官包括肝、脾、骨髓等
※ 胎儿5个月之后，以及健康的成年人，红细胞、白细胞和血小板主要在骨髓中产生

下，骨髓造血功能可增至正常情况的 6~8倍。

　　根据造血细胞动力学估算，每个健康成人每天血细胞生成量是：红细胞 $20×10^{10}$/ 升，白细胞 $11.5×10^{10}$/ 升，血小板 $12×10^{10}$/ 升。因此，可以说人体血液成分的吐故纳新活动是十分活跃的。

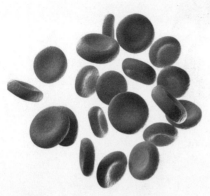
※ 红细胞

贫血与红细胞的关系

贫血，这两个字对许多人来说，已不是一个陌生的词语。有的人看见自己的同事面色苍白，就会说他"贫血"了；也有的人因自己感到头晕、乏力，就会想，也许自己患了"贫血"。的确，贫血在我们生活中比较常见。

确切地说，贫血是一种症状，而不是具体的疾病，各种疾病大多都可以伴有贫血（因为贫血可以由多种不同的病因引起）。换句话说，贫血只不过是伴多种不同疾病或某一种疾病出现的一种常见症状。如果说某人患贫血，其实还没有说清楚他患的究竟是什么病，只是抓住了一个症状。

有不少人认为贫血就是血少，甚至有的人把血压偏低也认为是贫血，这是不对的。贫血的人只是血液中的红细胞减少，即血红蛋白浓度降低了。

因此贫血是指循环血液单位容积内血红蛋白量低于正常范围的下限，是血液中所含的红细胞数量减少的症状。通常情况下，血液中的血红蛋白一旦减少，红细胞的数量也会随之减少。有时也会出现血红蛋白减少，而红细胞数量不发生变化的情况。

※ 非贫血者的健康指标值 ※

	红细胞的平均值	血红蛋白的浓度	血细胞比容
成年男性	4.83×10^{12}/升	>120 克/升	46%（41%～51%）
成年女性	4.33×10^{12}/升	>110 克/升	42%（37%～46%）
新生儿	6.5×10^{12}/升	>100 克/升	54%（49%～60%）

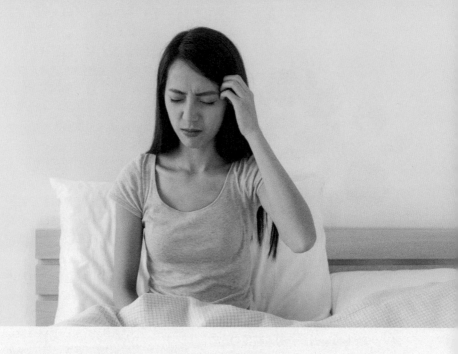

贫血的易发人群与症状

　　贫血是临床最常见的症状之一，然而它不是一种独立疾病，可能是一种基础的或有时是较复杂疾病的重要临床表现。通过对贫血易发人群及贫血症状的了解，有助于贫血的日常防治。

易患贫血的人群

有家族遗传史的人群

⌘ 家族中有类似的贫血患者。

患有某些疾病的人群

⌘ 患有慢性出血性疾病的人群，如溃疡病出血、痔疮出血等。

⌘ 患有慢性炎症、肾病、肝病、恶性肿瘤、内分泌功能紊乱等疾病的人群。

⌘ 患有寄生虫病，尤其是钩虫病患者。

⌘ 某些胃全切除或部分切除患者。

日常生活不良的人群

⌘ 饮食习惯不良者，如偏食、挑食、饮浓茶等，易因营养缺乏而患有贫血。

⌘ 在工作和生活环境中，与化学毒物或放射性物质接触者。

⌘ 曾服用能引起贫血的药物，如氯霉素、抗肿瘤药、保泰松等。

特殊人群

⌘ 月经过多的女性，妊娠期、产后及哺乳期的妇女。

❖ 婴儿、早产儿、孪生儿或母亲原有贫血症状的幼儿，原来铁储量已不足，如果仅以含铁较少的人乳或牛乳喂养，婴幼儿容易患贫血。

❖ 因成长迅速，营养需求量大的青少年。

贫血的等级划分

我国划分贫血严重度以血红蛋白的浓度为标准，有时结合血细胞的数量来分，可分为轻、中、重和极重4个级别：

❖ 轻度贫血：血红蛋白浓度90~120克/升，红细胞数（3~4.5）×10^{12}/升。

❖ 中度贫血：血红蛋白浓度60~90克/升，红细胞数（2~3）×10^{12}/升

❖ 重度贫血：血红蛋白浓度30~60克/升，红细胞数（1~2）×10^{12}/升

❖ 极重度贫血：血红蛋白浓度<30克/升，红细胞数<1×10^{12}/升

贫血的医疗诊断

贫血的诊断应按以下几个步骤进行：

1. 确定有无贫血存在

❖ 外周血的血常规检查。（包括血红蛋白浓度、红细胞计数、白细胞计数、血小板计数和红细胞压积，还有平均红细胞体积、红细胞平均血红蛋白含量及红细胞血红蛋白平均浓度。）

❖ 平均红细胞体积（MCV）和平均血蛋白浓度（MCHC）的测定。

❖ 外周血涂片检查。（观察有无异形红细胞，如球形红细胞、靶形红细胞、裂殖细胞；有无红细胞大小不均、低色素和多染性红细胞、嗜碱性点彩等，以及白细胞、血小板数量和形态学方面的改变；有无异常细胞。）

❖ 骨髓穿刺取骨髓涂片检查。（骨髓检查必须包括铁染色，以确诊或排除缺铁性贫血和铁粒幼细胞性贫血。骨髓检查对确诊贫血、寻找贫血原因十分重要，尤其对白血病、巨幼红细胞性贫血、再生障碍性贫血、骨髓增生异常综合征及多发性骨髓瘤的诊断有决定性意义。）

❖ 尿常规、大便隐血及寄生虫卵、血液尿素氮、血肌酐以及肺部X光检查等。

2. 明确患有何种类型的贫血

❖ 小细胞低色素性贫血首先考虑缺铁性贫血，需要做铁代谢检查。检查可以发现血清铁及铁蛋白降低，总铁结合力及原卟啉增高。

❖ 营养性巨幼细胞性贫血要做叶酸及维生素B_{12}测定。若为此类贫血，叶酸或维生素B_{12}会减低。

❖ 除贫血外还有黄疸、脾脏肿大等症状者，要考虑有溶血性贫血存在，可能出现网织红细胞增加，间接胆红素及血清游离血红蛋白升高，结合珠蛋白减少。

贫血的分类

基于不同的临床特点，贫血的分类方法有很多种。

依贫血发展速度分类：急性贫血，慢性贫血。

依红细胞形态分类：正常细胞性贫血，大细胞性贫血，小细胞性贫血。

依骨髓红系增生情况分类：增生性贫血，增生不良性贫血。

依病因、发病机制分类：细胞生成减少性贫血，造血原料异常所致贫血，造血细胞异常所致贫血，造血调控异常所致贫血，红细胞破坏过多性贫血（即溶血性贫血），失血性贫血。

贫血的主要症状

贫血症状的有无或轻重，取决于贫血的程度、贫血发生的速度、循环血量有无改变、患者的年龄以及心血管系统的代偿能力等。贫血发生缓慢，机体能逐渐适应，即使贫血较重，尚可维持生理功能；反之，如短期内发生贫血，即使贫血程度不重，也可出现明显症状。此外，年老体弱或心肺功能减退者，症状较明显。贫血的一般症状如下。

1. 心跳加速，全身软弱无力，疲乏，困倦

这有可能是因为氧供给减少所引起的。前面说过，红细胞肩负着将氧输送到身体各个部位的任务，但是，如果患贫血的话，其中的血红蛋白不足，身体的各组织、各内脏器官从血红蛋白那里得到的氧就会减少，从而导致缺氧现象，并表现出易疲劳、目眩、心跳加速、喘息、头晕等各种贫血的症状。

此外，如果血液中的血红蛋白数量减少，供给细胞和组织的氧就减少，身体一旦察觉，就会通过固有的"安全装置"进行补充和调节。这种情况下的代偿作用，即使供给氧量极少，也起着一种维持生命的作用，也就是说起着补偿氧不足的作用。

2. 面色苍白，头晕目眩，肌肉酸痛

一旦患上了贫血，血液中的血红蛋白就会减少，身体的各部位就会表现出缺氧的症状。氧对于大脑来说必不可少，一旦大脑缺氧，就会引起头晕目眩，严重的时候会失去知觉。即使在人体的肌肉里，氧也具有十分重要的作用。如果肌肉中缺氧，常常会引起身体酸痛以及倦怠等症状。

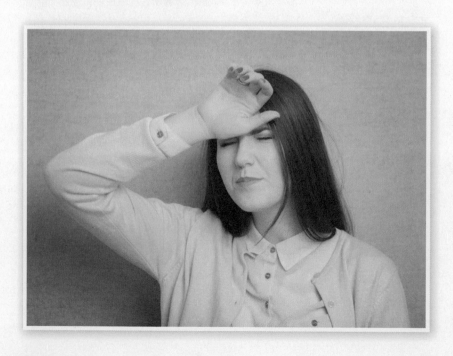

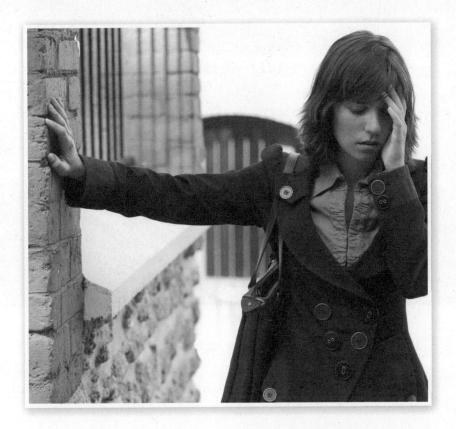

3. 头晕，神志模糊

贫血严重或突然贫血者甚至会出现晕厥、神志模糊等症状，特别是老年患者。由于贫血时，机体产生缺氧时的代偿作用，所以会引起各种各样的不良症状。

像早晨起床困难的这类患者，因为有些像低血压（实际上却是贫血）的症状，所以他们很多人都是按低血压的治疗方法进行医治，这样并不能真正治愈。若早晨倦于起床，还是应该接受诊治，确认有无贫血，并进行必要的治疗。

4. 呼吸加快，舌乳头萎缩

如果呼吸加快，就会吸入大量的氧气，以产生补偿作用。一旦患上贫血，常会出现上述那样的症状，还会有呼吸加快、目眩、脸色苍白等症状。贫血中的缺铁性贫血如果长期持续下去，除了会出现缺氧的症状外，还会出现舌乳头萎缩。

贫血程度较轻的时候，作为隐性的症状还很多。根据调查表明，有一些轻微缺铁性贫血患者，早晨起床困难，肩、头疼痛，到了夏天常常感到倦怠，此外并无其他特别明显的症状。

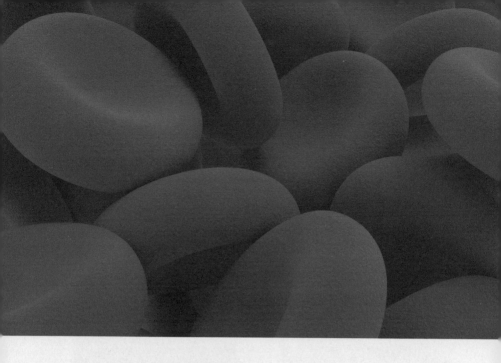

贫血的发病机理与病因

　　造成贫血的原因非常多，甚至有些原因至今仍不清楚，但归纳起来，贫血不外乎由三大类原因造成：红细胞生成减少、红细胞破坏过多（溶血性贫血）、红细胞丢失过多（失血性贫血）。

红细胞生成减少性贫血

　　造血细胞、骨髓造血微环境和造血原料的异常影响红细胞生成，可形成红细胞生成减少性贫血。

1. 造血干祖细胞异常所致贫血

❶ 再生障碍性贫血是一种骨髓造血功能衰竭症，与原发和继发的造血干祖细胞缺陷有关。临床表现为全血细胞减少及相关的贫血、感染综合征。

❷ 纯红细胞再生障碍性贫血是指骨髓红系造血干祖细胞受到损害，进而引起单纯红细胞减少性贫血。依据病因，该病可分为先天性和后天性两类。

❸ 先天性红细胞生成异常性贫血，是一类遗传性红系干祖细胞良性克隆异常所致的，以红系无效造血和形态异常为特征的难治性贫血。根据遗传方式，该病可分为常染色体隐性遗传型和显性遗传型。

❹ 造血系统恶性克隆性疾病，由于造血干祖细胞发生了质的异常，包括骨髓增生异常综合征及各类造血系统肿瘤

性疾病（如白血病等）。前者因为病态造血，高增生，高凋亡，出现原位溶血；后者肿瘤性增生、低分化，造血调节也受到影响，从而使正常成熟红细胞减少而发生贫血。

2. 造血微环境异常所致贫血

微环境包括骨髓基质、基质细胞和细胞因子。

❶ 骨髓基质和基质细胞受损所致贫血。骨髓坏死、骨髓纤维化、骨硬化病、各种髓外肿瘤性疾病的骨髓转移以及各种感染或非感染性骨髓炎，均可损伤骨髓基质和基质细胞，使造血微环境发生异常而影响血细胞生成。

❷ 造血调节因子水平异常所致贫血。干细胞因子、白细胞介素、粒单系集落刺激因子、粒系集落刺激因子、红细胞生成素、血小板生成素、血小板生长因子、肿瘤坏死因子和干扰素等均具有正负调控造血作用。肾功能不全、肝病和垂体或甲状腺功能低下时产生促红细胞生成素（EPO）不足；肿瘤性疾病或某些病毒感染会诱导机体产生较多的造血负调控因子如 TNF、IFN、炎症因子等，均可导致慢性贫血。

3. 任何一种造血原料不足或利用障碍，可致红细胞生成减少

❶ 叶酸或维生素 B_{12} 缺乏或利用障碍所致贫血。由于各种生理或病理因素导致机体叶酸或维生素 B_{12} 绝对或相对缺乏或利用障碍可引起巨幼细胞性贫血。

❷ 缺铁和铁利用障碍性贫血。这是临床上最常见的贫血类型。缺铁和铁利用障碍，影响血红素合成，又称该类贫血为血红素合成异常性贫血。该类贫血的红细胞形态变小，中央淡染区扩大，属于小细胞低色素性贫血。

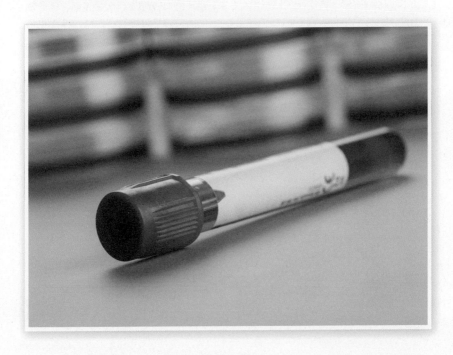

溶血性贫血（HA），即红细胞破坏过多性贫血

1. 红细胞异常所致溶血

❶ 血红素异常所致溶血。先天性红细胞卟啉代谢异常所致溶血，如红细胞生成性卟啉病；继发性红细胞卟啉代谢异常所致溶血，如铅中毒。

❷ 珠蛋白合成异常所致溶血。珠蛋白肽链合成量的异常所致溶血，如海洋性贫血；珠蛋白肽链的结构异常所致溶血，如异常血红蛋白病。

❸ 遗传性红细胞酶缺乏所致溶血：如G6PD缺乏、丙酮酸激酶缺乏等。

❹ 红细胞膜异常所致溶血。遗传性红细胞膜缺陷，如遗传性棘形红细胞增多症、遗传性口形红细胞增多症、遗传性椭圆形红细胞增多症、遗传性球形细胞增多症；获得性血细胞膜糖化肌醇磷脂（GPI）锚链膜蛋白异常，如阵发性睡眠性血红蛋白尿。

2. 红细胞胞外环境异常所致溶血

❶ 免疫性溶血。自身免疫性溶血，同种免疫性溶血，如因血型不符所致的急性输血相关性溶血或慢性输血相关性溶血，新生儿溶血症。

❷ 血管性溶血。微血管病性溶血，如弥散性血管内凝血、血栓性血小板减少性紫癜、溶血尿毒综合征；血管壁被反复挤压，如行军性血红蛋白尿；血管壁异常，如血管炎、瓣膜病、人工瓣膜植入术后。

❸ 物理因素所致溶血。血浆渗透压改变。

❹ 化学因素所致溶血。氧化剂所致获得性高铁血红蛋白尿症。

❺ 生物因素所致溶血。疟疾、黑热病、蛇毒。

失血性贫血（即红细胞丢失过多）

因失血过多引起的贫血称为失血性贫血，可根据失血速度分急性失血性贫血和慢性失血性贫血。急性失血性贫血的红细胞形态属于正常细胞型，而慢性失血性贫血被称为缺铁性贫血。失血性贫血由出凝血性疾病（如特发性血小板减少性紫癜、血友病和严重肝病等）和非出凝血性疾病（如外伤、肿瘤、结核、支气管扩张、消化性溃疡、痔疮和妇科疾病等）所致。

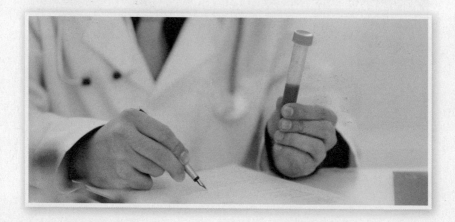

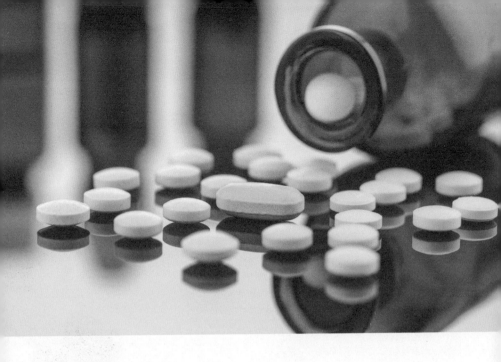

贫血的对症用药方法

造成贫血的原因很多，治疗方法也各不相同，但对症用药才是关键。

缺铁性贫血的用药

缺铁性贫血，是因慢性失血（如溃疡病、痔疮等）、胃肠道对铁的吸收功能不良（如胃酸缺乏）、机体对铁的需要量增加（如妊娠期妇女）和红细胞大量破坏（如疟疾）等，从而引起身体内铁质的缺乏而导致贫血。

因此铁剂是治疗缺铁性贫血的有效药物，常用的有硫酸亚铁、枸橼酸铁铵、右旋糖酐铁等。口服铁剂 1 周，血液中网织红细胞即可上升，10～14 天能达到高峰，2～4 周后血红蛋白量明显增加，但要达到正常值则需要 1～3 个月。

为使体内铁贮存恢复正常，当血红蛋白量恢复正常时，尚需减半剂量继续服药 4～6 个月。

巨幼细胞贫血的用药

巨幼细胞贫血，是由于叶酸或维生素 B_{12} 缺乏所引起的。由于某种原因致使体内叶酸贮量减少、摄入不足或需要量明显增加时（妊娠期及婴幼儿），常常造成叶酸缺乏，引发巨幼细胞贫血。

维生素 B_{12} 能帮助叶酸在体内循环利用，间接地促进脱氧核糖核酸的合成。故维生素 B_{12} 缺乏时亦可引起与叶酸缺乏相类似的巨幼细胞贫血，这种情况只需口服一定量的叶酸即能生效，但对肝硬化或使用了叶酸对抗剂（甲氨蝶呤、乙胺嘧啶、甲氧苄胺嘧啶等）所致的巨幼细胞贫血，用叶酸治疗无效，因为此时体内的二氢叶酸还原酶缺乏或受到抑制，不能使叶酸转变成四氢叶酸而失去效用，故必须用其代用品——甲酰四氢叶酸钙治疗才有效果。对维生素 B_{12} 缺乏引起的恶性贫血，可肌内注射维生素 B_{12} 治疗，单用叶酸仅能改善血象，对神经系统损害无能为力，故两药合用可起协同作用，疗效更佳。

再生障碍性贫血的用药

再生障碍性贫血是由于骨髓造血机能减退或衰竭而引起。血液中不仅红细胞减少，而且白细胞和血小板也减少，对此类贫血，国内采用中西医结合治疗。常用药物有苯丙酸诺龙、碳酸锂、氧化钴等，可促进造血功能，对部分患者有一定效果。

综上所述，治疗贫血，对症选药很重要，但必须强调，在对症治疗的同时必须积极寻找病因，只有祛除病因，才能达到根治的目的。其实，不管是哪种贫血，诊断和治疗都是必要的。另外，贫血还可能成为各种重症的导火线，引发重症后再进行治疗就会十分困难了。以诊断贫血为契机，常会发现更严重的疾病。所以，千万不可轻视贫血，为了你的健康，请务必去专业门诊诊治。

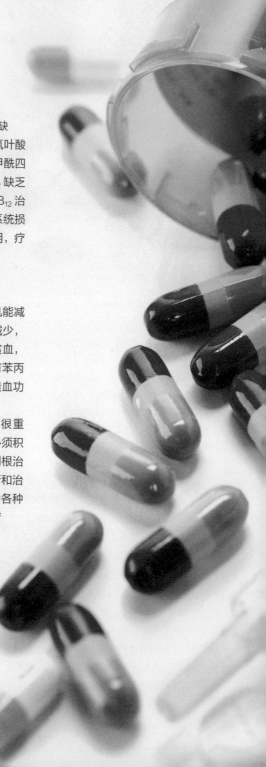

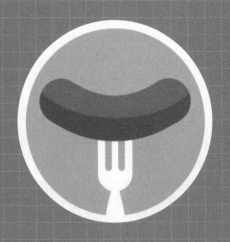

PART 2
贫血患者的
黄金饮食调理法

患上贫血后会出现面色苍白或萎黄，口唇、眼结膜及指甲床色淡，头发干枯，精神萎靡，容易疲倦，消化功能减退，胃肠吸收功能较差，常腹泻，注意力不集中，稍一活动会出现气喘乏力等一系列的症状。贫血后期还可出现头面部、下肢水肿，严重的还会引起器质性及代谢系统的病变。所以，贫血患者根据自身情况做好适时治疗及调养，尤为重要。本章对贫血患者的饮食调理原则作了详细介绍，以期读者全面了解贫血的饮食防治知识。

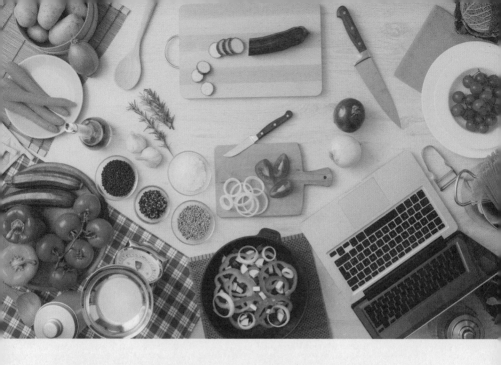

贫血患者的健康饮食原则

俗话说"药补不如食补"，食物是人体营养的主要来源，维护人体正常生理功能。贫血患者尤其要注重饮食健康，科学调理，以做好各类疾病的预防与调理工作。

一般人群的健康饮食原则

1. 食物多样，谷类为主，粗细搭配

谷类食物每人每日应摄入 250～400 克。建议每日最好能吃 50 克以上的粗粮。

2. 多吃蔬菜水果和薯类

蔬菜和水果每日应各摄入 300～500 克和 200～400 克。

3. 每日食用奶类、豆类及其制品

每日应食用相当于 300 毫升鲜奶的奶类或奶制品，以及 30～50 克的豆类或豆制品。

4. 每日食用适量的鱼、禽、蛋和瘦肉

每日应摄入动物性食物 125～225 克，其中鱼虾类 50～100 克，畜、禽肉 50～75 克，蛋类 25～50 克。

5. 减少烹调油用量，吃清淡少盐膳食

每日烹调油不宜超过 25 毫升，食盐不要超过 6 克。

6. 食不过量，天天运动，保持健康体重

建议成年人每日进行累计相当于步行 6000 步以上的身体活动，如果身体条件允许，最好进行 30 分钟中等强度的

运动。

7. 三餐分配要合理, 零食要适当

早餐提供的能量应占全日总能量的 25%～30%, 午餐应占 30%～40%, 晚餐应占 20%～30%, 可根据职业、劳动强度和生活习惯进行适当调整。零食作为一日三餐之外的营养补充, 可以合理选用, 但来自零食的能量也应计入每日摄入能量之中。

8. 每日需足量饮水, 合理选择饮料

在气候温和的条件下进行轻体力活动的成年人, 每日至少饮水 1200 毫升(约 6 杯); 在高温或强体力劳动条件下饮水量应适当增加。饮水应少量多次, 要主动饮水, 不要等到有口渴感觉时再喝水。

贫血患者的饮食原则

贫血患者的饮食, 首先要遵循上述一般人群的膳食原则, 在此基础上还应该谨记对症调理的黄金饮食原则。

1. 对症调理, 加强营养

贫血症患者要想有效地改善贫血, 恢复健康状况, 除了要避免过度操劳、注意适当休息, 减少精神负担, 保持乐观精神, 改善生活环境, 积极就医治疗外, 科学地搭配膳食、全面地补充加强营养也是非常重要的。

首先, 日常的膳食结构要平衡且健康。长时间的偏食、过少的进食量会导致人体摄入的营养不足, 导致营养不良、免疫力低下、造血原料不足等, 从而进一步加重贫血的状况。在日常的膳食中, 主食和副食的搭配要多样化、不定时地变换, 如此能够有效地促进人体对营养元素的吸收和利用。此外, 注意尽量不吃寒凉的食物。

其次, 在保证平衡的膳食结构的基础上, 贫血患者要有意识地进食一些富含蛋白质、维生素、铜铁等微量元素的食物, 以保证摄入充足的造血材料。宜适量多食瘦肉类、鱼虾, 动物肝脏、肾脏、血、骨髓, 禽蛋类、乳类、豆类, 红枣、桂圆、苹果、橘子、胡萝卜、西红柿、黄瓜等蔬果。

再次, 贫血患者往往伴有食欲不振、消化不良等症状。烹调的食物要精细、软烂, 以有助于消化, 宜适量多餐。

2. 针对病因, 补其所短

如果贫血已经发生, 那么我们应该如何在日常饮食中予以调治呢? 不同类型贫血的病因和发病机制是不同的, 因此对饮食方面的需求也不同。同样, 不同年龄和不同生理状况的人群, 其机体的生理需要存在着差异, 其贫血的饮食也应因人而异。基本原则就是"补其所短", 即缺什么补什么, 缺多少补多少。如缺铁性贫血以补充铁剂为主外, 还应多摄取富含铁的食物。

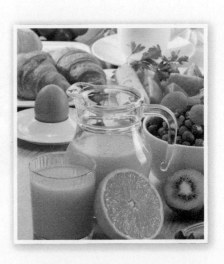

预防贫血的饮食方法

1. 改进膳食习惯，建立健康的生活饮食规律

❶ 早起 1 杯白开水

养成每天早上起床后，喝 1 杯白开水的好习惯。早起 1 杯白开水不仅可以清洁肠道，还可以补充夜间失去的水分，长此以往，可以使你的胃肠更健康。

❷ 千万别忽略早餐

对上班族来说，每天早上简直就像打仗一样，于是很多人就把早餐给忽略了，或是随便吃两片饼干了事。但是，用脑量较大的人如果不吃早餐，上午 10 点左右就会出现低血糖症状，如头晕、心慌等，而且这也会造成下一餐进食后胃肠负担加重，增加胆囊病和胃病的发病率。其实，几片全麦面包、1 碗米粥或麦片、1 个鸡蛋、1 个水果，这样简简单单的 1 顿早餐就能让你一天精力充沛。

❸ 蔬菜水果适当多食用

成年人每天蔬菜水果摄入标准为500 克，而且最好能吃 5 种以上的蔬菜。另外，如果没有糖尿病等疾病，营养专家建议每天应吃 2 ~ 3 个水果。

❹ 选准好的饮料

水。水是最好的饮料，每天应保证摄入约 1 升的水，特别是在办公室里空调大开的情况下。

牛奶。成年人体内的钙质从 28岁后就渐渐流失，特别是女性，更年期后钙质流失得更快，多喝牛奶是补充钙质的绝好选择。

茶。茶有助于消除肠道内的脂肪，只要没有严重的胃肠疾病，平时可以多喝茶，尤其是绿茶和乌龙茶。但对于那些胃酸分泌过多的人来说，可以改饮红茶。

与茶相比，咖啡则要少喝，每天1 ~ 2 小杯就好，因为摄入过多的咖啡因会对神经和心脏带来刺激，还会引起钙的流失。

❺ 选择健康的食物

全麦食物含有丰富的纤维，能降低患心脏病的风险，降低糖尿病及并发症的发病率。另外，全麦食物还能改善胃肠功能。

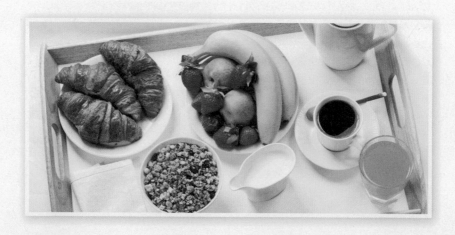

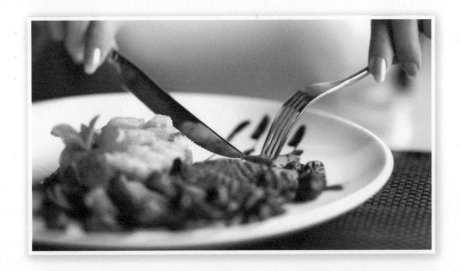

2. 将含铁较多的食物搭配入菜单之中

铁元素是人体健康不可缺少的微量元素，成年人体内铁元素的含量为 3 ~ 5 克，其中 2/3 集中在血红蛋白内。人体内铁元素的含量虽少，但有着重要的生理作用，它是人体中血红蛋白的重要组成成分。血红蛋白之所以能把氧输送到全身的每一个细胞中去，又把各个细胞在代谢过程中产生的二氧化碳运走，与其组成中含有铁元素有着密切的关系。

在 1 天之内，以食物方式被人体吸收的铁主要是在十二指肠被吸收。贫血的时候，机体对铁的需求量增高，要更多地摄取富含铁的食物来补充。

一般来说，动物性食物中所含铁的吸收、利用率，是植物性食物的 3 倍。

:: 一般人只要每天有一餐吃到一种瘦肉（红肉），就可以补足铁，而且也不会摄取过多的脂肪。

:: 植物性食物中的铁，被称为非血红素铁，如深绿色蔬菜（菠菜、红薯叶等）。

:: 谷类、豆类、坚果类中所含的铁，也

称为非血红素铁，如黄豆、红豆、核桃、白果等。

:: 动物性食物中的铁，易被人体吸收，如动物肝脏、猪血、瘦肉（红肉）等。

特别提醒

❶ 肝脏可说是补血的最好食物，它不但含有丰富的铁，也含有优质的蛋白质，更含有丰富的造血维生素（叶酸及维生素 B_{12}）。如果你不吃肉，就要将富含铁的食物与富含维生素 C 的食物合起来吃，以利于铁吸收，要积极地摄取芝麻、黄豆、红豆、牡蛎、蛋等富含铁的食物才行。

❷ 一般人常认为苹果、葡萄干富含铁，其实，每 100 克的苹果或葡萄干所含的铁量都在 0.5 毫克以下，算不上铁的优良来源。

❸ 人体内铁元素的含量不宜过多，倘若长期摄入大量含铁量高的食物，可能会发生组织损坏、肝和脾功能障碍、皮肤色素沉着等病症。

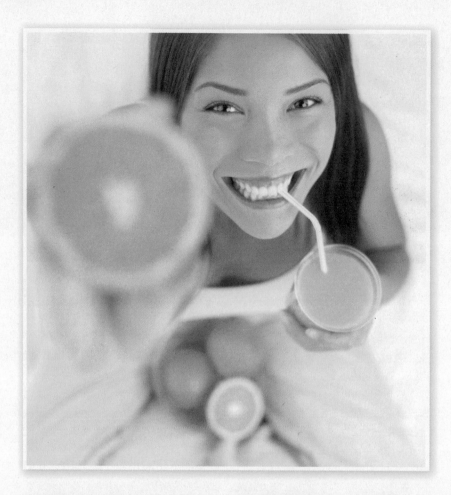

3. 摄取对吸收铁有帮助的维生素 C 与
B 族维生素

　　平时从饮食中多摄取瘦肉或鱼等含
铁量较多的食物，自然补充铁。但除了
应选择含铁量高的食物外，在进餐同时，
还应尽可能搭配促进铁吸收的维生素 C，
或使用铁锅烹调。

　　维生素 C 可将三价铁还原成二价铁，
以促进铁的吸收；而且铁在吸收之后会
和转铁蛋白结合形成复合物，维生素 C
更是这个复合物形成的重要成分。铁与
蛋白复合体储存于肝、脾与骨髓时，仍
需维生素 C 的辅助。

‡ 还有对造血起很大作用的维生素 B_{12}、
维生素 B_6、叶酸等也要积极地多加
摄取。

‡ 在进餐时，多喝 1 杯柳橙汁、柠檬汁，
也有助于人体对铁的吸收。

‡ 维生素 C 是促进非血红素铁被吸收的
强力因素，并且能改善植酸抑制铁吸
收的效果，75 毫克的维生素 C 可以
促进 3 ~ 4 倍的铁吸收率。

4. 充分摄取优质的蛋白质

蛋白质是构成一切细胞和组织的必不可少成分。它是人类生命活动最重要的物质基础。在人体细胞中，蛋白质约占 1/3，成年人体内蛋白质约占人体重量的 16%。蛋白质在皮肤和骨骼肌中约占 80%，在胶原中约占 25%，血液中约占 5%，其总量仅次于水分。

人体的各种组织（包括骨骼、肌肉、血液、淋巴、内脏、皮肤、牙齿、头发、指甲等）都是由各种细胞构成的，而构成人体细胞原生质的主要成分是蛋白质，加上调节人体新陈代谢的酶、调节生理机能的激素和能增强人体抵抗力的抗体都是直接或者间接地来自蛋白质，所以说，"没有蛋白质，就没有生命"。

5. 增强胃肠功能，才能增强消化吸收

胃肠功能一旦减弱，自然无法充分地消化食物。一旦胃酸分泌量减少，食欲也会随之减弱，特别是蛋白质与铁的吸收也就相对变差。一天三餐时定量，加上适度的运动，胃肠自然就会慢慢地强健起来。

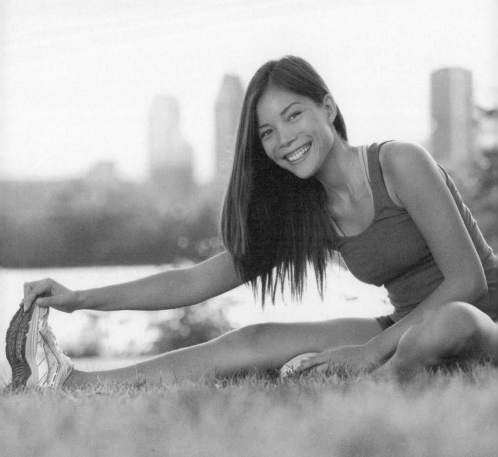

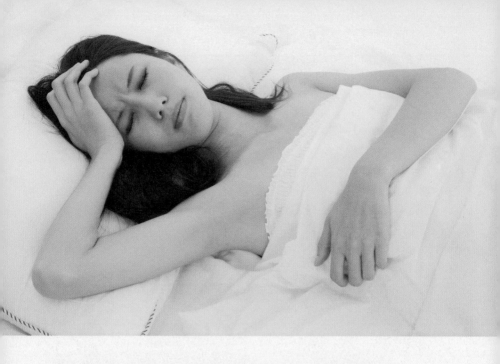

缺铁性贫血患者的饮食原则

贫血患者中约有 70% 属于缺铁性贫血，发生于各年龄组，尤其以年轻女性居多，育龄女性（特别是孕妇）和婴幼儿中发病率也很高。钩虫病流行地区，如桑、棉、麻种植地区，缺铁性贫血多见，且较严重。

缺铁性贫血的概念

缺铁性贫血是指体内可用来制造血红蛋白的铁缺乏，红细胞生成受到障碍，引起的贫血。在红细胞的生成量减少之前，体内铁的储存已耗尽，因此发生缺铁性贫血是铁缺乏的晚期阶段。这种贫血的特点是骨髓、肝、脾及其他组织中均缺乏可染色铁，血清铁蛋白、血清铁浓度和血清转铁蛋白饱和度均降低。

正常男子体内铁存储量约为 1000 毫克，女子为 100 ~ 400 毫克。铁缺乏可引起低色素性贫血，即血红蛋白的减少比红细胞数的减少更为明显。一般饮食中的铁已足够补充人体的需要，因此人体一般不易发生缺铁现象。缺铁主要见于铁的需要量增加而供给相对不足的情况，如女性的妊娠期和哺乳期，婴幼儿的生长发育期；其次是铁的吸收减少，如胃酸缺乏、胃大部切除；再者是铁丢失过多，人体内 2/3 的铁存在于血红蛋白内，因此失血也就是"失铁"，慢性反复失血,如月经过多、溃疡病出血、痔出血和钩虫感染等,都会引起体内铁的储存耗竭,从而发生缺铁性贫血。

缺铁性贫血患者做血液检查时,除可见红细胞数和血红蛋白量减少外,还可以看到红细胞较正常红细胞体积小,红细胞内血红蛋白含量低,血清铁、血清铁蛋白降低和骨髓铁、储存铁减少。

易患缺铁性贫血的人群

❶ 生长快速的婴儿和青少年,由于铁的需求量大,如果饮食中缺少铁,则易引起缺铁性贫血。

❷ 青年女性月经来潮后铁流失较多,若不及时补充铁,易患缺铁性贫血。

❸ 女性妊娠期间,要供应胎儿、胎盘和母体的血红蛋白,需铁量较多;刚生育完的女性,哺乳期间每日从乳汁中流出的铁为 0.5～1 毫克,均易出现缺铁性贫血。

❹ 曾经做过胃全切除或部分切除手术的患者,术后由于食物迅速进入空肠,部分食物没有经过十二指肠,以致食物中的铁没有很好地被充分吸收,可出现缺铁性贫血。

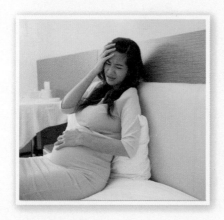

❺ 长期严重腹泻者易出现缺铁性贫血。

❻ 失血者,尤其是慢性失血者,易出现缺铁性贫血。

❼ 患有溃疡病出血、钩虫病、食管静脉曲张出血及痔疮出血的患者,均易患缺铁性贫血。

❽ 长期食素、偏食的人,患有慢性疾病的人,均易出现缺铁性贫血。

造成缺铁性贫血的原因

1. 由于血液的流失,造成血红蛋白的减少而导致贫血

人的血液可以从胃肠系统、泌尿系统、生殖系统等地方流失。血液的流失可以是看得到的,如血便、黑便、血尿等;也可以是看不到的,必须通过检测才能发现的,如大小便中的潜血反应。一般因血液流失引起的缺铁性贫血,最常见的原因是女性经血过多或因溃疡、寄生虫感染等引起的胃肠道出血及结核引起的咯血。

2. 铁吸收量减少或补充不足,也是造成缺铁性贫血的主要原因

长期吃素者、胃切除者以及患乳糜泻或胃酸缺乏者,由于食物中含铁量不足或铁吸收减少而引起缺铁性贫血。而女性在怀孕、哺乳期,以及正在发育中的小孩,因铁需求量增加,若不能得到补充,亦会造成缺铁性贫血。

特别提醒

男性或停经后的女性如果发生缺铁性贫血,务必要做详细检查,看看是否有隐性出血现象,临床上这类隐性的出血常常是因为胃肠或泌尿系统的肿瘤所致,因此不得大意。

缺铁性贫血的症状

轻微的贫血患者，大都会感到早晨起床困难，肩或头部疼痛，夏天感到身体倦怠等。而有的人，乍看并无贫血症状，自己也一直没有感觉到贫血症状，然而当贫血症状慢慢地加重，再经过仔细检查后，却发现其血红蛋白的含量相当低。

缺铁性贫血的症状常因贫血的程度而有所不同，若缺铁尚未导致贫血，通常不会有临床上的异常。若持续缺铁，影响红细胞合成而导致贫血与血氧供应不足，会使人体细胞中的能量供应出现障碍，患者会出现疲倦、虚弱、晕眩、呼吸急促、心率加快、脸色苍白等症状，并且缺乏体力，运动耐力降低，免疫力亦会下降。

缺铁性贫血会对身体构成伤害，但若贫血会越来越严重，又长期不治疗，则会引起心脏扩大，最后导致心力衰竭。因此贫血应引起我们的高度重视，要做到定期检查，及时诊治。

还有一些临床表现是缺铁性贫血的特殊表现，有些缺铁性贫血患者表现出特殊的神经症状，如容易兴奋、激动、烦躁、头痛等，这在儿童中尤其多见，这与细胞内含铁的酶缺乏有关。有些患者出现上皮细胞组织异常所产生的症状，如口角炎、舌乳头萎缩、舌炎、皮肤干燥皱缩、毛发干燥易脱落、指甲薄平，重者发展为匙状甲、吞咽困难等。部分患者有异食癖，嗜食泥土、石屑、冰块等，这些患者控制不住进食此类食物，而这类食物含铁量极少。

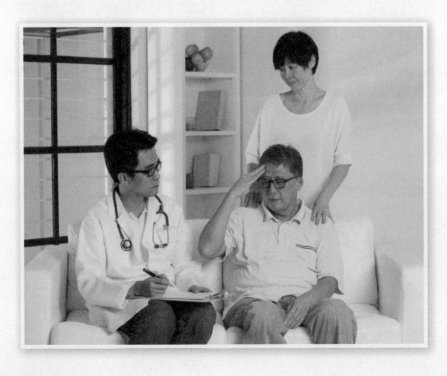

缺铁性贫血的预防与治疗

1. 从食物中吸收铁

你一定听说过"吃什么，补什么""食物是最好的辅助药"之类的话。这虽是老调子，但这些也都是有事实根据的，因为食物是天然、安全且易吸收的营养补充品。

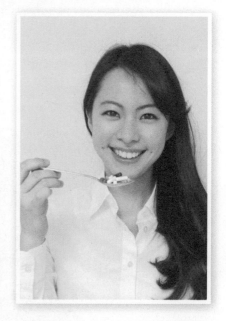

一般含铁丰富的食物包括以下几种：动物性食物中铁的利用率较高，铁的最佳来源是肝脏，其次是牡蛎、贝类、其余内脏、瘦肉，而肉类食物中肉的颜色越红，其含铁量也越多。豆类及蔬菜是植物中铁的最佳来源，其次是葡萄干、红枣、黑枣、全谷类等，此类食物所含的铁可弥补其他铁利用率的不足。因此一般食物含铁量都能满足人体每日所需铁量。对于体内缺铁的人来说，铁吸收是否正常是个大问题。食物中的铁吸收率各不相同，可低到3%或高达40%，因此，要注意选择。

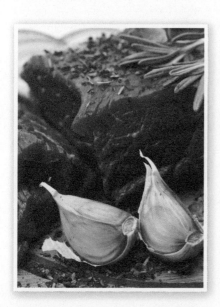

2. 口服铁剂

对于严重贫血的患者，治疗缺铁性贫血光靠饮食其实是不够的，含铁丰富的饮食只可预防缺铁性贫血，因此还需要由医生提供铁剂补充。有些人服用铁剂会造成胃肠不适，可先少量服用，并配合食用含铁丰富的食物，再逐渐增加铁剂用量，一般需服用6个月以上。

一般来说，利用天然食物补充铁并不会因过量而产生毒性作用，但超量服用铁剂，可能会造成肠黏膜出血、代谢性酸中毒及肾功能衰竭等；若长期服过量铁剂，则会造成血色素沉着而引起肝硬化。体内铁过多对心血管不利，铁会协助形成自由基，可能与癌症、老化现象有关，所以不要以为体内铁的含量多多益善。均衡摄取营养，多吃天然食物蔬果，这才是明智之举。

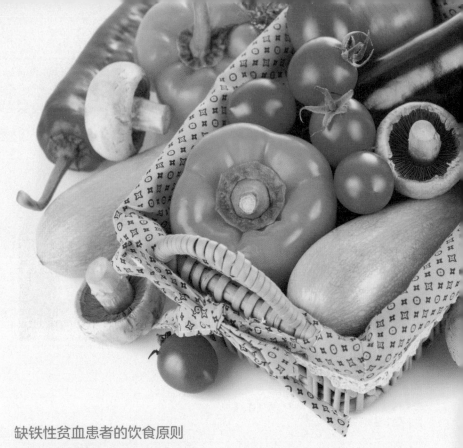

缺铁性贫血患者的饮食原则

1. 补充含铁的食物

铁是人体必需的微量元素，正常人体内含4~5克铁，其中72%参与合成血红蛋白。虽然铁在体内含量极微，但具有重要的作用。一方面，铁是合成红细胞内血红蛋白的重要原料，参与体内氧和二氧化碳的运送；另一方面，它还是细胞呼吸酶的组成成分，参与细胞呼吸和一系列新陈代谢反应。此外，铁还可增强机体免疫力，故严重的缺铁性贫血患者常并发感染等疾病。不同年龄不同身体状况的人需铁量不同，所以应根据具体情况来决定每日膳食中的铁供给量。

建议每日铁供给量为：成年男子12毫克；成年女子15毫克；妊娠女性、哺乳期女性和青少年为18~20毫克为宜。必要时加铁剂治疗。铁存在于多种食物中，其中含铁量较多的食物有动物肝脏、豆类和某些蔬菜。

2. 促进铁的吸收

尽管有的食物含有丰富的铁，但摄入体内真正被人体吸收利用，却未必与其含量成正比。缺铁性贫血患者想从饮食中补铁还需考虑铁的吸收率。食物中铁的来源有两种：一种来源于动物食物肝、肾、血液及肉、禽、鱼类，叫血红蛋白铁；另一种来源于植物性，如蔬菜、豆类及粮食，叫非血红蛋白铁。前者在体内易被吸收利用，不受同餐食物影响，吸收率可达12%～20%，尤其是肝脏、血液中含铁最丰富，铁吸收率也高。有的食物如牛肉中含铁虽然也很丰富，但吸收率明显不如肝脏中的铁。

酸性环境有利于食物中三价铁游离出来，促进铁被还原吸收利用。我国膳食以粮食为主，铁多来自非血红蛋白铁，因此需要与富含血红蛋白铁和其他可促进铁吸收的食物，如富含维生素C的食物一起食用，合理搭配，才能使摄入的铁被充分吸收利用。

3. 供给高蛋白饮食

就人体的需要来讲，一般动物性蛋白所含人体必需氨基酸比例合乎人体需要，其中以鸡蛋中的必需氨基酸最为理想。故一般以鸡蛋的氨基酸为标准，来比较其他各类食物蛋白质氨基酸的种类和比例，越接近这个比例，其氨基酸的利用率就越大。动物性蛋白如瘦肉类、禽蛋类、鱼类、奶类的营养价值最高；植物性蛋白次于动物性蛋白，其中以黄豆所含的蛋白质营养价值较高，几乎与肉类营养价值相等，故常把动物性蛋白与大豆蛋白都称为优质蛋白。

营养学上常以蛋白质的"生理价值"指标来衡量食物蛋白质的营养价值。它指的是蛋白质摄入后被人体利用的程度。生理价值越高，则相应蛋白质的营养价值也越大。

4. 纠正不良饮食习惯

对长期偏食和素食的人，必须纠正其不良饮食习惯，才能保证机体所需铁和蛋白质等营养素的摄入。尤其蛋白质

的摄入存在"蛋白质互补作用"。不同的食物所含的必需氨基酸不同，且大部分食物的蛋白质所含的必需氨基酸不完全合乎人体的需要，有的过量，有的则不足或营养价值不高。

为了解决这个问题，尽可能地使机体获得最高营养价值的蛋白质，可以把几种营养价值较低的食物混合食用，使食物中相对不足的氨基酸相互补偿，取长补短，接近人体需要的比例，从而提高其营养价值。这就是蛋白质的互补作用。例如玉米中的色氨酸和赖氨酸都少，含蛋氨酸丰富；豆类含赖氨酸较丰富，而含蛋氨酸较少。如果黄豆和玉米混合食用，可提高蛋白质的营养价值，同时补充了色氨酸、蛋氨酸和赖氨酸，达到了很好的效果。因此，全面均衡的饮食有利于贫血的改善。

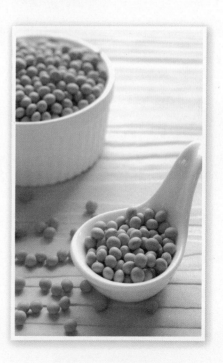

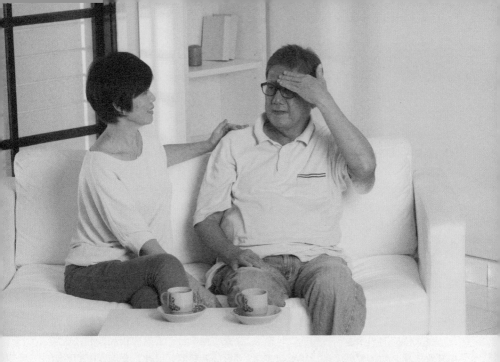

再生障碍性贫血患者的饮食原则

　　再生障碍性贫血（再障）并非常见的血液病，根据全国白血病与再障流行病学调查协作组 1986～1988 年对 21 个省 44 个调查点的调查，再障的年均发病率为百万分之七，无地方差异性，其中急性为百万分之一，慢性为百万分之六，男女患病之比为 12：10。调查还表明老年期存在明显的慢性再障发病率高峰，男性高峰在 60 岁以后，女性高峰在 50～59 岁。

再生障碍性贫血的概念

　　再生障碍性贫血简称再障，是由于生物、化学、物理等因素导致造血组织功能减退或衰竭而引起全身血细胞减少，骨髓造血功能衰竭，是危害人体健康的一种综合征。临床表现为贫血、出血、感染等症状，在血液病中（包括溶血性贫血、缺铁性贫血、骨髓纤维贫血、粒细胞白血病、地中海贫血、淋巴白血病

等），白血病和再生障碍性贫血死亡率占比较高，所以再生障碍性贫血素有"软癌"之称。虽然在各年龄组均可出现再生障碍性贫血，但以青壮年多见，且男性多于女性。

再生障碍性贫血的症状

❶ 急性再障多见于儿童和青壮年，男性多于女性，起病多急骤，常以贫血显

著或出血严重为主要特征，少数以高热并发感染为主要临床表现。不仅表现在皮肤黏膜出血，还常有内脏出血，如呕血、便血、尿血、子宫出血、眼底出血及颅内出血，后者常为本病的死亡原因。

❷ 慢性再障成人多于儿童，起病多缓慢，常以贫血发病，出血程度较轻，常见的出血部位有皮下、鼻黏膜及牙龈，女性会有月经过多的现象，很少有内脏出血，感染少见且较轻。

❸ 以上两型共有体征，均有贫血面容，眼睑结膜及甲床苍白，皮肤可见出血点及紫癜，贫血重者，心率增快，心尖区常有收缩期吹风样杂音，一般无肝脾肿大。

再生障碍性贫血的诱发因素

1. 药物是再生障碍性贫血最常见的发病因素

药物性再生障碍性贫血有两种类型。一是剂量依赖性，药物具有毒性作用，达到一定剂量就会引起骨髓抑制，但一般是可逆的，如各种抗肿瘤药；二是非剂量依赖性，仅个别患者发生造血障碍，多为药物的过敏反应所致。

2. 化学毒物引起的再生障碍性贫血

苯及其衍化物和再生障碍性贫血的关系已被许多实验研究所肯定。苯进入人体，易固定于富含脂肪的组织，慢性苯中毒时，苯主要固定于骨髓。苯的骨髓毒性作用是其代谢产物所致，后者可作用于造血干细胞，抑制其 DNA 和 RNA 的合成，并能损害染色体。

3. 辐射的影响

电离辐射 X 线、γ 线或中子，可穿过或进入细胞直接损害造血干细胞和骨髓微环境。长期处于超量放射线照射（如放射源事故）环境中，可致再生障碍性贫血。

4. 病毒感染

病毒性肝炎和再生障碍性贫血的关系已被肯定，由病毒性肝炎引发的再生障碍性贫血称为病毒性肝炎相关性再生障碍性贫血，是病毒性肝炎最严重的并发症之一，发病率不到1%，占再生障碍性贫血患者的3%左右。引起再生障碍性贫血的肝炎类型至今尚未确定，约有80%是由非甲非乙型肝炎引起，其余由乙型肝炎引起。

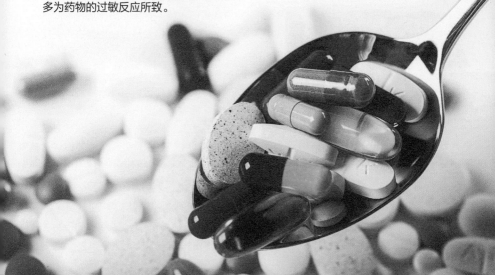

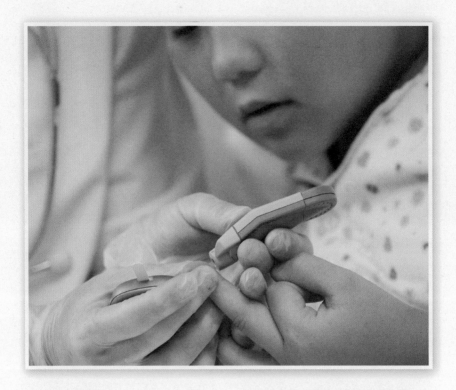

5. 免疫因素的影响

再生障碍性贫血可继发于胸腺瘤、系统性红斑狼疮和类风湿关节炎等，从患者血清中可找到抑制造血干细胞的抗体。部分原因不明的再生障碍性贫血可能也存在免疫因素。

6. 遗传因素的影响

有的贫血是常染色体隐性遗传性疾病，有家族性。贫血多发现在 5 ~ 10 岁的儿童，多数病例伴有先天性畸形，特别是骨骼系统畸形，如拇指短小或缺少、多指、桡骨缩短、体格矮小、小头、眼裂小、斜视、耳聋、肾畸形及心血管畸形等，皮肤色素沉着也很常见。本病胎儿血红蛋白 F（HBF）增高，染色体异常发生率高，DNA 修复机制有缺陷，因此恶性肿瘤，特别是白血病的发生率显著增高。据调查表明，出现以上情况者，约 10% 患儿双亲有近亲婚配史。阵发性睡眠性血红蛋白尿（PNH）和再生障碍性贫血关系也相当密切，有 20% ~ 30% 的血红蛋白尿可伴有再生障碍性贫血，有 15% 的再生障碍性贫血者可伴血红蛋白尿，两者都属造血干细胞的疾病。

7. 其他因素

有病例报告显示，再生障碍性贫血在妊娠期发病，分娩或人工流产后逐渐恢复，第二次妊娠时再发。多数学者认为这可能是巧合。此外，再生障碍性贫血也可继发于慢性肾功能衰竭、严重的甲状腺或垂体前叶功能减退症等。

再生障碍性贫血的治疗

1. 支持疗法

凡有可能引起骨髓损害的物质均应设法去除，禁用一切对骨髓有抑制作用的药物。积极做好个人卫生和护理工作，对粒细胞缺乏者宜做保护性隔离，积极预防感染。输血要掌握指征，准备做骨髓移植者，移植前输血会直接影响其成功率，尤其不能输入家族成员的血，一般以输入浓缩红细胞为好。严重出血者宜输入浓缩血小板，采用单产或 HLA 相合的血小板输注可提高疗效。反复输血者宜应用去铁胺排铁治疗。

2. 雄激素治疗

该药为治疗慢性再生障碍性贫血首选药物。常用雄激素有四类：$17\alpha-$ 烷基雄激素类，如司坦唑醇、甲氧雄烯醇酮、羟甲烯龙、氟甲睾酮等；睾丸素酯类，如丙酸睾酮、庚酸睾酮、环戊丙酸睾酮、十一酸睾酮和混合睾酮酯（丙酸睾酮、戊酸睾酮和十一烷酸睾酮）；非 $17\alpha-$ 烷基雄激素类，如苯丙酸诺龙和葵酸诺龙等；中间活性代谢产物，如本胆烷醇酮和达那唑等。

睾酮进入体内，在肾组织和巨噬细胞内，通过 $5\alpha-$ 降解酶的作用，形成活力更强的 $5\alpha-$ 双氢睾酮，促使肾脏产生红细胞生成素，巨噬细胞产生粒巨噬细胞集落刺激因子；在肝脏和肾髓质内 $5\beta-$ 降解酶的作用下，使睾酮降解为 $5\beta-$ 双氢睾酮

和本胆烷醇酮，后两者对造血干细胞具有直接刺激作用，促使其增殖和分化。

因此雄激素必须在造血干细胞有一定残存量的基础上，才能发挥作用，对急性严重型再生障碍性贫血常无效，对慢性再生障碍性贫血有一定的疗效，但用药剂量要大，持续时间要长。如丙酸睾丸酮 50 ~ 100 毫克 / 天，肌内注射；康力龙 6 ~ 12 毫克 / 天，口服；安雄 120 ~ 160 毫克 / 天，口服；复方睾酮酯 250 毫克 / 天，每周 2 次肌内注射，疗程至少 6 个月。

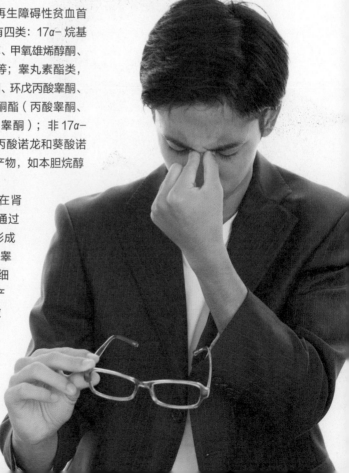

3. 骨髓移植治疗

这是治疗干细胞缺陷引起再生障碍性贫血的最佳方法，且能达到根治的目的。一旦确诊为严重型或极严重型再生障碍性贫血，年龄小于20岁的患者，有HLA（人类白细胞抗原）配型相符者，在有条件的医院应首选异基因骨髓移植，移植后长期无病存活率可达60%~80%。但移植需尽早进行，因初诊者常输红细胞和血小板，这样易使受者对献血员次要组织兼容性抗原过敏，导致移植排斥发生率升高。对确诊后未输过血或输血次数很少者，预处理方案可用环磷酰胺，每天50毫克/千克，连续静脉滴注4天。

4. 免疫抑制剂治疗

此治疗法适用于年龄大于40岁或无合适供髓者的严重型再生障碍性贫血患者。最常用的是抗胸腺球蛋白和抗淋巴细胞球蛋白，其机理有认为是通过去除抑制性T淋巴细胞对骨髓造血的抑制，也有认为尚有免疫刺激作用，通过产生较多造血调节因子促进干细胞增殖，此外可能对造血干细胞本身还有直接刺激作用。

免疫抑制剂对严重再生障碍性贫血有效率也可达50%~60%，出现疗效时间需要1~2个月。不良反应有肝肾毒性作用、多毛、牙龈肿胀、肌肉震颤，为安全用药宜进行血药浓度监测。

现代免疫抑制剂治疗严重型再生障碍性贫血疗效已与骨髓移植相近，但前者不能根治，且有远期并发症，如出现克隆性疾病，包括骨髓增生异常综合征、血红蛋白尿和白血病等。

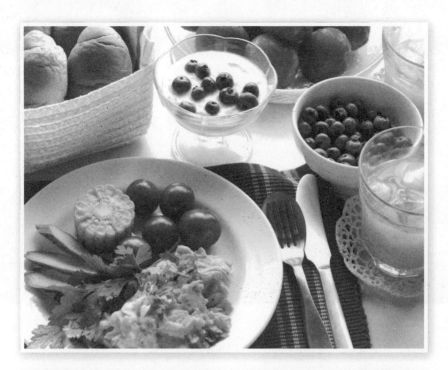

再生障碍性贫血患者的饮食原则

1. 供给高蛋白饮食

蛋白质是一切生命活动的基础，各种血细胞的增殖、分化和再生，以及骨髓造血微环境的基质，都依赖蛋白质。所以，再生障碍性贫血患者在饮食方面更需要摄取生物价值高的动物性蛋白质，即优质蛋白。

2. 补充造血原料物质

由于再生障碍性贫血除贫血以外的另一重要表现是出血，尽管本病并非因缺乏造血原料所致，但反复的出血必然会导致慢性失血性贫血，从而加重再生障碍性贫血的程度。因此，食物中尚应补充铁、叶酸及维生素 B_{12} 等，以免再生障碍性贫血同时并发其他类型的贫血。

3. 补充富含多种维生素、高热量的食物

多数再生障碍性贫血病期长，加之伴出血、感染等症状，对机体损耗较之一般的营养性贫血更大，故在饮食上应补充高热量、易消化吸收、富含多种维生素的食物。除了叶酸和维生素 B_{12} 外，还应补充维生素 B_1、维生素 B_6、维生素 C 等，尤其维生素 B_6，参与合成血红蛋白和制造红细胞的中间反应，有利于红细胞和血红蛋白的形成。

食物的热量主要来自于糖、蛋白质和脂肪，而维生素则广泛分布于各种食物中。再生障碍性贫血患者日常饮食应多摄入猪瘦肉、牛肉、鸡蛋、鱼类、动物肝脏、黑木耳、黑芝麻、黑豆、红枣、核桃、花生米以及各种水果蔬菜等含高蛋白、高维生素、高热量的食物。

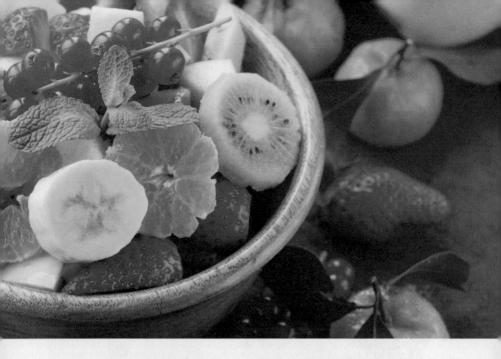

溶血性贫血患者的饮食原则

　　溶血性贫血是由于红细胞的寿命缩短，破坏加速，骨髓造血功能增强，但不足以代偿红细胞的损耗而出现的一类贫血。红细胞的抗体，是造成红细胞破坏的原因，可以说这是一类较罕见的疾病。溶血性贫血分为急性溶血性贫血和慢性溶血性贫血。

溶血性贫血的概念

　　当身体产生了一种破坏自身红细胞的抗体时，就会造成红细胞的不足，因而出现溶血性贫血。出现溶血性贫血时，红细胞的生存时间有不同程度的缩短，最短只有几天。当各种原因引起红细胞寿命缩短、破坏过多、溶血增多时，如果原来骨髓的造血功能正常，那么骨髓的代偿性造血功能可比平时增加6~8倍，可以不出现贫血，这种情况叫"代偿性

溶血病"。如果骨髓的代偿造血速度达不到溶血的速度，就会出现贫血的表现。

溶血性贫血的症状

1. 急性溶血性贫血

　　起病急骤，突然出现寒战、高热、腰背酸痛、气促、乏力、烦躁症状，亦可见恶心、呕吐、腹痛等胃肠道症状。如是大量血管内溶血，可见血红蛋白尿，浓红茶样或酱油样尿，亦可有轻度黄疸。

如由输血不当引起溶血性反应，则可见少尿、无尿和急性肾功能衰竭。

2. 慢性溶血性贫血

起病缓慢，临床上可见乏力、苍白、气促、头晕等慢性贫血症状和体征，同时还有不同程度的黄疸和肝脾肿大。遗传性贫血的症状可因病情的变化而改变。

发生溶血性贫血的原因

发生溶血性贫血的主要原因往往是一些遗传性的因素导致红细胞膜的缺陷、红细胞内酶的缺陷。红细胞内血红蛋白的合成障碍造成红细胞形态的改变，通过观察红细胞形态可以初步明确溶血的原因。

如球形红细胞提示遗传性球形红细胞增多症，椭圆形红细胞提示遗传性椭圆形红细胞增多症，口形红细胞提示遗传性口形红细胞增多症，镰形红细胞提示镰形细胞血红蛋白病，靶形细胞提示珠蛋白生成障碍性贫血（地中海贫血）。

溶血性贫血的治疗

1. 病因治疗

找出诱因和祛除病因极为重要。如冷型抗体自体免疫性溶血性贫血应注意防寒保暖；蚕豆病患者应避免食用蚕豆和具氧化性质的药物；药物引起的溶血，应立即停药；感染引起的溶血，应予积极抗感染治疗；继发于其他疾病者，要积极治疗原发病。

2. 糖皮质激素和其他免疫抑制剂治疗

自体免疫溶血性贫血、新生儿同种免疫溶血病、阵发性睡眠性血红蛋白尿等，每日需分次口服泼尼松 40 ~ 60 毫克，或静滴氢化可的松 200 ~ 300 毫克。

同时自体免疫溶血性贫血还可用环磷酰胺、硫唑嘌呤或达那唑等药。

3. 输血治疗

贫血较严重情况下，输血是主要疗法之一。但在某些溶血情况下，也具有一定的危险性，例如给自体免疫性溶血性贫血患者输血可发生溶血反应，给血红蛋白尿患者输血也可诱发溶血，大量输血还可抑制骨髓自身的造血机能。所以应尽量少输血。有输血必要者，最好输红细胞或用生理盐水洗涤三次后的红细胞。一般情况下，若能控制溶血，可借自身造血机能改善贫血。

4. 其他治疗

并发叶酸缺乏者，口服叶酸制剂，若长期有血红蛋白尿而缺铁者应补铁。但对血红蛋白尿患者补充铁剂时应谨慎，因铁剂可诱使血红蛋白尿患者发生急性溶血。

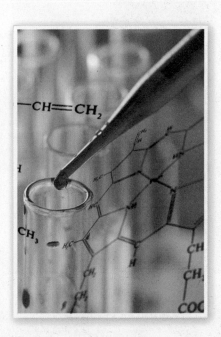

溶血性贫血患者的饮食原则

1. 明确溶血病因, 改善不良饮食习惯

溶血性贫血患者应根据病因对症调理。如属红细胞外存因素致病者, 应格外注意饮食因素。如蚕豆病患者, 应忌食蚕豆; 对于疟原虫侵犯红细胞所致的溶血性贫血者, 可食用有驱虫作用的食物, 如香椿叶、石榴、南瓜子等; 对于内在因素所致的自身免疫性溶血性贫血者, 应根据其发病特点和病因病机, 调整饮食结构, 达到辅助食疗的目的。

如温抗体自身免疫性溶血性贫血, 中医认为是由湿热毒蕴结肝胆所致, 属实热之证, 故饮食不可过热, 宜多食水果、蔬菜, 如西瓜、冬瓜、藕、梨之类, 以免使热毒更盛。与其相反, 中医学认为冷抗体自身免疫性溶血性贫血属阴血内虚、阴寒内盛、寒凝经脉之证, 故饮食宜热服, 多食用红枣、桂圆等温补的食物, 忌食生冷油腻之品。

2. 注意加强营养

尤应注意摄取富含维生素 C 和维生素 E 的食物, 如绿叶蔬菜、花生、核桃、豆类及其制品、鸭蛋、草莓、包菜、芥菜、豌豆苗、土豆、小葱、荠菜、香菜、青椒等。维生素 C 和维生素 E 均为抗氧化剂, 可保护红细胞不被破坏, 尤其维生素 E 可保护细胞膜不受自由基的损害, 从而维护细胞膜的完整性, 故对溶血性贫血有较好的防治作用。

3. 其他

饮食宜清淡, 禁忌油腻和助湿生热之物, 慎用煎炸熏烤食物、羊肉、狗肉、胡椒、芥末等食物。食物要细软, 易于消化吸收。溶血性贫血患者还应避免饮酒。

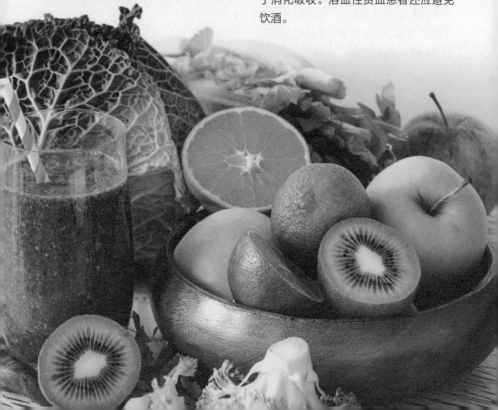

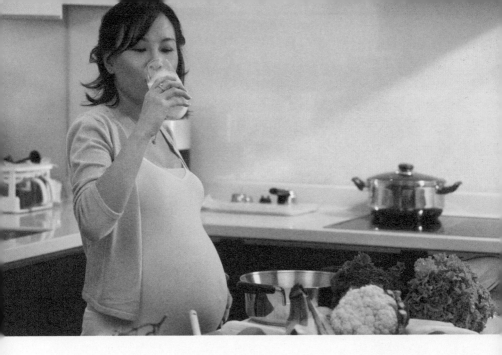

巨幼细胞性贫血患者的饮食原则

巨幼红细胞性贫血也是较为常见的营养性贫血。它是由于缺乏叶酸及维生素 B_{12}，使细胞内脱氧核糖核酸合成障碍，导致红细胞生长障碍，从而引起贫血。由于叶酸和维生素 B_{12} 主要来源于食物，故两者缺乏常常是由于营养摄入不足或吸收障碍引起的，所以我们也常把此类贫血称为"营养性巨幼红细胞性贫血"。

巨幼细胞性贫血的症状

1. 临床表现

本病多见于20~40岁孕妇以及婴儿，临床主要表现为贫血及消化道功能紊乱。起病缓慢，常有面色苍白、乏力、耐力下降、头昏、心悸等贫血症状。重者全血细胞减少，反复感染和出血。少数患者可出现轻度黄疸。

2. 贫血表现

与缺铁性贫血症状相同。

3. 消化系统表现

舌炎和舌体疼痛，全舌呈"鲜牛肉状"，舌乳头萎缩而光滑；食欲减退及腹胀、腹泻等。

4. 神经系统表现

见于维生素 B_{12} 缺乏尤其是恶性贫血患者，有手足麻木、无力或蚁行感，

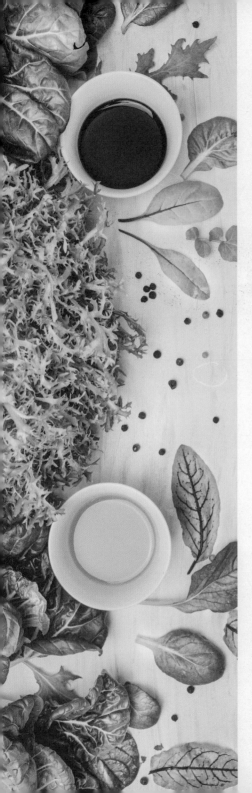

共济失调，感觉迟钝，大小便失禁，易激动，健忘以及精神失常等症状。

巨幼细胞性贫血的发病机制

因缺乏维生素 B_{12} 或叶酸所致。引起维生素 B_{12} 和叶酸缺乏的原因是：

❶ 摄入不足和需要量增加；

❷ 吸收不足；

❸ 长期用苯妥英钠、甲氨蝶呤等药物，影响叶酸的吸收与利用；

❹ 肠道细菌和寄生虫夺取维生素 B_{12}。

巨幼细胞性贫血的治疗

以维生素 B_{12} 缺乏为主者，可予以 250 微克维生素 B_{12} 肌注，隔日 1 次。两周后改为每周两次，连续用药四周或待血象恢复正常后每月注射 1 次，作为维持治疗。以叶酸缺乏为主的贫血可予以叶酸，每日 15~20 毫克口服。应注意的是，补充叶酸、维生素 B_{12} 的同时，还要纠正偏食、挑食及不正确的烹调习惯。

巨幼细胞性贫血的饮食原则

1. 纠正不良饮食习惯

我们知道，机体所需的各种营养物质在食物中的分布是不均匀的，如叶酸主要分布在绿叶蔬菜和水果中，而维生素 B_{12} 主要分布在动物性食物中，因此只有不偏食、不挑食，且不长期素食，荤素搭配，才能保证从食物中获取充分的叶酸和维生素 B_{12}，预防和治疗巨幼红细胞性贫血。

2. 适当补充叶酸和维生素 B_{12}

营养性巨幼细胞性贫血通常是由于缺乏叶酸和维生素 B_{12} 导致的。叶酸能参与氨基酸的代谢、核酸的合成和蛋白质的合成，对正常红细胞的形成、生长、发育和成熟有促进作用，亦有促进造血的功能。维生素 B_{12} 能提高叶酸的利用率，从而增加 DNA 的合成。故当体内缺乏叶酸和维生素 B_{12} 时，核酸和血红蛋白合成就会发生障碍，从而导致营养性巨幼细胞性贫血。

叶酸在食物中分布很广泛，其中含量最丰富的是绿叶蔬菜和水果，每 100 克食物中可含有 30~50 微克叶酸。其次在小麦、米、肉类、蛋类和乳类中也含有少量叶酸。此外，人类肠道细菌亦能合成部分叶酸，故一般不易缺乏。正常成人每日摄取 200 微克叶酸就足够了，但是孕妇、哺乳期女性、老年人对叶酸的需求量增加，故每日供给量应相应增加，每日需要 400 微克。婴儿的叶酸需求量也较高，所以提倡喂养叶酸含量高的母乳，或注意补充菜泥等辅食。

维补充维生素 B_{12}，平时除了多食动物内脏、鱼虾类、肉类等动物性食物外，还可搭配禽蛋、菌菇类、海藻、紫菜、全麦、小麦、糙米、黄豆、芽菜、雏菊以及酵母食品等，多样膳食摄取，从而更有效地补充营养。

3. 促进叶酸的吸收

还原状态的叶酸较易被机体吸收。维生素 C 能使叶酸还原成四氢叶酸，故当机体缺乏维生素 C 时，叶酸吸收率明显下降。因此巨幼红细胞性贫血患者在日常饮食中应多食富含维生素 C 的食物。

维化素 C 广泛存在于新鲜蔬菜和水果中，尤其是绿色蔬菜和带酸味的水果。动物性食物中仅含有少量维生素 C，谷类和豆类则不含维生素 C。正常成人每日供给量应为 60~80 毫克。维生素 C 作为机体的一种还原剂，不仅可促进叶酸的吸收，还可将不易被机体吸收的三价铁还原为易被吸收的二价铁，从而促进铁的吸收。故对巨幼细胞性贫血、缺铁性贫血患者及易患者有效，应注意从每日膳食中补充维生素 C。

4. 注意烹调方式

因叶酸等 B 族维生素理化性质不稳定，高温时易被破坏。所以烹调含叶酸较多的食物时，不宜烹调过度和时间过长，需注意掌握最佳烹调方法。

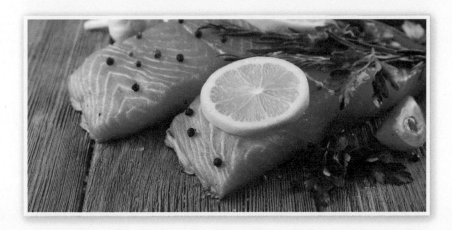

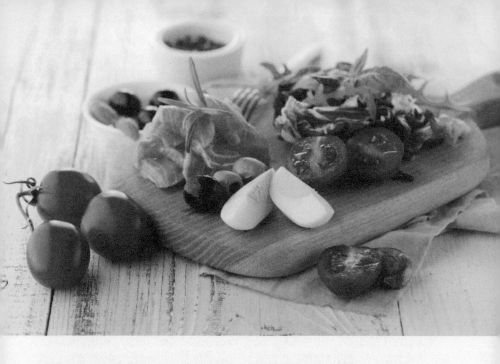

贫血患者的饮食调理方案

　　人们往往认为，贫血就是体内"血少"。其实，这样理解是不正确的。贫血是一种症状，贫血患者不宜盲目服用补血药物，应当针对病因有的放矢地施治，同时注意饮食调养。

各类饮食对贫血患者的调治

1. 普通膳食

　　膳食性质和特点　与正常人平时所用膳食基本相同。在住院病患中采用普食的人最多，所占比例最大。

　　膳食适应对象　凡体温正常、咀嚼能力无问题、消化功能无障碍、在治疗上无特殊膳食要求又不需任何膳食限制的患者，都可接受普食。

　　膳食原则和要求

❶ 热量及营养素含量必须达到每日膳食供给量的标准。

❷ 热量每日 8380 ~ 10475 千焦。

❸ 蛋白质每日 70 ~ 90 克，占总能量的 12% ~ 14%，优质蛋白质应占蛋白质总量的 50%以上。其中有一部分应为大豆蛋白质。

❹ 食物应美味可口，注意色、香、味齐全，以提高患者食欲并促进消化。

❺ 应少食较难消化的食物、具有刺激性的食物及易胀气的食物，如油炸食物、过于油腻食物、过于辛辣及气味浓烈

的调味品等。

2.软质膳食

膳食性质和特点 质软、易咀嚼，比普食更易消化。

膳食适用对象 牙齿咀嚼不便、不能用大块食物、消化吸收能力稍弱的患者，低热患者，老年人及幼儿等。

膳食原则及要求

❶ 能量每日 7542 ~ 9218 千焦。

❷ 蛋白质每日 70 ~ 80 克。

❸ 不要选择含有较硬纤维的食物，含膳食纤维的食物应制备后食用。

❹ 制备方法要适当，应达到易咀嚼、易消化、较清淡、少油腻的要求。

3.半流质膳食

膳食性质和特点 较稀软，呈半流质状态，易于咀嚼和消化，质地介于软饭和流质饭之间。

膳食适应对象 有消化道疾病、口腔疾病或咀嚼困难的患者，外科手术后身体比较衰弱、缺乏食欲的患者，或暂时食用稀软食物的患者等。

膳食原则和要求

❶ 应较稀软，膳食纤维较少，易于咀嚼和消化。

❷ 少食多餐，每日 5 餐或 6 餐。

❸ 营养充足，平衡合理，味美可口。

4.流质膳食

膳食性质和特点 液体状态或在口腔内能溶化为液体，比半流质更易吞咽和消化。

膳食适应对象 急性重症、极度衰弱、无力咀嚼食物的患者；高热患者；口腔、面、颈部手术及外科大手术后的患者；消化道急性炎症患者；食管狭窄患者。

膳食原则和要求

❶ 所提供的能量、蛋白质及其他营养素均不足，只能在短期或过渡期应用，如长期应用必须增加蛋白质等营养素的摄入量。可添加肠内营养制剂。

❷ 少食多餐，每日进食 6 餐或 7 餐。

❸ 不含刺激性食物及调味品。

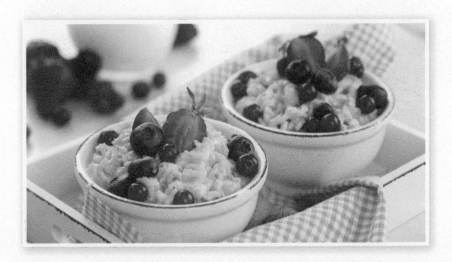

5. 清流质膳食

膳食性质和特点 限制较严的流质膳食，不含胀气食物，比一般全流质膳食更清淡。食用清流质膳食，可供给液体及少量能量和电解质，以防身体脱水。

膳食适应对象 用于准备肠道手术或钡灌肠检查之前的患者。

膳食原则和要求

❶ 不食牛奶、豆浆、糖水及一切易致胀气的食物。

❷ 每餐用量不宜过多。

❸ 所供营养甚低，能量及其他营养素均不足，只能短期内食用，长期食用易导致营养缺乏。

6. 低蛋白质膳食

膳食性质和特点 此种膳食较正常膳食中蛋白质含量低，目的是尽量减少体内氮代谢产物，减轻肝、肾负担，以较低水平蛋白质摄入量维持机体的正常生理功能。

膳食适应对象 肝性昏迷或昏迷前期者，急性肾炎者，急、慢性肾功能不全者。

膳食原则和要求

❶ 蛋白质供应量应根据病情随时调整，每日供给蛋白质为每千克体重0.6～0.8克，必要时应辅以淀粉类食物。在蛋白质限量范围内，食用含优质蛋白较多的食物，如蛋、乳、瘦肉类等，目的是增加必需氨基酸量，避免负氮平衡。

❷ 热量供应必须充足，以节约蛋白质使用并减少机体组织分解。若进食量难以满足需要，则要进行肠内或肠外营养补充。

❸ 无机盐和维生素一般应供给充足。

❹ 注意烹调方法，在食物制备方面除注意色、香、味、形外，还要多样化，以促进食欲。

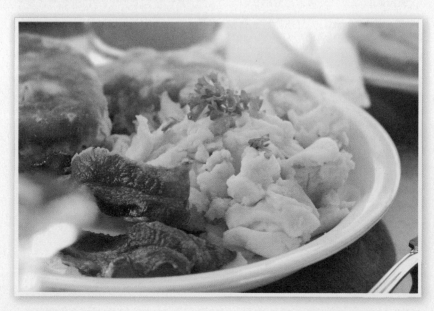

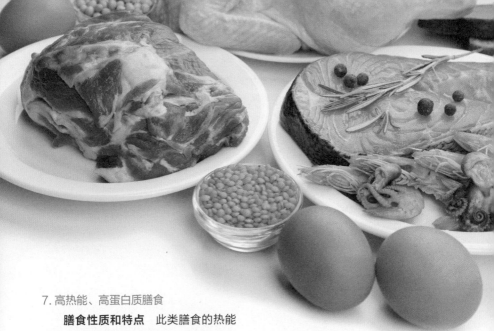

7. 高热能、高蛋白质膳食

膳食性质和特点 此类膳食的热能及蛋白质含量均高于正常人膳食标准。成年人每日热能摄入量应大于 8380 千焦，蛋白质每日每千克体重应不少于 1.5克，其中优质蛋白质要占 50% 以上。

膳食适应对象 适于严重营养缺乏或手术前后的患者，处在分解亢进状态下的患者。

膳食原则和要求

❶ 推荐热量与氮之比为(100 ~ 200): 1，否则治疗效果不良。

❷ 供给量应根据病情调整。

❸ 为了防止血脂升高，应尽量降低膳食中胆固醇及糖类的摄入量，调整饱和与不饱和脂肪酸的比例。

❹ 长期采用高蛋白膳食，维生素 A 和钙的需要量也随之增多，故应增加膳食中维生素 A、胡萝卜素和钙的含量。

❺ 提高摄入量可采用增加餐次的方法，少食多餐可以达到治疗的目的。

❻ 增加摄入量应循序渐进，不可一次性大量进食，以免造成胃肠功能紊乱。

8. 限制碳水化合物膳食

膳食性质和特点 是一种限制碳水化合物类型及含量的膳食，以达到预防或治疗倾倒综合征的目的。

膳食适应对象 胃部分切除手术或幽门括约肌手术后的患者。

膳食原则和要求

❶ 膳食原则应为低碳水化合物、高蛋白质、中等脂肪量。碳水化合物应以多糖类复合碳水化合物为主，忌用单糖浓缩甜食，如精制糖果、甜点心、甜饮料等。

❷ 少食多餐，避免胃肠中蓄积过多。每餐根据患者的耐受情况，由少向多循序渐进，并注意细嚼慢咽。

❸ 每餐后平卧 20 ~ 30 分钟或经常做俯卧撑，可以减轻症状。

❹ 凡合并高脂血症、心脏病、肾病、尿毒症的患者，其膳食中蛋白质、脂肪的含量应减少。

9. 低膳食纤维膳食

膳食性质和特点 含极少量膳食纤维和结缔组织，易于消化。目的在于减少膳食纤维对消化道的刺激和梗阻，减少肠道蠕动，减少粪便量及粪便的运行。

膳食适应对象 各种急性肠炎、结肠憩室炎、伤寒、痢疾及肠道肿瘤等患者，消化道小量出血、肠道手术前后、肠道或食管管腔狭窄及食管静脉曲张等患者。

膳食原则和要求

❶ 尽量少食含纤维多的食物，如粗粮、豌豆、坚果、蔬菜、水果等，以减少对炎性病灶的刺激，减少刺激肠道蠕动与粪便形成。

❷ 注意食物制备方法，使之易于消化吸收，每次进食量不宜太多，应少食多餐。

❸ 脂肪量不宜太多，因腹泻患者对脂肪的吸收能力减弱，易致脂肪泻。

❹ 长期食用该类膳食对身体不利，应设法补充维生素 C。

10. 高膳食纤维膳食

膳食性质和特点 增加膳食纤维量。每日所供膳食纤维的量在 20 ~ 35 克。其作用主要包括增强肠道蠕动，促进粪便排出，产生挥发性脂肪酸，具有滑泻作用；减轻结肠管腔内压力，改善憩室病症状；可与胆汁酸结合，增加粪便中胆汁酸的排出，有利于降低血清胆固醇。

膳食适应对象 无张力便秘患者，无并发症的憩室病等需要增加膳食纤维的患者。

大量进食的副作用 长期过多食用膳食纤维可能产生腹泻，并增加胃肠胀气；影响食物中钙、镁、铁、锌及一些维生素的吸收和利用。

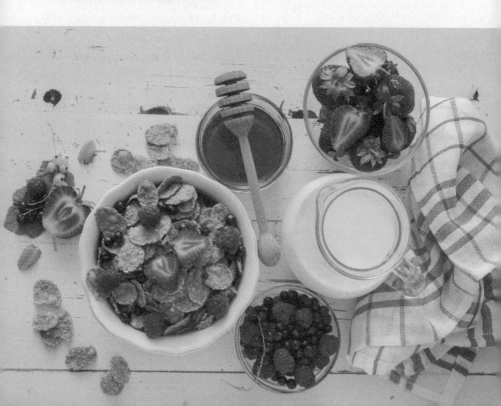

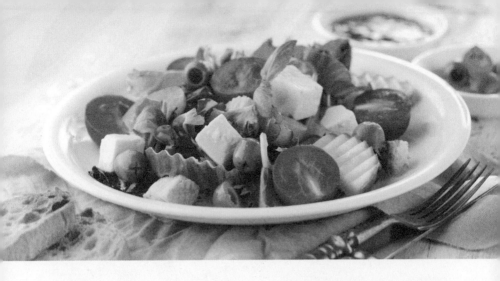

11. 限钠（盐）膳食

膳食性质和特点 钠是细胞外液的主要阳离子，是维持机体水、电解质平衡，渗透压和肌肉兴奋性的主要成分。一旦体内水、钠平衡的调节机制遭到破坏，即可出现水钠潴留。限钠（盐）膳食是纠正水钠潴留的一项治疗措施。食盐是钠的主要来源，每克食盐含钠 393 毫克，因此限钠实际是以限食盐为主。我国每日膳食中的食盐含量为 8 ~ 15 克，远远超过需要。

膳食适应对象 肝硬化腹水、高血压、缺血性心力衰竭、肾脏病患者，以及用肾上腺皮质激素治疗的患者。

膳食的原则和要求

❶ 膳食中钠的供给量应随病情变化及时调整。

❷ 对于 60 岁以上（即储钠能力低）的患者、心肌梗死的患者、回肠切除手术后的患者，应根据 24 小时尿钠排出量、血钠、血压等临床指标来决定是否需要限钠。

❸ 烹调方法应予改进，可采用番茄汁、芝麻酱等调料以改善口味，也可用原汁蒸、炖的烹调方式以保持食物本身的鲜美味道。此外，做出来的菜肴的色、香、味要俱全，使之能引起食欲。

❹ 目前市售的低钠盐可根据说明适当选用。市场上出售的无盐酱油是以药用氯化钾、氯化铵代替钠盐，故高血钾患者不宜食用。

内容补充

限钠（盐）膳食分为低盐膳食、无盐膳食、低钠膳食三种。

❶ 低盐膳食。全日供钠量 2000 毫克左右，饮食中忌用一切咸食，如咸菜、甜面酱、咸肉、腊肠以及各种荤素食罐头等，但允许在烹制或食用时加食盐 2 ~ 3 克或酱油 10 ~ 15 毫升。

❷ 无盐膳食。全日供钠量 1000 毫克左右，除限制低盐膳食中的食盐和酱油外，其他同低盐膳食。

❸ 低钠膳食。全日钠供给量控制在 500 毫克以内，除无盐膳食的要求外，还要限制一些含钠量高的蔬菜（每 100 克蔬菜含钠 100 毫克以上），如油菜、芹菜以及用食碱制做的发面蒸食（但是可以用酵母代替食碱发酵）等。

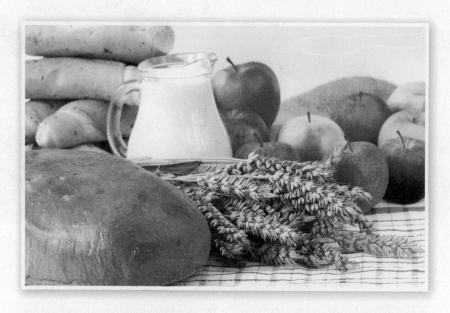

贫血患者一日三餐的搭配方案

一般情况下，一天需要的营养，应该均摊在三餐之中，每餐所摄取的热量应该占全天总热量的 1/3 左右。但午餐既要补充上午消耗的热量，又要为下午的工作、学习提供能量，所以可以多一些。这样，一日三餐的热量，早餐应该占 25% ~ 30%，午餐占 40%，晚餐占 30% ~ 35%。

1. 早餐——提供一天的活力

早餐的重要性

营养专家认为，早餐是一天中最重要的一顿饭，每天吃一顿好的早餐，可使人长寿。早餐要吃好，是指早餐应吃一些营养价值高、少而精的食物。因为人经过一夜的睡眠，头一天晚上进食的营养已基本耗完，早上只有及时地补充营养，才能满足上午工作和学习的需要。

经过长期观察发现，一个人早晨起床后如果不吃早餐，血液黏度就会增高，

流动缓慢，并且血液不能保证足够的葡萄糖供应，时间长了就会使人变得疲倦乏力，甚至出现恶心、呕吐、头晕等现象，无法精力充沛地投入到工作和学习中。因此，丰盛早餐不但使人在一天的工作中都精力充沛，而且有益于健康。

早餐就餐三要素

就餐时间：一般来说，起床后活动 30 分钟再吃早餐最为适宜，因为这时人的食欲最旺盛。

营养量：早餐不但要注意数量，而且还要讲究质量。以少而精为主，摄取足够量的营养即可。

主副食平衡搭配：早餐在设计上应选择易消化、易吸收，纤维含量高的食物为主。可由 4 种或 5 种食物组成，包括 120 ~ 150 克的粮食，或用多种粮食做成的"八宝饭"，再有 1 瓶牛奶或酸奶、1 个水煮鸡蛋或茶叶蛋，再加黄瓜、苹果等更佳。

营养早餐食谱

❖ 鲜鱼燕麦粥

材料：

鲜鱼肉、燕麦片各 150 克，芹菜 30
克，姜 1 小块，水 4 碗，盐适量。

做法：

1. 将鱼肉洗净，切成小块；芹菜洗干净，去叶，切成碎末；姜洗干净，切丝，备用。

2. 在砂锅内放入 4 碗水，待水沸时，放入燕麦片。

3. 燕麦片放入 2 分钟后，加入鱼肉块、姜丝及芹菜末。

4. 鱼肉煮熟后，加入适量的盐调味便可。

❖ 牛肉什锦粥

材料：

冷冻什锦蔬菜 50 克，大米 1 碗，牛
肉 150 克，葱末 1 小匙，盐 2 克，香油
10 毫升，淀粉少许，酱油 1 小匙。

做法：

1. 牛肉洗净切丝，加入 1 小匙酱油和淀粉拌匀。

2. 大米洗净，加水煮成粥。

3. 加入冷冻什锦蔬菜略煮，加入牛肉丝烫熟。

4. 最后加入盐、香油调味，撒入葱末，即可盛盘端出。

❖ 紫菜麦片粥

材料：

燕麦片 3 大匙，紫菜料包 1 包，鸡
蛋 1 个，水 1 碗，葱花少许。

做法：

1. 锅中倒入 1 碗水，加入燕麦片，煮约 3 分钟。

2. 加入紫菜料包搅拌均匀。

3. 待燕麦粥煮沸时，打入鸡蛋，拌匀，即可熄火。

4. 最后撒少许葱花略拌即可。

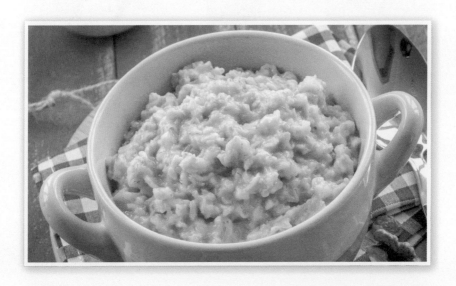

2. 午餐——满足最多的能量需求

午餐的重要性

俗话说："中午饱，一天饱。"这说明午餐是一日中主要的一餐。由于上午体内热能消耗较大，午后还要继续工作和学习，因此，不同年龄、不同体力需求的人午餐摄取的热量均应占他们每天所需总热量的40%。

午餐就餐三要素

就餐时间：一般来说，11: 00~13: 00是午餐时间，最佳进餐时间是12: 30。进餐完30分钟后，做适当运动，帮助消化。

营养量：午餐要丰富有营养，且要保持营养平衡。

主副食平衡搭配：午餐要求食物品种多样，能够提供各种营养素。主食可在米饭、面制品中任意选择。副食种类的选择很广泛，如肉、蛋、奶、豆制品、海产品、蔬菜等。

※ 午餐可选择的食物 ※		
50 ~ 100 克的肉蛋	50 克豆制品	200 ~ 250 克的蔬菜
牛肉	豆腐	青菜
鸡肉	豆干	菌类
猪肉	腐竹	胡萝卜
鸡蛋	素鸡	绿豆芽

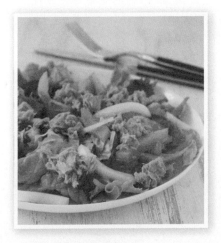

做法：

❶ 豆腐切方形；青豆煮熟；香菇洗净。

❷ 将豆腐下至六成热的油锅中，煎至两面金黄，加入酱油、料酒、白糖、鸡精、鲜汤，用小火烧入味，以水淀粉勾薄芡装盘。

❸ 锅内留底油，下香菇、青豆煸炒，加料酒、鸡精、盐、鲜汤，入味后用剩余水淀粉勾芡，淋少许香油，盛放到豆腐中央即成。

⁑ 腰果鸡丁

材料：

鸡肉 300 克，胡萝卜、西芹、炸腰果各 50 克，海鲜酱 2 茶匙，蚝油 1 汤匙。

做法：

❶ 鸡肉洗净，切成丝；西芹、胡萝卜洗净，切成粒。

❷ 将胡萝卜粒及西芹粒放在沸水中稍煮一下，捞起沥干。

❸ 锅内放入海鲜酱、蚝油，烧热之后加入鸡丝炒熟。

❹ 加入胡萝卜粒、西芹粒、腰果，炒匀后即成。

营养午餐食谱

⁑ 西红柿三文鱼色拉

材料：

西红柿 160 克，三文鱼罐头 80 克，洋葱 20 克，沙拉酱 2 大匙，生菜 40 克，盐少许。

做法：

❶ 西红柿去皮，切成不规则的块状。生菜洗净切片。

❷ 把三文鱼从罐头中拿出来，沥干，去皮，切细。

❸ 把洋葱洗净，切薄，入水中浸泡一下，再用纱布包住，沥干。

❹ 混合西红柿块、三文鱼、洋葱，并撒上盐，用沙拉酱凉拌。

❺ 配上些生菜，搅拌均匀后，即可食用。

⁑ 香菇豆腐

材料：

豆腐 200 克，水发香菇 75 克，青豆 100 克，水淀粉适量，酱油、料酒、鲜汤、香油各适量，白糖、鸡精、盐各适量。

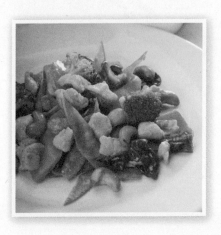

3、晚餐——提供充足的铁

晚餐的重要性

晚餐比较接近睡眠时间，故不宜吃得太饱，尤其不可吃夜宵。晚餐应选择含铁、膳食纤维和碳水化合物多的食物，对身体有益。如果晚餐营养过剩，消耗不掉的营养就会转变成脂肪在体内堆积，造成肥胖，影响健康。

※ 晚餐饮食宜忌 ※

一般而言，晚上多数人血液循环较差，所以可以选些天然的温热性食物来调理，如：

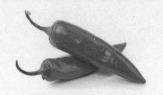

辣椒

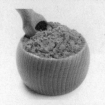

咖喱

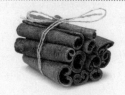

肉桂

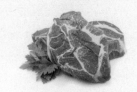

牛肉

寒性蔬菜晚上食用量少些，如：

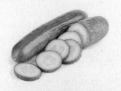

黄瓜

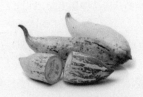

菜瓜

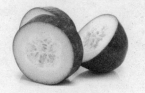

冬瓜

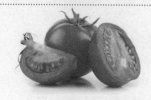

西红柿

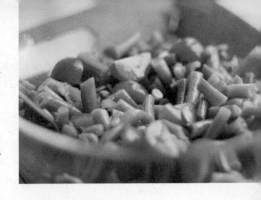

晚餐就餐三要素

就餐时间：应尽量在晚上8点以前吃晚餐，若是8点以后进食则会影响消化和睡眠。

营养量：晚餐肉类最好只有1种，不可食多种肉类，以免增加身体负担。晚餐后请勿再吃任何甜食，否则容易伤肝。

主副食平衡搭配：最好选择面条、米粥、鲜玉米、豆类、素馅包子、小菜、水果拼盘，偶尔在进餐的同时饮用1小杯加饭酒或红酒也很好。晚餐时主食与副食的量都可适量减少，以便到睡觉时正好是空腹状态。

营养晚餐食谱

⁑ 菠菜浓汤

材料：

菠菜120克，洋葱20克，奶油2小匙，高汤1小杯，面粉1大匙，牛奶1杯，盐适量。

做法：

❶ 将菠菜先以沸水烫煮，然后将菠菜的叶子与茎分开，叶子剁细。

❷ 洋葱洗净，切片；面粉炒下，备用。

❸ 在锅中倒入奶油，加热，先炒洋葱薄片，再加入高汤和菠菜的茎，期间需捞出锅中的泡沫渣，煮约10分钟。

❹ 在另一个锅中加热牛奶，然后加入炒过的面粉，并以打蛋器打散面粉，煮到熟透且变得浓稠为止。

❺ 将面粉牛奶酱汁与煮好的菠菜汤混合在一起，继续煮至沸腾。

❻ 加入已切碎的菠菜叶，加盐调味即成。

⁑ 包心菜四季豆色拉

材料：

包心菜120克，四季豆40克，小西红柿60克，沙拉酱20克。

做法：

❶ 将包心菜放入沸水中氽烫，捞出，切成短片。

❷ 四季豆去筋，加水煮熟，再斜向薄切。

❸ 将小西红柿洗净，每个切成四块。

❹ 将上述材料搅拌均匀，淋上沙拉酱即可。

⁑ 鸳鸯雀巢

材料：

牛肉丸250克，鹌鹑蛋12个，包心菜150克，胡萝卜50克，黑木耳10克，蒜蓉、淀粉、盐、白糖各适量，番茄汁、油各少许。

做法：

❶ 将鹌鹑蛋煮熟，剥壳；包心菜、胡萝卜、黑木耳均洗净，切丝。

❷ 取盘，用盐、白糖作为菜底。

❸ 锅中加油烧热，炒香蒜蓉，加入包心菜丝、黑木耳丝、胡萝卜丝炒熟。

❹ 将番茄汁和淀粉调成芡汁，放入锅中，加牛肉丸、鹌鹑蛋煮熟，放置一会儿，置于已制作好的菜底之上，吃时搅拌一下。

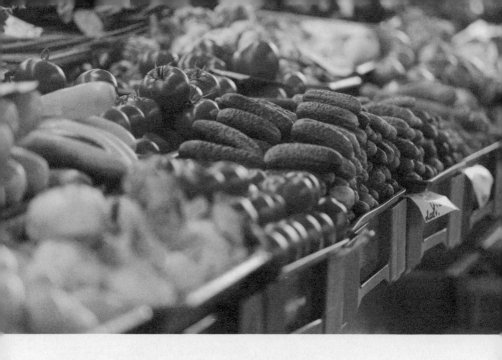

贫血患者的饮食调理宜忌

大多数时候，贫血是由摄入营养不当所造成的。要预防贫血，饮食生活中最重要的是在摄取食物的过程中，保持各种营养素的均衡。此外，还需养成良好的饮食习惯。

夏季预防贫血的饮食原则

夏季气候炎热，人在高温环境中生活和工作，能量消耗最大，人体的新陈代谢必然会受到一定的影响。这时，人体对蛋白质、水、无机盐、维生素及微量元素的需求量有所增加。

秋季预防贫血的饮食原则

人体经过暑热的消耗后，金秋时渐渐趋于生理平衡，人体各系统生理活动相应发生变化：出汗减少了，体热的产生和散发以及水、盐的代谢也恢复了相对的平衡；消化功能基本恢复常态，人体能量代谢达到基本稳定的状态。因而，机体到了一个周期性的休整恢复阶段。

但是，秋季来临，气候逐渐转凉，天气变得干燥起来，由于气候变化的影响，会引起人体一系列的生理变化，为增强人体调节机能，适应多变的气候，在饮食上应采取应变措施，以预防各种疾病的发生。

❋ 夏季预防贫血宜吃的食物 ❋

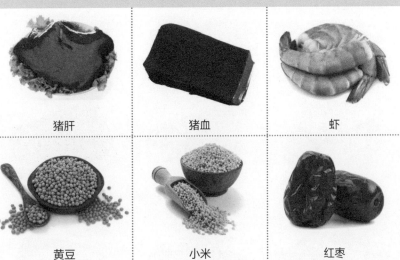

猪肝	猪血	虾
黄豆	小米	红枣

❋ 秋季预防贫血宜吃的食物 ❋

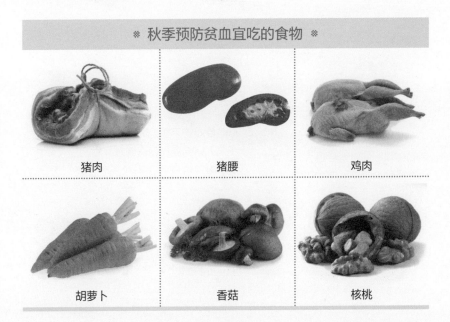

猪肉	猪腰	鸡肉
胡萝卜	香菇	核桃

冬季预防贫血的饮食原则

寒冷会影响人体内分泌系统，使甲状腺素、肾上腺素等的分泌增加，从而致使人体的蛋白质、脂肪与碳水化合物三大营养素加速分解，增强机体的御寒能力，人体热量因此散失过多。在饮食方面，应以补充热量为主，适量摄入富含蛋白质、碳水化合物和脂肪的食物。

※ 冬季预防贫血宜吃的食物 ※

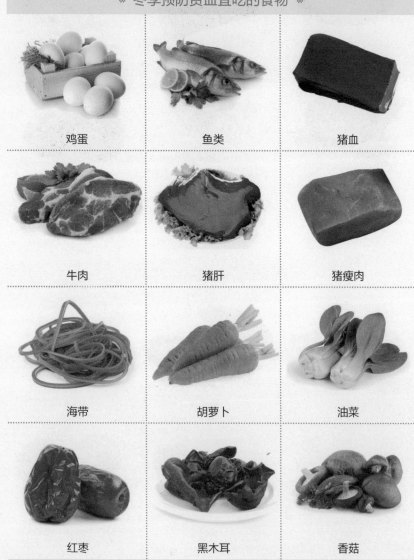

鸡蛋	鱼类	猪血
牛肉	猪肝	猪瘦肉
海带	胡萝卜	油菜
红枣	黑木耳	香菇

补充铁剂预防贫血的注意事项

贫血尤其是缺铁性贫血，一般不用特殊的医疗方法进行治疗，主要是通过饮食疗法就可使贫血患者的症状得到缓解甚至消除。但当饮食疗法不能改善贫血症状时，就可以服用药剂（主要是铁剂）来补充铁。若服用了铁剂，大多数贫血症状可得到改善。不过在服用铁剂时，有几个方面应该引起注意。

1. 铁剂只是补充饮食之不足

在服用铁剂时要注意，因为药剂补充的仅是因为饮食不均衡而造成的铁量不足，不能认为服用了铁剂就可以不注意饮食了。也有人在服用了含铁的药剂后，会因大便的颜色呈黑色而惊慌失措。其实这是因为铁元素在肠内变化而产生的正常现象，请大家在遇到这种情况时，不用太过担心，只管继续放心服用即可。

2. 服用铁剂会产生不良反应

在服用铁剂时，因各人的情况不同，会有人出现胃部不舒服的情况。按照正常的饮食习惯，每个人1天可摄取到15毫克左右的铁，但是如果通过药物得到补充后，1天就可以摄取到50~100毫克的铁，铁量过多就容易刺激胃肠黏膜，引起呕吐、恶心、腹泻等症状。在服用铁剂的人群当中，有10%左右的人会有这种现象出现。当遇到这种情况时，应及时向主治医生汇报进行铁剂调整。

3. 贫血症状改善后继续做好"铁"的蓄存工作

一些贫血患者经过一段时间的治疗，症状有所改善，他们会认为自己已经痊愈而中止服用药剂。但是一段时间后，

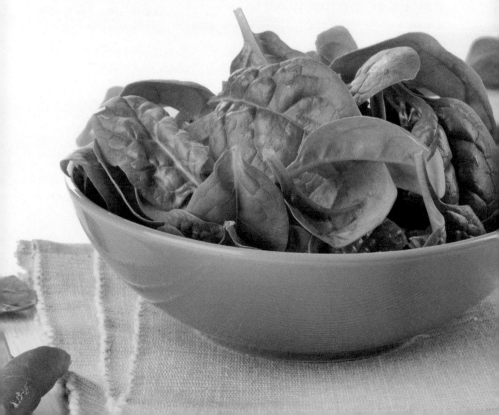

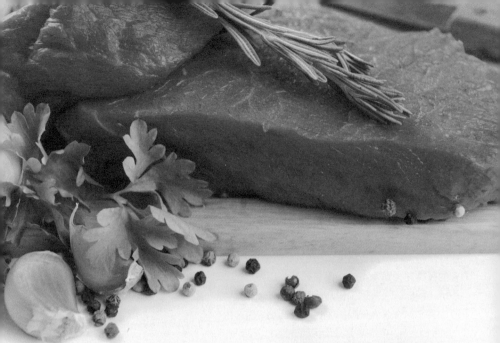

贫血症状又会出现甚至恶化了，仍需继续治疗。

当贫血症状已得到改善，应持续服用铁剂药物，因为身体每天都在消耗铁，所以必须补充；在正常情况下，人体内还必须储存一定量的铁，这也需要继续补充铁。而贫血患者，消耗的主要是平时储存在体内的铁，在贫血症状得到改善之后，如果继续服用3个月的铁剂，就能蓄积一定量的铁，足够身体消耗。

此外，在贫血症状改善后，也应在半年或1年内再进行一次检查。若继续服用了3个月的铁剂作为体内的储存后，原则上就可以中止服药和治疗了。但是，此后说不定什么时候贫血还会再次复发。为此，请在停止服药6个月或1年内，再接受一次全面的检查，以便及时发现贫血复发，立即就诊医治。

4. 口服铁剂宜饭后2小时服用

口服铁剂是治疗缺铁性贫血的有效药物，硫酸亚铁最常应用。由于服用硫酸亚铁而产生的消化道反应十分多见，患者常难于坚持治疗。医师曾建议进餐时或饭后吞服，以减少其对胃肠道的刺激，但也减少了肠道对铁剂的吸收。

铁剂的吸收率常因食物种类不同而不同。动物性食物中的铁有10%～25%能被吸收，而植物性食物中的铁能被吸收的仅约1%。动物性食物中肌红蛋白或血红蛋白中的血红素可以直接被肠道吸收，而植物性食物中的铁需先在胃及十二指肠内转变为游离的二价铁后才能被吸收。

有些食物与铁剂同服可以形成不易溶解的复合物而影响铁的吸收，这些食物包括鸡蛋、奶制品、面包及谷类食物。蛋黄中的磷蛋白及卵黄高磷蛋白与铁结合后可溶性差，牛奶中的钙、磷与铁形成不溶性的含铁化合物而不易被人体吸收。因此，在摄入这些食物前 1 小时至摄入后 2 小时内，均不宜口服硫酸亚铁。

5. 服铁剂时忌喝茶和牛奶

喜爱饮茶的缺铁性贫血患者，口服铁剂治疗贫血时常常效果不好，这是因为铁在二价状态下吸收最好，大多数食物中的铁必须在胃及十二指肠内由三价铁转变成游离的二价铁才能被吸收。

茶叶中含有大量的鞣酸，容易与二价铁结合，形成不溶性鞣酸铁，从而阻碍铁的吸收，使贫血加重。所以患缺铁性贫血的患者不宜饮茶。

有些患缺铁性贫血的患者，常因身体不好，通过喝牛奶来增加营养，结果贫血反而不易调理。牛奶虽然营养丰富，但含铁量很低。牛奶中的磷、钙含量较高，铁剂能与牛奶中的钙、磷结合，生成不溶性的含铁化合物而影响铁的吸收，使铁的吸收含量降低。所以，患缺铁性贫血的患者，特别是正在补铁剂的患者，不宜喝牛奶。

预防贫血的正确烹调法

一般来说，食物所含的蛋白质、脂肪、碳水化合物、无机盐因性质比较稳定，在烹调过程中损失较少。而所含的维生素，尤其是水溶性维生素因易水解，如烹调加工方式不当，很容易被破坏而损失。因此在烹调时，应尽量设法保存食物中原有的营养素，对贫血有较好的辅助食疗效果。

一些不恰当的烹调方法，很容易造成营养素的破坏和丢失。如将菠菜用水煮 1~2 分钟，其中的维生素 C 就会损失 26%~39%，煮的时间越久，损失的维生素 C 就会越多。对于凉拌黄瓜来说，更是如此。虽然凉拌黄瓜在 10 个小时之内不会损失维生素 C，但当时间超过 17 个小时，就会损失掉 32% 的维生素 C，

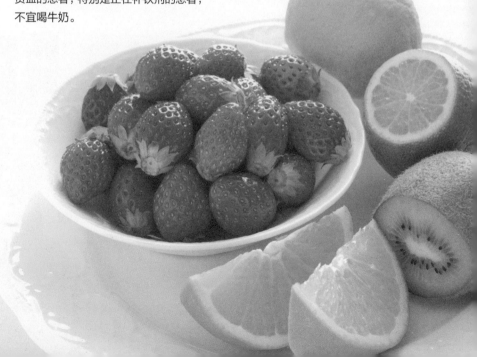

1天之后会损失掉 56% 的维生素 C。还有试验证明，大米在淘洗时，维生素 B₁ 的损失率达 40%～60%，烟酸损失率高达 23%～25%，蛋白质损失率高达 15%，无机盐损失率高达 70%，脂肪损失率高达 43%，并且浸泡的时间越长，损失的越多。

除此之外，食物在油炸过程中会产生一些游离脂肪酸，它们对胃肠道黏膜有刺激作用，长期食用，会导致肠道功能紊乱，影响其他营养素的吸收。所以，油炸的方法要少用，油炸的食物要少吃。

我们在烹调食物时，要根据不同种类的食物，选取合理的烹调方法。蔬菜是我们膳食中维生素 C、胡萝卜素和无机盐的主要来源，蔬菜中的维生素 C 在切洗过程中，部分与空气接触发生氧化而被破坏，浸泡也可使维生素 C 和 B 族维生素损失。因此，蔬菜最好用流水冲洗，不可以在水中浸泡；煮菜时要使汤浓缩，且与菜一起进食；做汤时要等水开后再将菜下锅；焯菜要在水沸腾时放入，尽量减少菜在水中煮的时间，焯完的菜不要过度地挤去菜中的水分；蔬菜应现做现吃，切忌反复加热。应选择适合原料和满足成菜要求的烹调方法，如果成菜要求时间不长，应急火快烹，迅速成菜。成菜后尽快食用。

粮食类原料应该提倡用焖或煮的烹饪方法。若吃捞饭，米汤不应弃掉；熬粥时要盖上锅盖，开锅后改用小火，以免水溶性维生素和其他营养素随水蒸气挥发。

在烹调鱼、肉类食物时，先上浆、挂糊、勾芡，可保护原料中的水分、水溶性营养素及脂肪不外溢，使原料内部受热均匀，不直接和高温油接触，油也不易侵入原料内部，原料中的蛋白质不会过度变性，维生素又可少受高温分解破坏，还可减少营养素与空气接触而被氧化。

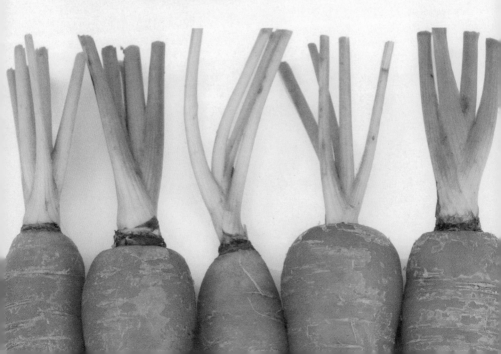

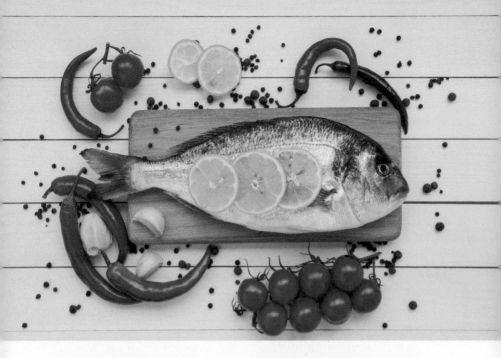

贫血患者的正确饮食习惯

1. 以细嚼慢咽为原则，正确进食

　　要使身体充分地吸收铁和蛋白质等具有造血功能的营养素，正确的进食方法，也是非常重要的。一个人胃肠功能的好坏直接关系到对铁的吸收。如果没有经过慢慢地细嚼就囫囵吞下的话，将会直接影响到胃酸的分泌和食物的充分消化，进而影响到铁等营养素的吸收效率。

2. 不应食用过量，以免引起胃肠功能的混乱

　　在进食过程中，食用过量会加重胃肠的负荷，而导致胃肠功能降低，甚至恶化，进而影响到营养的吸收。这种现象，对于贫血患者或易患贫血的人而言，更应引起高度重视。

贫血患者在外就餐注意事项

1. 种类越丰富越好

　　在外就餐时，餐厅中的大部分食物都含有糖及脂肪，不易于吸收到蛋白质、维生素、矿物质等营养素，因此应尽量选择肉、鱼及蔬菜搭配的套餐。若选择范围有限的话，可在挑选什锦炒饭、炒面的同时，再搭配一份色拉拌菜。

2. 选择配料分明的菜肴

　　很多套餐配料不分明，含有大量的脂肪及糖类，而蛋白质等营养素的含量却较少，因此在就餐时不应予以选择，而应当选择鱼、肝脏、肉等菜肴为主的套餐，以菜肴材料分明的料理为最佳。

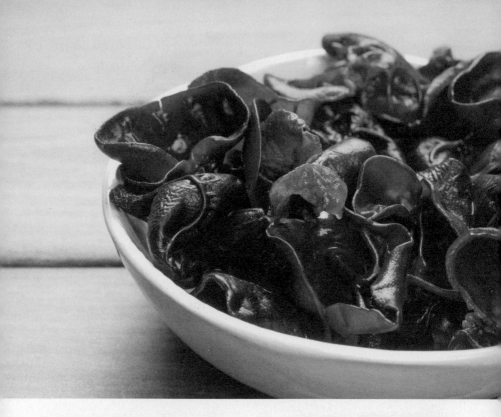

缺铁性贫血患者忌补铁过多

一旦患有缺铁性贫血就必须进行补铁治疗，但有些患者急于治疗贫血，往往长期服用各种各样的补血铁剂，结果并不能使贫血加速改善。因为人体骨髓容量是恒定的，每日用于制造红细胞所需铁量为 20 ~ 25 毫克，无限地加大铁剂服用量并不能加速改善贫血状况。如果服用硫酸亚铁，每次 0.3 克，每日 3 次，已足够。

有些患者由于补铁过多，还会发生血色病。血色病是一种因铁代谢紊乱引起的体内铁负荷过多所致的疾病。造成体内铁吸收过多的原因，有遗传、肝硬化、输血过多等，有的也与长期进食含铁丰富的食物及过量补铁药物有关。

正常成人体内每千克体重含铁量为 35 ~ 50 毫克。铁的吸收与人体需要是平衡的，食物中的铁约 10% 能被吸收。人体能保存一定量的铁，每天铁的正常流失量却极少，正常成年男子每日一般不超过 1 毫克。当摄入的铁量超过了巨噬细胞的储铁能力时，就会沉积在肝、胰、心、脾、皮肤等组织，造成脏器损害，发生血色病。

血色病早期有皮肤色素沉着，皮肤呈暗灰色或青铜色，以后会发生肝硬化、糖尿病、心脏病变、关节痛等，严重危及生命。因此在用铁剂治疗缺铁性贫血时不要滥服铁剂。一旦发生血色病，需尽快服用去铁草酰胺，使体内过多的铁迅速从尿中排出。

非贫血患者忌服用铁剂

正常成人体内铁的含量，男性为每千克体重约 50 毫克，女性约 35 毫克。人体内约 70%的铁存在于循环红细胞的血红蛋白中；25%～30%为贮存铁，以铁蛋白及含铁血黄素的形式存在于肝、脾、骨髓等处。日常食物中，铁的含量为 10～15 毫克，5%～10%被吸收，动物性食物铁吸收率可达 20%，植物性食物铁吸收率为 2%～10%。酸性环境或还原剂如维生素 C 有助于铁的吸收。

人体对铁的吸收量主要取决于铁贮存量和贮存铁的状态以及红细胞生成速度。正常情况下，人体每天从食物中吸收铁 1～1.5 毫克，已能满足机体正常活动对铁的需求。因此，如无发生缺铁性贫血，一般不需要补充铁剂。

牛奶不足以补铁

牛奶向来被视为婴幼儿获取营养的主要途径之一，但过量食用牛奶非但对孩子健康成长不利，反而会导致孩子贫血。临床发现，许多孩子因过分依赖牛奶而造成体内缺铁和缺少维生素。铁是造血的基础元素，而某些维生素又是促进铁吸收的物质，铁不足可导致小儿身体虚弱、易困倦等贫血症状。

1 岁的孩子每天需要从食物中摄取约 6 毫克铁，可牛奶的含铁量较少，而且人体对铁的吸收率也很低，所以单靠饮用牛奶来补充铁是不行的。新生儿一般出生时可从母体获得一定量的铁，同时，在母乳喂养过程中，母乳中铁的吸收率可达 50%。随着孩子逐渐长大，牛奶成了补充营养的主要手段，但是牛奶的含铁量只有母乳的 33%，而且人体对牛奶中铁的吸收仅有 10%。虽然维生素 C 在一定程度上能够提高铁的吸收利用率，可牛奶中的维生素 C 含量比较少，而且目前多数家庭都用金属器皿煮牛奶，容易使牛奶中的维生素 C 发生氧化，加上婴幼儿时期缺乏胃酸，不利于对铁的吸收，这样又会再次降低牛奶中铁的吸收率。

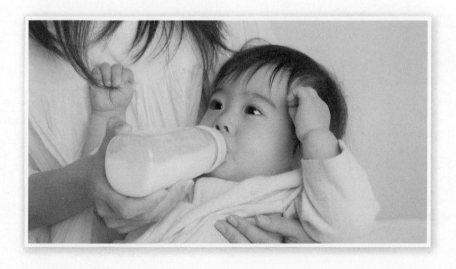

贫血患者忌食量不均衡

现代社会中，有许多年轻女性为了时尚，为了追求苗条的身材，以坚韧的毅力和顽强的意志进行减肥，有不少的人因怕身体变胖而故意不吃早餐，还有的上班族午餐选择简单快速的食物，到晚上又大吃一顿。

人们常常三餐饮食不平衡，如早餐质量不高，午餐多吃，而晚餐营养过剩，这是许多慢性疾病产生的重要原因。另外也会因辛苦劳作过后，饭量加大，长此以往对身体不利。特别是贫血患者一定要注意三餐饮食均衡。

贫血患者忌在外就餐频繁

由于工作繁忙，现代人在外就餐的时间和次数较多，这也是令人担忧的不正常饮食生活。在外就餐时，一般人都会食用拉面、三明治、馄饨、面条等快餐。而且餐馆的菜肴，可以说大多数营养搭配不均衡。因此，还要补充一些牛奶或水果。

此外，在茶馆休息时，除咖啡或红茶外，还应喝牛奶、番茄汁；除蛋糕外，还应吃点奶油果冻等，随时注意营养的均衡搭配。近年来出现了许多快餐、加工食物除了有添加物的弊害外，维生素和无机盐等营养物质更是严重不足，经常吃这样的食物，必然会导致贫血。

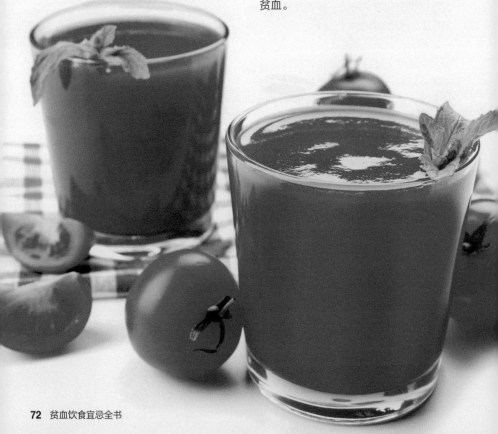

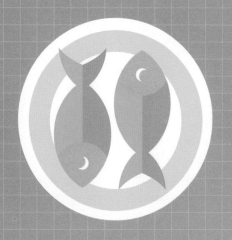

PART 3

贫血患者的
103 种补血佳品

本章针对贫血人群，精选整理出 103 种适合贫血患者食用的食物及中药材，并对这些补血佳品的别名、性味、归经、每日适用量、补血功效、选购保存、搭配宜忌以及调补秘方，均作了详细的介绍，帮助读者清楚地了解什么食物具有什么样的补血功效，什么症状选择什么样的调补秘方，让读者高效率调理好自身贫血症状。

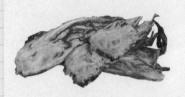

当归

别名：干归、西归、干白、秦归
用量：每日 6 ~ 12 克
性味：性温，味甘、辛
归经：归肝、心、脾经
调理关键词：补血活血、调经止痛

当归所含的挥发油及水溶性物质，能增强心肌血液供应，有效预防心肌缺血；还能抗血小板凝聚、抑制血栓形成、促进血红蛋白及红细胞生成，具有补血活血、调经止痛的作用。

食疗作用

当归具有补血和血、调经止痛、润燥滑肠的功效，主治月经不调、经闭腹痛、癥瘕积聚、崩漏、血虚头痛、眩晕、痿痹、赤痢后重、跌打损伤，适宜月经不调者、气血不足者、贫血头痛头晕者、便秘者服用。但热盛出血者，湿盛中满、大便溏泄者及孕妇应慎服。

选购保存

选购当归，以主根大、身长、支根少、断面黄白色、气味浓厚者为佳。置阴凉干燥处保存，防潮、防蛀。

♥ 应用指南

1. **气血同补，治疗贫血**：黄芪30克，当归、姜片各15克，乌鸡半只。乌鸡斩大块，飞水，洗净；将洗净的乌鸡块放入砂锅中，加满水，放入当归、黄芪和姜片；以大火煮开，转小火续炖3小时；过程中不要加任何调料，出锅后在小碗里加少许盐调味即可。

2. **养血滋阴，补脾益气**：猪瘦肉150克，黄芪、生姜各20克，当归、防风各10克，红枣4颗，盐适量。当归、防风、黄芪洗净；红枣洗净，去核；生姜洗净，拍碎；猪瘦肉洗净，切块；将以上材料放进锅内，加入适量清水，以大火煮沸后，转小火煮1.5小时，下盐调味即成。

搭配宜忌

宜	当归 + 黄芪 补气生血	当归 + 鸡肉 促进人体造血功能
	当归 + 肉桂 活血补血	当归 + 银耳 促进新陈代谢

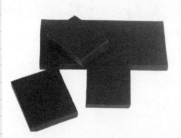

阿胶

别名: 傅致胶、盆覆胶、驴皮胶
用量: 每日3~9克
性味: 性平,味甘
归经: 归肺、肝、肾经
调理关键词: 补血、滋阴润燥、止血

阿胶的主要成分是蛋白质,蛋白质经水解后生成多种氨基酸,能促进红细胞和血红蛋白的生成,亦能使血压升高而抗休克。因此阿胶具有强大的补血功能,适合贫血患者服用。

食疗作用

阿胶具有补血、滋阴润燥、止血的功效。阿胶常与熟地黄、当归、黄芪等补益气血药同用,用于治疗血虚萎黄、眩晕、心悸、肌痿无力等;也常与桑叶、石膏、麦冬、杏仁等同用,用于治疗心烦不眠、虚风内动、肺燥咳嗽等;还能与生地黄、艾叶、当归、芍药等同用,用于治疗劳嗽咯血、吐血尿血、便血崩漏、妊娠胎漏等多种出血证。

选购保存

选购阿胶,以乌黑、光亮、无腥臭、经夏不软者为佳。密闭贮藏。

♥ 应用指南

1. **养血安胎:** 阿胶、艾叶各6克。将阿胶、艾叶放入500毫升水中,煮成300毫升药液,分3次服用。

2. **补血益气,治疗月经过多兼见腹痛:** 香附、阿胶各20克,蒲黄炭4克。将香附炒黑,阿胶烊化;三味共煎,每日2次分服。

3. **养血止血,滋阴安胎:** 大米100克,阿胶12克,白糖5克。先将大米用清水淘洗干净,浸泡30分钟,放入锅中,加入适量清水,以大火煮沸,转小火熬煮20~30分钟;将阿胶捣碎,在粥将熟时放入,再放入白糖,边煮边搅匀,稍煮即可食用。

搭配宜忌

	阿胶 + 艾叶 养血止血、调经安胎	阿胶 + 鸡蛋 补血滋阴、安胎
宜	阿胶 + 熟地黄 补益气血	阿胶 + 鸡肉 补血滋阴、增强体质

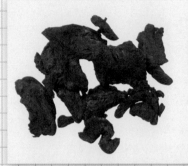

熟地黄

别名：熟地、地黄根、大熟地
用量：每日9～15克
性味：性微温，味甘
归经：归肝、肾经
调理关键词：补血、滋阴、益精

熟地黄可促进贫血患者红细胞、血红蛋白的恢复，加快多能造血干细胞、骨髓红系造血细胞的增殖分化，因此具有滋阴补血、益精填髓的功效。熟地黄还能改善阴虚症状。

食疗作用

熟地黄具有滋阴补血、益精填髓的疗效，是补血要药、滋阴主药。熟地黄常与当归、紫河车同用，治疗贫血；与山茱萸、山药同用，可治疗肾阴不足之潮热骨蒸、盗汗、遗精、消渴等；也常与制何首乌、枸杞子、菟丝子同用，能补精血、乌须发，治疗眩晕耳鸣、须发早白。

选购保存

选购熟地黄，以个大、体重、质柔油润、断面乌黑、味甜者为佳。熟地黄的保存很简单，只需置于通风干燥处即可。

♥ 应用指南

补养气血，乌须黑发： 羊肉1000克，熟地黄、山药各30克，牡丹皮、枣皮各15克，何首乌、黑芝麻、胡桃肉各50克，当归6克，黑豆60克。将除羊肉外的所有材料洗净，用纱布袋装好，扎口；将羊肉剔去筋膜，入沸水汆去血水，同药物袋一同下锅，加入清水，放入生姜、葱白、胡椒适量；先以武火将汤烧开，捞去浮沫，捞出羊肉，切片，再放入锅中，以小火炖1.5小时，待羊肉熟烂即可关火，药袋捞出不用。可分多次食用，食用时加鸡精、盐调味。

搭配宜忌

宜	**熟地黄 + 鸭血** 凉血止血	宜	**熟地黄 + 生姜** 适用于产后血淤和痛经
宜	**熟地黄 + 墨鱼** 止血、益胃通气	忌	**熟地黄 + 白萝卜** 影响药效

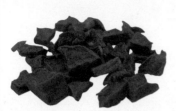

何首乌

别名：地精、首乌、小独根
用量：每日6～12克
性味：性微温，味苦、甘、涩
归经：归肝、肾经
调理关键词：补肝益肾、养血祛风

何首乌含磷脂、蒽醌类、葡萄糖苷类物质，能促进造血功能，对贫血有辅助治疗作用；还能降血脂与抗动脉粥样硬化、增强免疫力、延缓衰老、抗骨质疏松、润肠通便等。

食疗作用

制何首乌可补益精血、固肾、乌须发。何首乌常与熟地黄、当归、酸枣仁同用，可补血安神，治疗血虚萎黄、失眠健忘；与当归、枸杞子、菟丝子、熟地黄同用，可补肝肾、益精血、乌须发、固精气，治疗须发早白、梦遗滑精。制何首乌对于高脂血症、高血压、冠心病有较好的疗效；生何首乌能截疟解毒、润肠通便。但大便溏薄者不宜服用何首乌。

选购保存

选购何首乌，以个大、体重、质坚实、断面无裂隙、显粉性者为佳。置干燥处保存，防蛀。

♥ 应用指南

1. **补肝肾，益精血，抗早衰**：何首乌100克，鸡蛋2个，生姜、盐、料酒、鸡精、猪油各适量。将何首乌洗净，切成长3.3厘米、宽1.6厘米的块；把鸡蛋、何首乌放入锅内，加水适量，再放入生姜、盐、料酒、鸡精、猪油，以武火烧沸，转文火熬至蛋熟。将鸡蛋取出，用清水泡一下，剥去蛋壳，再放入锅内煮2分钟。

2. **补血滋阴，润发乌发**：将500克何首乌放于蒸锅内蒸半小时，使何首乌变软；将蒸软的何首乌放到锅里，加水煎1小时，至何首乌汁溶于水中；将50克黑芝麻炒熟，放于盛有何首乌的锅内，同煮10分钟，放凉，放入50毫升蜂蜜，搅匀即可。可放在冰箱里保存。

搭配宜忌

	何首乌 + 乌鸡 补精益血		何首乌 + 葱 降低药效
忌	何首乌 + 猪血 引起身体不适	忌	何首乌 + 大蒜 导致腹泻

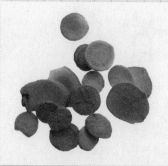

白芍

别名：金芍药
用量：常用量每日 6 ～ 15 克
性味：性凉，味苦、酸
归经：归肝、脾经
调理关键词：养血、调经

白芍含有的白芍总苷，具有增加冠脉流量、改善心肌血流、扩张血管、对抗急性心肌缺血、抑制血小板聚集、镇静、镇痛、抗炎抗溃疡等多种作用，特别是在增强机体免疫功能方面有着较好的功效。

食疗作用

白芍具有养血柔肝、缓中止痛、敛阴收汗的功效。白芍常与当归、熟地黄同用，可治疗血虚月经不调、崩漏；常与龟甲、黄芪、椿根皮同用，可治疗阴虚血热、月经过多或崩漏不止；常与当归、人参、黄芪、地黄、川芎同用，能气血双补，治疗失血性贫血。因此白芍对于治疗胸腹疼痛、泻痢腹痛、自汗盗汗、阴虚发热、贫血、月经不调、崩漏、带下等症有良好的疗效。

选购保存

选购白芍，以根粗长、匀直，质坚实，粉性足，表面洁净者为佳。在各地产品中，杭白芍因生长期长、加工细致而为白芍中的上品。置干燥处保存，防蛀。

♥ 应用指南

祛风活血，柔肝止痛：当归、白芍、生地黄、牛膝、秦艽、木瓜、黄柏、杜仲、防风、白芷、陈皮各30克，川芎、羌活、独活各25克，槟榔18克，肉桂、炙甘草各10克，油松节15克，白酒1500毫升。将白芍炒过，黄柏盐炒，杜仲姜炒；将所有药材全部捣碎，装入布袋中，扎紧。倒入白酒于瓮中，放入布袋，置火上煮1小时，最后去渣留汁。

搭配宜忌

宜	白芍 + 生姜 养血，用于治疗虚寒腹痛	宜	白芍 + 熟地黄 滋阴补血
宜	白芍 + 当归 滋阴补血	忌	白芍 + 藜芦 会产生不良反应

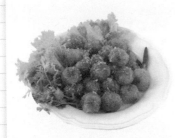

桂圆肉

别名：蜜脾、龙眼干、福肉
用量：每日 3 ～ 9 克
性味：性温，味甘
归经：归心、肝、脾、肾经
调理关键词：养血安神、补益心脾

桂圆肉营养丰富，具有增进红细胞及血红蛋白活性、升高血小板、改善毛细血管脆性、降低血脂、增加冠状动脉血流量的作用，对贫血、心血管疾病有防治作用。

食疗作用

桂圆肉具有补血安神、健脑益智、补养心脾的功效，是健脾益智最佳食物。桂圆肉对虚劳羸弱、失眠、健忘、产后贫血、惊悸、怔忡有较好的食疗效果，对病后需要调养及体质虚弱的人尤为有益。但痰多火盛、无食欲、腹胀、舌苔厚腻、大便滑泻，以及患有慢性胃炎的人不宜食用。

选购保存

市售的桂圆肉，以色金黄、肉厚、质细软、体大、半透明、气香、味甜、嚼之口感"起砂"者为佳，以生晒桂圆肉为好。置通风干燥处保存，防潮、防蛀。

♥ 应用指南

1. **补血益气，美容养颜：**红枣100克，桂圆肉80克。将水煮沸，转小火，放入桂圆肉煮20分钟，放入红枣，再焖煮20分钟即可。

2. **补血养血，安神，治失眠：**童子鸡1只（约1000克），桂圆肉30克，葱、姜、料酒、盐各适量。将鸡去内脏、洗净，放入沸水中稍余烫，捞出，放入钵或砂锅中；再加入桂圆肉、料酒、葱、姜、盐和水；上笼蒸1小时左右，取出葱、姜即可。

3. **益气补血，醒神益智：**桂圆20克，去壳后放入300毫升沸水中，浸泡约5分钟，食肉喝汤。本方适合经常熬夜的人食用，特别适合女性。

搭配宜忌

宜	桂圆 + 鸡蛋 治疗血虚引起的头痛	桂圆 + 百合 养血补血、治疗失眠
	桂圆 + 莲子 养心安神	桂圆 + 甲鱼 益心肺、滋肝肾

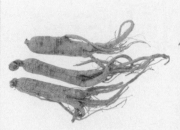
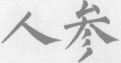

人参

别名：山参、园参、地精
用量：每日 3 ～ 9 克
性味：性微温，味甘、微苦
归经：归心、肺、脾经
调理关键词：养血安神、滋阴润燥

人参及其提取物对骨髓的造血功能有保护和刺激作用，能使正常或贫血的人红细胞、白细胞和血红蛋白含量增加，从而应用于休克、冠心病、高凝血症、白细胞减少症、新生儿疾病等病症的治疗。

食疗作用

人参能大补元气、复脉固脱、补脾益肺、生津安神。人参单用可治疗气血亏虚之心悸、失眠、健忘等症；与生地黄、丹参、酸枣仁同用，能养血安神；与熟地黄同用，可益气养血，治疗贫血。但人参不可与补铁药剂同用，会影响铁的吸收。

选购保存

红参以体长、色棕红或棕黄半透明、皮纹细密有光泽、无黄皮、无破疤者为佳，边条红参优于普通红参；生晒参性味偏寒，且加工中不损失成分，以体重、无杂质、无破皮者为佳。置阴凉干燥处密闭保存，防蛀。

♥ 应用指南

1. **填精益气，养血调经：**乌鸡1只，人参30克。盐、鸡精、料酒、清汤、胡椒粉各适量。将鸡宰杀好，去头、翅、颈，入沸水汆烫去血水，洗净；人参用温水洗净泥沙；取汤盘，将人参及鸡放入，加清汤、盐、鸡精、料酒、胡椒粉，盖上盖子，上笼蒸1小时。

2. **气血双补，消除疲劳：**鲜人参15克，海参150克、猪瘦肉250克，香菇30克，豌豆、竹笋各60克，鸡精、盐、香油各适量。将海参洗净，切块；香菇洗净，切丝；猪瘦肉洗净，切小块；竹笋洗净，切片；将所有材料放入砂锅中，加清水炖煮至肉块熟烂；最后加入鸡精、盐、香油调味即可。

搭配宜忌

宜	人参 + 鸡肉 益气填精、养血调经	忌	人参 + 猪血 影响吸收、降低药效
	人参 + 鳝鱼 补益气血		人参 + 白萝卜 降低药效

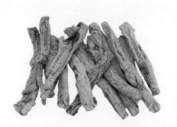

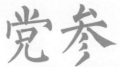

别名：黄参、狮头参、中灵草
用量：每日 9 ~ 30 克
性味：性平，味甘
归经：归脾、肺经
调理关键词：补脾益肺、生津养血

党参具有增强心肌收缩力、增加心输出量、抗休克的作用，可增强造血功能、改善心肌缺血。因此党参对低血压、贫血、心悸及心肌缺血、冠心病等具有较好的调理作用。

食疗作用

党参具有补脾益肺、生津养血的功效。党参与麦冬、五味子同用，可补气生津；与当归、熟地黄同用，能气血双补，治疗面色萎黄、头晕心悸。党参在临床上常用于妇产科贫血、功能性子宫出血、冠心病的治疗，肺癌、食管癌的辅助治疗以及预防高原反应。

选购保存

党参以野生台参为最优。其中，选购西党参，以根肥大、粗实、皮紧、横纹多、味甜者为佳；选购东党参，以根肥大、外皮黄色、皮紧肉实、皱纹多者为佳；选购潞党参，以独支不分叉、色白、肥壮粗长者为佳。置于通风干燥处保存，防蛀。

♥ 应用指南

1. **益气养血，治疗月经不调**：党参、黄芪各12克，当归40克，熟地黄15克，白芍10克，川芎3克，仙鹤草30克。将各味药材分别洗净，用清水浸泡20分钟；再全部放入砂锅中，加水煎煮30分钟；取汁弃渣，每日1剂，早晚温服即可。

2. **补中益气，改善心悸失眠**：党参10克，黄芪5克，薏米20克，蜂蜜适量。将党参、黄芪、薏米加水煎煮，取汁弃渣，加蜂蜜拌匀，代茶饮用。

搭配宜忌

宜	党参 + 红枣 调和脾胃、益气养血	忌	党参 + 白萝卜 影响药效，产生不良反应
	党参 + 熟地黄 益气生血		党参 + 藜芦 产生不良反应

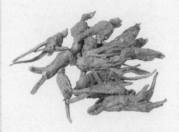

西洋参

别名：洋参、花旗参
用量：每日 3 ~ 6 克
性味：性寒，味甘、微苦
归经：归心、肺、肾经
调理关键词：补气养阴、清火生津

西洋参具有抗溶血、降低血液凝固性、抑制血小板凝聚、调血脂、降低血糖、抗心律失常、抗心肌缺血等作用，适用于高脂血症、动脉硬化、糖尿病、冠心病、急性心肌梗死等症的治疗。

食疗作用

西洋参能补气养阴、清热生津，可治肺虚久嗽、失血、咽干口渴、虚热烦倦；还可治疗肺结核、伤寒、慢性肝炎、慢性肾炎、红斑狼疮、再生障碍性贫血、白血病、肠热便血。年老体弱者适量服用西洋参，能增强体质、延年益寿。

选购保存

选购西洋参，以条粗、完整、皮细、横纹多、质地坚实者为佳。西洋参的保存比较简单，可将其置阴凉干燥处密闭保存，防蛀。

♥ 应用指南

1. **益气、养阴生津，治疗热病气阴两伤**：西洋参3克，麦冬10克。将西洋参、麦冬分别洗净，放入杯中，倒入沸水浸泡，代茶饮。无高血压、高脂血症、糖尿病者，可以适当加冰糖或蜂蜜等调味。

2. **养阴清火，用于治疗阴虚肺热、咳嗽痰黏**：雪梨1个，西洋参、川贝各3克，冰糖适量。将梨削去带柄的上1/4部分，挖去梨核，放入西洋参、川贝、冰糖；盖上切去的部分，用牙签插入固定，入锅以大火隔水蒸熟。可分早晚2次食用。

搭配宜忌

宜	西洋参 + 乌鸡 健脾益肺、养血柔肝	忌	西洋参 + 茶 破坏西洋参有效成分
	西洋参 + 燕窝 养阴润燥、清火益气		西洋参 + 白萝卜 影响药效

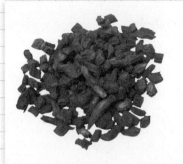

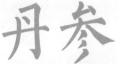

别名： 紫丹参、活血根
用量： 每日 3 ~ 9 克
性味： 性微温，味苦
归经： 归心、肝经
调理关键词： 活血调经、凉血安神

丹参能改善血液循环，抑制血小板凝集；还能抗血栓的形成，改善微循环，且有微小的扩张管作用。所以丹参能抗心肌缺血、抗脑缺血，辅助治疗贫血。但出血性贫血者禁用。

食疗作用

丹参有活血调经、凉血安神、消痈的功效。丹参与当归、川芎、益母草同用，可补血活血行气；与生地黄、酸枣仁、柏子仁同用，可清热、养血安神，治疗心悸失眠。在临床上，丹参常用于治疗心绞痛、月经不调、痛经、经闭、血崩带下、淤血腹痛、骨节疼痛、惊悸不眠、恶疮肿毒；还常应用于冠心病、脑缺血、肝炎和肝硬化早期、慢性肾功能不全等症的治疗。

选购保存

选购丹参，以条粗、内紫黑色、有菊花状白点者为佳。置干燥处贮藏。

♥ **应用指南**

1. **活血化淤、行气止痛：** 丹参15克，檀香、砂仁各5克。各味药材洗净，先将丹参放入砂锅中煎20分钟，后下檀香、砂仁煎沸。无糖尿病者可加适量红糖调味。本品亦可用于冠心病的辅助治疗。

2. **滋润五脏，补气缓痛：** 丹参30克，蜂蜜30毫升。丹参洗净，切片，放入砂锅中，加3杯清水，煮至剩2杯的量时，取汁弃渣。至稍凉后加入蜂蜜搅拌均匀，即可饮用。

搭配宜忌

宜	丹参 + 鲫鱼 补阴血、通血脉	忌	丹参 + 藜芦 产生毒性
	丹参 + 苦瓜 抗肿瘤		丹参 + 醋 影响药效

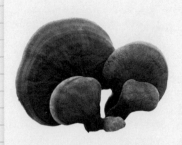

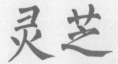

灵芝

别名： 赤芝、红芝、木灵芝
用量： 每日 3～9 克
性味： 性平，味甘
归经： 归心、肺、肝、肾经
调理关键词： 补气养血、安神

灵芝能扩张冠状动脉，增加冠脉血流量，改善心肌微循环，增强心肌氧和能量的供给，因此，对心肌缺血、贫血、冠心病、心绞痛等有很好的疗效。

食疗作用

灵芝具有补气安神，止咳平喘的功效。灵芝与人参、黄芪、当归、熟地黄同用，可益气补血，能辅助治疗贫血；与酸枣仁、柏子仁同用，可生血、养心安神。在临床上，灵芝常用于治疗冠心病、高血压、高脂血症、动脉粥样硬化、脑血栓、脑卒中等疾病。

选购保存

选购灵芝，以色乌黑光亮、无腥臭味、经夏不软者为佳。灵芝可切片保存，也可整个保存，需将其置干燥处，防霉、防蛀。

♥ 应用指南

1. **滋补强身，养血安神：** 灵芝10克，乌龟1只，红枣10颗，盐适量。红枣去核；乌龟放入锅内，加清水煮沸，捞出取肉，去内脏，切块略炒，与红枣、灵芝同入砂锅煮成汤，加盐调味即可。

2. **补血益气，养心安神：** 灵芝50克，红枣100克，白酒500毫升。将灵芝、红枣浸入白酒。每次饮1~2小杯。亦可用本方同粳米煮粥食。

3. **益气养心，祛淤止痛：** 桂圆肉15克，灵芝10克，田七、姜片各6克，猪瘦肉50克。猪瘦肉、灵芝洗净，切片；桂圆肉、田七、姜片洗净；全部放入炖盅内，加开水适量；以文火隔水炖30分钟，加盐调味。饮汤食肉。

搭配宜忌

宜	灵芝 + 莲子 健脾开胃、益气生血	忌	灵芝 + 扁青 产生不良反应
	灵芝 + 枸杞子 补益气血、养心安神		灵芝 + 茵陈蒿 产生不良反应

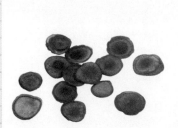

鹿茸

别名：斑龙珠、黄毛茸
用量：每日 1～2 克
性味：性温，味甘、咸
归经：归肾、肝经
调理关键词：调任冲、暖宫

鹿茸可使外周血管扩张，加速红细胞和血红蛋白的生成。服用中等剂量的鹿茸，能显著增强心脏收缩机能，加快心率，使心血输出量增加，辅助治疗贫血、低血压。

食疗作用

鹿茸具有壮阳、补气血、益精髓、强筋骨的功效，主治虚劳羸瘦、精神倦乏、眩晕、耳聋、目暗、腰膝酸痛、阳痿、滑精、子宫虚冷、崩漏、带下等症。需要注意的是，服用本品宜从小量开始，缓缓增加，不宜骤用大量，以免阳升风动，或伤阴动血。另外，阴虚阳亢、血分有热、胃火炽盛、肺有痰热及外感热病者忌服。

选购保存

梅花鹿茸较优。以粗壮、主支圆、顶端丰满、"回头"明显、质嫩、毛细、皮色红棕、较少骨钉或棱线、有光泽者为佳。

♥ 应用指南

1. **活血化淤、行气止痛：**丹参15克，檀香、砂仁各5克。各味药材洗净，先将丹参放入砂锅中煎20分钟，后下檀香、砂仁煎沸。无糖尿病者可加适量红糖调味。本品亦可用于冠心病的辅助治疗。

2. **活血化淤，治疗高脂血症：**丹参、玉竹、山楂各15克。将上述药材放入砂锅中，加适量水煎煮，煮沸后滤出药液即成。

3. **滋润五脏，补气缓痛：**丹参30克，蜂蜜30毫升。丹参洗净，切片，放入砂锅中，加3杯清水，煮至剩2杯的量时，取汁弃渣。至稍凉后加入蜂蜜搅拌均匀，即可饮用。

搭配宜忌

宜	鹿茸 + 红枣 补血养阴	鹿茸 + 当归 养血、止血、暖宫
	鹿茸 + 乌鸡 补肾益精	鹿茸 + 黄芪 补益气血

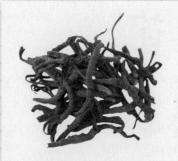

冬虫夏草

别名：虫草、菌虫草

用量：每日 3 ~ 9 克

性味：性温，味甘

归经：归肺、肾经

调理关键词：补肾阳、益精血

冬虫夏草有降压、降低心肌耗氧量、改善心肌缺血、抗心律失常的作用，因而被广泛应用于高脂血症的治疗。食用冬虫夏草，有助于调理贫血、更年期因肝肾亏虚所致的腰膝无力、心悸、盗汗等症状。

食疗作用

冬虫夏草具有补肺益肾、止血化痰的功效，主治肺肾两虚、精气不足、阳痿遗精、咳嗽气短、自汗盗汗、腰膝酸软、劳嗽痰血、病后虚弱等。冬虫夏草还能降血糖、降血压、补血、增强脾脏的营养性血流量。但感冒风寒引起的咳嗽者不适合服用，肺热咯血者不宜服用。

选购保存

选购冬虫夏草，以完整、虫体丰满肥大、类白色、气微腥、味微苦者为佳。各地所产以西藏及青海虫草为优，川虫草较次。置阴凉干燥处保存，防蛀。

♥ 应用指南

1. **补气血，益肺肾，止咳嗽：**冬虫夏草8根，鹌鹑8只，生姜、葱白各10克，胡椒粉2克，盐5克，鸡汤300毫升。将冬虫夏草去灰屑，用酒浸泡，洗净；葱白切段；姜切片；将每只鹌鹑的腹内放入1根虫草，放入盅内，加入鸡汤、葱段、姜片，用湿绵纸封口，上笼蒸40分钟，最后加盐、胡椒粉调味即成。

2. **补血益气，治疗病后体虚：**冬虫夏草3克，乳鸽1只，花胶30克，生姜1片，盐适量。乳鸽去毛，洗净；冬虫夏草、生姜洗净；花胶泡发，切丝，洗净；将全部材料放入容器，加适量开水、少许酒，加盖，隔水炖3小时，加盐调味即可食用。

搭配宜忌

宜	冬虫夏草 + 胡萝卜 补虚润脏、养颜益肝	冬虫夏草 + 鸭肝 辅助治疗更年期综合征
	冬虫夏草 + 猪肉 补肾益肺、止咳定喘	冬虫夏草 + 鸭肉 可辅助治疗虚劳咳喘、自汗盗汗

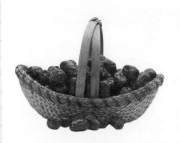

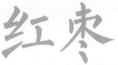 红枣

别名：红枣、干枣、枣子
用量：每日 6 ~ 15 克
性味：性温，味甘
归经：归脾、胃经
调理关键词：养血安神、健脾益气

红枣能益气补中，养血安神，保护肝脏。因而有助于调理更年期女性食欲不振、气血亏虚、免疫力低下、心悸、面色萎黄等症。

食疗作用

红枣有补脾和胃、益气生津、调营卫、解药毒的功效，因而常用于辅助治疗胃虚食少、脾弱便溏、气血津液不足、营卫不和、心悸怔忡等症。红枣常与熟地黄、阿胶同用，可滋阴补血，调理贫血；与甘草、小麦同用，可养心安神。但龋齿疼痛、腹部胀满、便秘、消化不良、咳嗽、糖尿病等患者不宜常用。

选购保存

选购红枣，以表面光滑油润、肉厚、味甜、无霉蛀者为佳。置阴凉干燥处保存，防闷热、防潮、防蛀。

♥ 应用指南

1. **养血安神，调理贫血、高血压、心脑血管疾病：**将适量黑木耳、红枣洗净；猪里脊肉洗净，切成小块；全部放入高压锅锅内，加入葱、姜、花椒、盐、鸡精和香油，盖上锅盖，保压定时12分钟，即可食用。

2. **辅助治疗贫血：**红枣6颗，鸡蛋1个，枸杞子、花生、红糖各适量。将红枣洗净，去核；枸杞子、花生分别洗净；将红枣、花生放入锅中，加水煮熟；将鸡蛋打入，煮成荷包蛋，放入枸杞子、红糖，煮熟即可食用。

3. **养血安神，调理月经不调：**红枣20颗，益母草、红糖各10克。水煎服，每日分两次食用，连服数日。

搭配宜忌

宜	红枣 + 鸡蛋 气血双补	宜	红枣 + 桂圆 益气补血
宜	红枣 + 猪蹄 辅助治疗经期鼻出血	忌	红枣 + 葱 引起消化不良

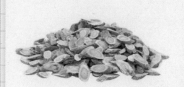

黄芪

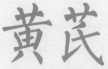

别名：北芪、绵芪、口芪
用量：每日 3 ~ 9 克
性味：性微温，味甘
归经：归肺、脾、肝、肾经
调理关键词：促进造血功能

黄芪中的多糖，可以保护和改善骨髓造血环境，促进外周造血干细胞的增殖，促进内源性造血因子的分泌。黄芪还能强心、保护心肌细胞、调节血压、抗脑缺血，尤其适宜体虚、多汗的女性服用。

食疗作用

黄芪有益气固表、敛汗固脱、托疮生肌、利水消肿之功效。黄芪与当归同用，可补气生血；与人参、桂圆、当归同用，可补气摄血，调理贫血；与桂枝、芍药同用，可和血通痹，益气，温经。因而黄芪常用于治疗气虚乏力、中气下陷、久泻脱肛、便血崩漏、表虚自汗、痈疽难溃、久溃不敛、血虚萎黄、内热消渴、慢性肾炎、蛋白尿、糖尿病等。

选购保存

选购黄芪，以外皮发白、内心发黄为佳。置通风干燥处保存，防潮、防蛀。

♥ 应用指南

1. **气血双补，固肾调经**：乌鸡肉250克，当归5克，黄芪10克，盐适量。乌鸡洗净，切块，入沸水汆烫，沥干；当归、黄芪洗净，浸泡10分钟；将乌鸡、当归、黄芪一同放入砂锅，加适量清水，以大火煮沸，转文火炖1小时，加盐调味，即可服食。

2. **补血理气，养颜祛斑**：当归10克，川芎3克，黄芪、红花各5克，鸡汤1000毫升，粳米100克。将前三味药材用米酒洗后，切成薄片，与红花一同放入布袋，锅中加入鸡汤和清水，煎20分钟；捞出药袋，加入粳米，用旺火烧开，转文火熬煮成粥，即可食用。

搭配宜忌

宜	黄芪 + 鸡肉 可补中益气、养精血	黄芪 + 猪肝 补气、养肝、补血
	黄芪 + 银耳 补肾强精	黄芪 + 鲤鱼 补气固表

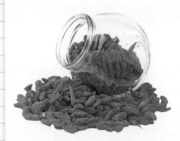

枸杞子

别名：枸杞子果、血杞子
用量：每日 6 ~ 12 克
性味：性平，味甘
归经：归肝、肾经
调理关键词：平补肝肾、益精补血

枸杞子有降低血压、降低胆固醇和防止动脉硬化形成的作用，并能保护肝细胞，改善肝功能，对于贫血、慢性肝炎、中心性视网膜炎、结核、糖尿病、神经衰弱等症均有很好的防治作用。

食疗作用

枸杞子有滋补肝肾，益精明目的功效，能辅助治疗贫血，有效改善血虚萎黄、目昏不明等贫血症状。枸杞子配熟地黄或女贞子，可滋补肝肾精血；配何首乌，可益精补血、平补肝肾；配黄精，可滋阴养血。但脾虚泄泻者和感冒发热患者不宜服用枸杞子。

选购保存

选购枸杞子，以粒大、肉厚、种子少、色红、质柔软者为佳。置阴凉干燥处保存，防闷热、防潮、防蛀。

♥ 应用指南

1. **补阴血，美容：** 枸杞子20克，小米100克，猪瘦肉50克。猪肉切块，洗净血水；小米淘洗干净，与猪肉块、枸杞子一同放入沸水中，熬成粥。最后加少许盐或糖调味，即可食用。

2. **保护心血管，缓解更年期不适：** 葡萄干、枸杞子各15克。将葡萄干、枸杞子分别洗净，用凉开水稍浸泡，拌入白粥中或直接食用。

3. **补血暖身，改善手脚冰凉：** 枸杞子5克，生姜3片，红枣6颗，红糖适量。枸杞子、红枣洗净，红枣去核，共放入锅内，加适量清水，煮沸5分钟后加入姜片，可加适量红糖。

4. **调理五心烦热、心烦失眠：** 枸杞子10克，白菊花、苦丁茶各3克，莲心1克。全部放入杯中，以沸水冲泡，加盖泡10分钟，代茶常饮。

搭配宜忌

宜	枸杞子 + 鳝鱼 补肾养血	枸杞子 + 莲子 补气养血、养心益肾
	枸杞子 + 田鸡 补血养颜	枸杞子 + 猪肉 补阴血、美容

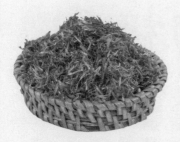

红花

别名：红蓝花、刺红花、草红花
用量：每日 3 ~ 9 克
性味：性温，味辛
归经：归心、肝经
调理关键词：活血通经、祛淤止痛

红花能抗凝血、抗血栓的形成，还能扩张血管、改善微循环，亦能兴奋子宫。因而常用红花来治疗冠心病、脑栓塞、月经不调、贫血等。

食疗作用

红花有活血通经、祛淤止痛的功效，主治闭经、癥瘕、难产、死胎、产后恶露不尽、淤血作痛、痈肿、跌仆损伤。红花常与桃仁、当归、川芎同用，可活血通经，祛淤止痛，辅助调理贫血症状；与大黄同用，可活血化淤；与桂枝、瓜蒌、丹参同用，可温通活血。但孕妇慎用红花，有出血倾向者也不宜多用。

选购保存

选购红花，以花片长、色鲜红、质柔软者为佳。可将红花置阴凉干燥处保存，防潮、防蛀。

♥ 应用指南

1. **补血理气，祛淤**：当归10克，川芎3克，黄芪、红花各5克，鸡汤1000毫升，粳米100克。前三味用米酒洗净，切成薄片，与红花一同放入布袋，扎紧袋口，放入锅中；加入鸡汤和清水，煎出药汁；捞去布袋，放入粳米，以大火烧开，转文火熬煮成粥。

2. **活血化淤，降血脂**：红花、绿茶各5克。将红花、绿茶放入有盖的杯中，用沸水冲泡，即可饮用。

3. **活血化淤，治疗血淤头痛**：红花、桃仁、当归、赤芍、石菖蒲各8克，鸡血藤、川芎、酸枣仁各12克，珍珠母、丹参各20克，白芷、蔓荆子、菊花各6克，全蝎5克，炙甘草4克。将上述药物加水煎煮，去渣取汁。每日服1剂，分3次服下。

搭配宜忌

宜	红花 + 桃仁 活血化淤、通络止痛	红花 + 百合 活血化淤、润肺止咳
	红花 + 鸡肉 活血通脉	红花 + 红糖 活血化淤、调经止痛

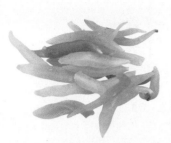

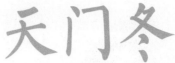

天门冬

别名：天冬、多儿母
用量：每日3～9克
性味：性平，味甘
归经：归肺、肝、肾经
调理关键词：养阴润燥、清火生津

　　天门冬能养阴润燥，常配麦冬、川贝、生地黄、阿胶等滋阴润肺、补血止血药同用，可辅助治疗缺铁性贫血。

食疗作用

　　天门冬具有养阴生津、润肺清心的功效，主治肺燥干咳、虚劳咳嗽、津伤口渴、心烦失眠、内热消渴、肠燥便秘。天门冬常配麦冬、川贝、生地黄、阿胶同用，能滋阴润肺、补血止血；配熟地黄、知母、黄柏同用，可滋阴、降火、退虚热。但虚寒泄泻及外感风寒者，皆忌服。

选购保存

　　选购天门冬，以肥大致密、黄白色、半透明者为佳。置通风干燥处保存，防霉、防蛀、防潮。

♥ 应用指南

1. **润肺益胃**：天门冬15克，粳米100克，冰糖适量。天门冬洗净，放入砂锅，加水煎20分钟，取汁弃渣；加入粳米，煮至粥将熟时，放入冰糖搅拌均匀，继续煮至粥黏稠，即可食用。

2. **补气，养血安神**：人参、枸杞子、山药、五味子、天门冬、麦冬、生地黄、熟地黄各15克，白酒1500毫升。将所有中药材装入纱布袋，扎紧袋口，放入白酒中浸泡；放置2周以上，或隔水加热半小时。每次饮30~50毫升。

3. **清热安神，辅助治疗月经过多**：天门冬20克，红糖适量。将天门冬加水2碗一同熬煮至1碗，去渣后加入红糖，再煮沸，即可饮用。

4. **滋阴清热，润肺止咳**：天门冬、麦冬各3克，梨2个，冰糖少许。将天门冬、麦冬洗净；梨洗净，去皮、核，切成块；将天门冬、麦冬放入锅中，加清水煮20分钟，捞去留药汁；再放入梨、冰糖煮熟，即可食用。

搭配宜忌

宜	天门冬 + 红糖 滋阴养血	天门冬 + 鲤鱼 润肺益胃
	天门冬 + 麦冬 养阴清肺、润燥止渴	天门冬 + 排骨 益精养阴

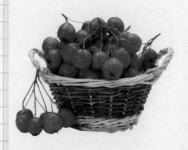

山楂

别名：映山红果、酸楂
用量：每日 3～9 克
性味：性微温，味酸、甘
归经：归脾、胃、肝经
调理关键词：通行气血、活血化淤

山楂能促进消化、强心、抗心绞痛、降压及扩张血管，亦有降血脂及抗动脉粥样硬化的作用，因而常用于辅助治疗高血压、高脂血症、冠心病、心绞痛、贫血。

食疗作用

山楂有消食化积、行气散淤的功效，兼通行气血、活血化淤、止痛，主治肉食积滞、胃脘胀满、泻痢腹痛、淤血经闭、产后淤阻、冠心病、高血压、高脂血症，还能辅助治疗贫血。但脾胃虚弱者慎服；胃酸过多，有吞酸、吐酸者慎用山楂；胃溃疡患者也应慎用。

选购保存

北山楂以个大、皮红、肉厚者为佳；南山楂以个匀、色红、质坚者为佳。置通风干燥处保存，防蛀。

♥ 应用指南

1. **活血化淤，消食通滞，清暑除烦：** 山楂15克，荷叶12克。将山楂、荷叶分别洗净，放入锅中，加清水1000毫升，煮10~15分钟，取汁代茶饮用。

2. **辅助治疗脂肪肝：** 鲜山楂40克，蜂蜜10毫升。将山楂洗净，晾干，切两半去核，放入锅中加适量水煮30分钟，放置稍凉，加入蜂蜜搅拌均匀即成。分两次食用，吃山楂饮汤，当日服完。

3. **健脾胃，消食积，散淤血：** 山楂50克（切片），粳米100克，冰糖15克。先将山楂片放入砂锅内煎取浓汁去渣，然后加入粳米、冰糖及清水煮成粥。分早、晚两次食用。

搭配宜忌

宜	山楂 + 芹菜 补血、消食、通便	山楂 + 红糖 活血祛淤、补血养颜
	山楂 + 兔肉 补益气血、养胃消食	山楂 + 白糖 降低血脂、改善消化

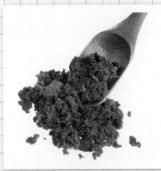

红糖

别名：赤砂糖、片黄糖
用量：每日 5 ~ 50 克
性味：性温，味甘甜
归经：归肝、脾经
调理关键词：补血止血、滋阴润燥

红糖中的铁对人体有良好的补血作用，喝红糖水可以益气养血、健脾暖胃、祛风散寒、活血化淤、解酒毒。红糖适于有气血亏虚、消化不良、体质消瘦、月经量少等症状的女性食用。

食疗作用

红糖具有补中疏肝、止痛益气、调经和胃、活血化淤、健脾暖胃的功效，对感冒、脘腹冷痛、月经不调、产后恶露不尽、喘咳烦热、妇人血虚、产后贫血、食即吐逆等症有食疗作用。但平素痰湿偏盛者、消化不良者、肥胖症患者、糖尿病患者不宜服用。

选购保存

选购红糖，以颜色红中透黑、略带黄色、没有结晶者为佳。保存于深色玻璃容器中，放置干燥、避风处。

♥ 应用指南

1. **养血，辅助治疗月经先后无定期：** 鲜橘叶20克，苏梗10克，红糖适量。全部放入保温杯中，加盖，以开水泡15分钟，代茶饮。

2. **补血益气，辅助治疗闭经：** 黑木耳、核桃仁各120克，红糖240克，黄酒适量。将黑木耳、核桃仁碾末，加入红糖拌匀，装入瓷罐，封口。每服30毫升，一日两次，黄酒送服。

3. **补血强身：** 粳米80克，山药100克，枸杞子5克，红糖适量。粳米洗净稍浸泡；山药去皮，切小块；枸杞子洗净，浸软；砂锅中加水煮沸，放入粳米煮至沸腾，放入山药熬煮至米和山药熟软；最后加入枸杞子、红糖再煮2~3分钟即可。

搭配宜忌

宜	红糖 + 黑木耳 补血暖身		红糖 + 啤酒 不利于健康
	红糖 + 鸡蛋 补血养颜		红糖 + 竹笋 不利于健康

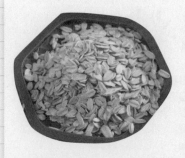

燕麦

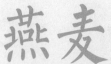

别名：野麦、乌麦、玉麦
用量：每日 40 克
性味：性温，味甘
归经：归脾、心经
调理关键词：润肠通便、降压降脂

燕麦含丰富的维生素和膳食纤维，常吃有助于促进新陈代谢及胃肠蠕动，具有润肠、降低血压、降血脂、养颜护肤的功效。此外，它含铁丰富可以改善贫血。

食疗作用

燕麦具有健脾、益气、补虚、止汗、养胃、润肠的功效。燕麦不仅对动脉硬化、脂肪肝、糖尿病、冠心病，而且对便秘、水肿、贫血等，都有很好的辅助治疗作用，还可增强人的体力、延年益寿。但孕妇忌用。

选购保存

选购燕麦，挑选大小均匀、质实饱满、有光泽的燕麦粒。密封后存放在阴凉干燥处，防虫、防蛀。

♥ 应用指南

1. **养血补血，辅助治疗女性血崩、血虚：** 燕麦60克，鲜鸡血30克，黄酒适量。将燕麦洗净，鲜鸡血切块，一同放入锅内，加黄酒适量，炖熟即可食用。

2. **补虚健脾，辅助治疗高胆固醇血症、动脉硬化：** 燕麦片100克，红枣50克。将红枣洗净，去核，加水500毫升与燕麦一同煮，水开后再煮3~5分钟即可。

3. **健脾养胃，降血糖、血脂：** 南瓜150克，燕麦片60克，枸杞子10克。将南瓜去皮，去籽，切小块；枸杞子洗净，用温水浸软；将南瓜块放入锅中，加适量清水煮至变软；倒入燕麦片、枸杞子，煮成粥即可食用。无糖尿病的人也可加适量红糖调味。

搭配宜忌

宜	燕麦 + 红枣 补中益气、养血安神	忌	燕麦 + 栗子 不易消化
	燕麦 + 南瓜 补虚健脾、降糖止渴		燕麦 + 红薯 导致胃痉挛、胀气

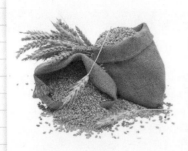

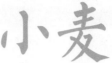

小麦

别名：麦子、白麦
用量：每日 100 克
性味：性凉，味甘
归经：归心、脾、肾经
调理关键词：调节造血功能

适当吃些小麦，可调节体内的雌激素含量，延缓衰老。小麦的麸质中含有多种维生素，是调节人体新陈代谢和造血功能必不可少的营养物质。

食疗作用

小麦具有养心神、敛虚汗、生津止汗、养心益肾、镇静益气、健脾厚肠、除热止渴的功效，对于体虚多汗、舌燥口干、心烦失眠、心血不足、贫血等病症有良好的辅助疗效，适宜心血不足、心悸不安、多呵欠、失眠多梦、喜悲伤欲哭以及脚气病、末梢神经炎、体虚、自汗、盗汗、多汗等症患者食用。但慢性肝病、糖尿病等患者不宜食用。

选购保存

应选择干净、无霉变、无虫蛀、无发芽的优质小麦，小麦要饱满、圆润。

宜在阴凉、干燥、通风处保存，注意防虫蛀、防潮湿。

♥ 应用指南

1. **养心活血，辅助治疗失眠、动脉硬化：**小麦、黑豆各30克。黑豆、小麦分别洗净；黑豆用清水浸泡4~6小时；将浸泡好的黑豆、小麦放入锅内，加适量水，以大火煮沸，转小火熬煮1小时。去渣取液饮用。

2. **养心和血，补脑除烦：**猪瘦肉150克，小麦30克，红枣10颗，白糖适量，黄酒适量。先将小麦洗净，滤干；红枣洗净，温水浸软去核；猪肉切块，汆烫去血水，沥干。将小麦倒入小锅内，加适量冷水，以小火先煮半小时；再加入猪肉、红枣，转大火煮沸后，加白糖、黄酒，继续炖半小时；最后加盐调味即可。

搭配宜忌

宜	小麦 + 红枣 养心健脾、补血	小麦 + 红豆 健脾益肾
	小麦 + 糯米 安定心神	小麦 + 鸡肉 养心益肾、补虚

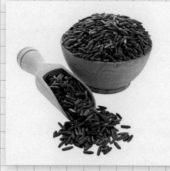

黑米

别名：血糯米
用量：每日 100 克
性味：性平，味甘
归经：归脾、胃经
调理关键词：健脾益气、滋阴养血

黑米富含淀粉、蛋白质、脂肪、B 族维生素及多种无机盐，有助于促进造血，有利于心血管系统的保护，还能降血糖、降压、益肾抗衰、预防动脉硬化、缓解贫血症状。

食疗作用

黑米具有健脾开胃、补肝明目、滋阴补肾、益气强身的功效，是美容抗衰老、防病强身的滋补佳品。黑米含 B 族维生素、蛋白质等，对于脱发、白发、贫血、流感、咳嗽、气管炎、肝病、肾病均有较好的食疗保健作用，适宜头昏、眩晕、贫血、白发、眼疾、咳嗽等患者及产妇服用。但火盛燥热者忌食。

选购保存

优质的黑米，粒大饱满、黏性强、富有光泽，很少有碎米和裂痕，不含杂质和虫蛀，品尝可觉味甜，没有异味。宜在通风、阴凉处保存。

♥ 应用指南

1. **气血双补，辅助治疗气虚贫血：**黑米 100 克，鸡肉 500 克，鲜汤、香油、盐各适量。黑米洗净；鸡肉洗净，切块；将黑米与鸡肉块一同放入砂锅内，加入鲜汤，隔水蒸炖；待鸡肉与黑米烂熟，加香油及盐调味。每日食用 1 次。

2. **益气养血，辅助治疗贫血：**黑米 100 克，红枣 5 颗，红豆 50 克。黑米、红枣、红豆均洗净，同水煮粥，转文火煮烂。每周食用 2~3 次。

3. **明目活血，辅助治疗目涩、目暗：**黑米 50 克，大米 30 克。黑米淘净，用清水浸泡 4 小时，捞出沥干；大米淘净，用清水浸泡 30 分钟，捞出沥干；将大米、黑米放入砂锅中，加适量清水，以大火煮沸，转小火煮至黏稠即可。

搭配宜忌

宜	黑米 + 红豆 气血双补、祛除风邪	黑米 + 红枣 + 芸豆 健脾暖胃、美容补血
	黑米 + 牛奶 益气养血、健脾胃	黑米 + 花生 和胃健脾

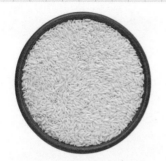

糯米

别名：元米、江米
用量：每日 30~50 克
性味：性温，味甘
归经：归脾、肺经
调理关键词：养血补虚、健脾益气

糯米营养价值很高，含有蛋白质、脂肪、糖类、铁、B 族维生素、钙、磷及淀粉等营养素。糯米可作为主食常食，能够提高人体的免疫力，还能为人体有效提供多种造血原料，进而改善贫血症状。

食疗作用

中医认为糯米具有补虚、补血、止虚汗的功效，是滋补佳品，贫血患者宜常食。此外，糯米还有温胃健脾的功效，清甜的糯米食品可刺激贫血患者的胃口，调节其食欲不振的状况。烹糯米粥时，可做得稀薄一点，不仅营养滋补，且易于消化吸收，减轻胃肠的负担。

选购保存

糯米以放了三四个月的为最好，因为新鲜糯米不太容易煮烂，也较难吸收作料的香味。将几颗大蒜头放在存放糯米的米袋内，可防止糯米因久存而出虫。

♥ 应用指南

1. **益气补血，辅助治疗心悸失眠：** 糯米250克，党参10克，红枣60克，白糖适量。将党参、红枣煮30分钟，捞去党参；将糯米蒸熟，淋上用党参、红枣煮的汤汁，加入白糖拌匀即可。

2. **辅助治高血压：** 糯米5克，胡椒粉1.5克，桃仁、杏仁、山栀子各3克，鸡蛋清适量。前五味共研为细粉，用鸡蛋清调至稠状。临睡前敷于两脚心涌泉穴（足底前1/3的凹陷处），次日洗掉。

3. **温补脾胃，益气补虚：** 糯米适量，鲜莲藕2节，红糖、冰糖各15克，红枣6颗，蜂蜜适量。将糯米淘洗干净，浸泡2~3小时；莲藕洗净，去皮，一端切去4厘米厚的一节做盖子；将浸泡好的糯米塞入藕中，入锅，加红糖、冰糖、红枣煮40~60分钟；切片，淋上蜂蜜，即可食用。

搭配宜忌

宜	糯米 + 莲藕 调和气血、清热生津	忌	糯米 + 鸡肉 易导致胃肠不适
	糯米 + 红枣 + 苎麻根 清热补虚、止血安胎		糯米 + 鸡蛋 易引起腹痛腹胀

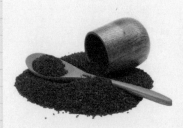

黑芝麻

别名： 野麦、雀麦、乌麦
用量： 每日50克
性味： 性平，味甘
归经： 归肝、肾、肺经
调理关键词： 滋补肝肾、润肤乌发

黑芝麻中的植物性脂肪，属于亚油酸或亚麻酸等不饱和脂肪酸，具有降低胆固醇的作用；芝麻中的蛋白质能强健血管、恢复体力、消除脑细胞疲劳，还能解酒护肝、美化肌肤、预防脱发。

食疗作用

黑芝麻有益肝、补肾、养血、润燥、乌发、美容的作用，能促进细胞分裂，延缓细胞衰老，起到抗衰老和延年益寿的作用，还能缓解头晕、头痛等贫血症状。但慢性肠炎、脾虚便溏者忌用。

选购保存

选购黑芝麻，选择色泽鲜亮、纯净，外观大而饱满，皮薄，嘴尖而小者为佳。干燥、密封贮藏。

♥ 应用指南

1. **滋阴补血，暖身：** 粳米200克，黑芝麻、黄豆、白糖各25克，红枣35克。将黑芝麻用小火炒香，研碎备用；黄豆洗净，放入温水浸泡2小时；粳米淘洗干净，浸泡半小时；红枣洗净，去核；将黄豆、粳米连水倒入锅中，加入红枣，以大火煮沸，转小火继续熬煮；待黄豆烂熟、米粥黏稠时，放入黑芝麻、白糖，搅拌均匀再稍煮片刻即可。

2. **清热，养肝，明目：** 黑芝麻、桑叶各10克，蜂蜜适量。桑叶洗净，放入锅中加适量清水煎20分钟，滤取药汁；将黑芝麻捣碎，倒入药汁中稍煮，放至温度稍降，加蜂蜜搅拌均匀，即可饮用。

搭配宜忌

宜	黑芝麻 + 核桃 益精血、乌须发	黑芝麻 + 何首乌 治疗头发枯脱
	黑芝麻 + 红糖 补血、治疗便血	黑芝麻 + 桑葚 益精补血、抗衰老

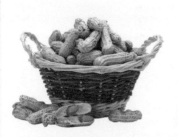

花生

别名：长生果、长寿果、落花生
用量：每日 50 克
性味：性平，味甘
归经：归胃、脾、肺经
调理关键词：促进血液循环

花生含有大量的脂类，蛋白质，维生素 A、B 族维生素、维生素 E、维生素 K 等多种维生素以及铁、钙、磷等矿物质，营养成分丰富且全面，具有补血养血、健脾养胃的功效，可有效改善贫血的状况。

食疗作用

花生中富含的脂类和蛋白质，滋补气血、补虚健体。其所含的维生素 E 有氧化的作用，能有效防止红细胞膜上不饱和脂肪酸被氧化的作用，加上铁元素的提供，因此非常适宜缺铁性贫血及溶血性贫血患者食用。此外，花生红衣中含有大量的维生素 K，具有凝血止血的功效，可对抗纤维蛋白的溶解、促进骨髓的造血功能，失血性贫血患者可常食。

选购保存

选购花生，花生皮以土黄色或白色、色泽分布均匀一致者为佳；果仁以颗粒饱满、形态完整、大小均匀、肥厚而有光泽、无杂质者为好。应晒干后放在低温、干燥处保存。

♥ 应用指南

1. **调节血糖、血脂、血压，预防心脑血管疾病**：花生100克，芦笋50克，葱花、陈醋、生抽、糖、盐各适量。锅中添适量油，烧至温热，放入花生米慢慢炸熟，捞出沥油；芦笋洗净，切小段，与花生米倒入碗中，加葱花、陈醋、生抽、糖、盐调味拌匀，即可食用。

2. **养血滋补，美肤，排毒，防癌**：南瓜半个，花生20粒，枸杞子15粒，红枣4颗，蜂蜜适量。南瓜切成两半，用挖球器挖出南瓜球；锅中倒入适量清水，放入花生、红枣、枸杞子，以大火煮沸后，转小火煮10分钟；倒入南瓜球再煮15分钟；熄火后倒入蜂蜜拌匀即可。

搭配宜忌

宜	花生 + 黑米 益精补血	忌	花生 + 螃蟹 导致胃肠不适、腹泻
忌	花生 + 蕨菜 导致消化不良、腹泻	忌	花生 + 肉桂 降低营养

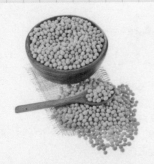
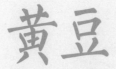

黄豆

别名：大豆、黄大豆
用量：每日70克
性味：性平，味甘
归经：归脾、大肠经
调理关键词：降血胆固醇、降血脂

黄豆有"植物肉""绿色的乳牛"之称，营养丰富且全面。其富含优质蛋白质、脂肪、铁，还含有胡萝卜素、B族维生素、钙、磷等，能有效提高人体免疫力、补充造血原料，进而改善贫血症状。

食疗作用

黄豆具有健脾、益气、宽中、润燥、补血、降低胆固醇、利水、抗癌之功效。黄豆中含有抑胰酶，对糖尿病患者有益；黄豆中的各种无机盐对缺铁性贫血患者有益，而且能促进酶的催化、激素分泌和新陈代谢。但消化功能不良、胃脘胀痛、腹胀等有慢性消化道疾病的人应尽量少食。

选购保存

选购黄豆，以颗粒饱满，大小、颜色一致，无杂色，无霉烂，无虫蛀，无破皮者最佳。将黄豆晒干，再用塑料袋装起来，放在阴凉干燥处保存。

♥ 应用指南

1. **益气养血，辅助治疗缺铁性贫血：**排骨500克，黄豆半碗，生姜6片，盐、葱花各适量。黄豆洗净，放入清水浸泡2小时；排骨洗净，放入沸水中汆烫去血水，捞出沥干；将排骨、黄豆、姜片放入炖锅，加适量清水，以大火煮沸，转小火炖1小时左右；最后放盐调味，撒入葱花即可。

2. **降胆固醇，改善便秘：**黄豆150克，白菜400克，白果50克，水发香菇80克，姜片、盐各适量。黄豆洗净；白菜洗净，切块；白果去壳，放入沸水中焯片刻，取出，去衣，去心；香菇洗净；砂锅内用大火把水烧沸，下黄豆、白菜、白果、香菇、姜片。待汤沸腾，转小火煲2小时；最后加盐调味，即可食用。

搭配宜忌

宜	黄豆 + 红枣 补血、降血脂	忌	黄豆 + 虾皮 易引起消化不良
	黄豆 + 花生 丰胸、催乳		黄豆 + 菠菜 + 核桃 易引起消化不良

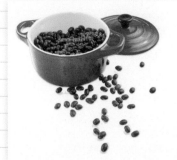

黑豆

别名：乌豆、黑大豆、稽豆
用量：每日 30 克
性味：性平，味甘
归经：归心、肝、肾经
调理关键词：活血利水、补血安神

黑豆含大量维生素、蛋白质、矿物质、花青素等物质，具有消肿下气、润肺去燥、活血利水、祛风除痹、补血安神的功效，能改善贫血症状。

食疗作用

黑豆具有祛风除湿、调中下气、活血、解毒、利尿、明目等功效。黑豆含有丰富的维生素 E，能清除体内自由基，减少皮肤皱纹，达到养颜美容的目的；含有丰富的膳食纤维，可促进胃肠蠕动，预防便秘。但胃肠功能不良者不宜多吃，消化不良、气管炎、尿毒症和疔疮患者忌食黑豆。

选购保存

选购黑豆，以豆粒完整、大小均匀、颜色乌黑者为好。黑豆宜存放在密封罐中，置于阴凉处保存，注意避光、防潮、防虫。

♥ 应用指南

1. **调中下气止痛，辅助治疗气血虚弱型痛经：** 黑豆40克，鸡蛋1个，米酒60毫升。黑豆洗净，放入清水浸泡5~6小时；鸡蛋用清水煮熟，去壳；将黑豆放入锅中煮至熟软，放入鸡蛋、米酒煮熟，即可食用。

2. **补肝肾，健脾胃，美白乌发，明目抗衰：** 桑葚20克，黑豆30克，红枣3~5颗，红糖适量。桑葚洗净，用水稍浸泡；红枣洗净，去核；黑豆洗净，浸泡5~6小时；将桑葚、红枣和黑豆放入宽口砂锅，加4碗水，以大火煮沸；转小火煲至黑豆软烂，加入红糖搅拌溶化，即可食用。

搭配宜忌

宜	黑豆 + 牛奶 有利于吸收维生素 B$_{12}$	宜	黑豆 + 高粱 顺气益肾、增强体力
宜	黑豆 + 排骨 补肾活血、祛风利湿	忌	黑豆 + 蓖麻子 产生不良反应

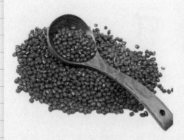

红豆

别名：赤小豆、红小豆、赤豆
用量：每日 50 克
性味：性平，味甘、酸
归经：归心、小肠经
调理关键词：补血、利尿、健脾养胃

红豆能补血，改善贫血症状。红豆含有较多的皂角苷，有良好的利尿作用，能解酒、解毒，对心脏病和肾病、水肿患者有益；含有的膳食纤维具有润肠通便、降血压、降血脂、调节血糖、解毒抗癌、预防结石、减肥的作用。

食疗作用

红豆营养价值很高，提供的营养成分丰富且全面。其含有大量的蛋白质，能够有效提高人体的免疫力；含有的锌能够刺激胃口，调节贫血患者食欲不振的状况；其富含的铁是合成人体血红蛋白的不可或缺的成分，能够为缺铁性贫血患者有效补充铁元素，改善贫血症状。

选购保存

选购红豆，以豆粒完整、大小均匀、颜色深红、紧实薄皮者为佳。保存红豆比较简单，只需将其存放在干燥处即可。

♥ 应用指南

1. **补益气血，养心安神**：红豆、鲜山药各100克，百合（干）20克，红枣8颗，鲜莲子、桂圆肉各适量。莲子去心；将红豆打成豆浆，倒入锅里，同时加入其他材料，以小火煮20分钟后即可。吃时可放入适量蜂蜜调味。

2. **益气养血，利水消肿**：薏米20克，红豆30克，冰糖适量。将薏米、红豆洗净，浸泡6小时；倒入锅中，加水煮至豆熟米烂；加入冰糖，搅拌至完全溶化后熄火，放凉后即可食用。

3. **补血利尿，可改善水肿**：红豆、紫米各20克。将红豆洗净，浸泡6小时；紫米洗净，稍浸泡；将红豆、紫米倒入锅中，加水以大火煮沸，转小火煮至熟烂，即可食用。

搭配宜忌

宜 红豆 + 鸡肉 补肾滋阴、活血利尿	**宜** 红豆 + 绿豆 + 百合 养心安神、润肺止咳	
宜 红豆 + 醋 + 米酒 散血消肿、止血	**忌** 红豆 + 羊肝 + 羊肚 引起不良反应	

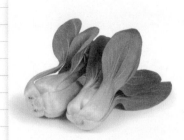

油菜

别名：芸苔、青江菜、上海青
用量：每日 150 克
性味：性温，味辛
归经：归肝、肺、脾经
调理关键词：降血脂、活血化淤

油菜含有多种营养成分，除了蛋白质、脂肪和膳食纤外，还含有维生素 A、维生素 C、维生素 E 等多种维生素，胡萝卜素以及钙、铁、铜、锌、钾、镁等矿物质，可增强人体免疫力、缓解贫血症状。

食疗作用

油菜具有活血化淤、消肿解毒、促进血液循环、润肠通便、美容养颜、强身健体的功效，对游风丹毒、手足疖肿、乳痛、习惯性便秘、老年人缺钙、老年性贫血等病症有较好的食疗作用。口腔溃疡者、口角湿白者、齿龈出血者、牙齿松动者、淤血腹痛者、癌症患者宜多食；但孕早期女性、小儿麻疹后期、患有疥疮和狐臭者忌食。

选购保存

挑选叶色较青、新鲜、无虫害的油菜为宜。冬天可用无毒塑料袋保存，如果温度在 0℃以上，可在油菜叶上套上塑料袋，口不用扎，根朝下戳在地上即可。

♥ 应用指南

1. **活血化淤，通便，辅助治疗习惯性便秘：** 油菜500克，香菇10朵，水淀粉、蚝油各适量，酱油5毫升，糖10克，盐适量。将香菇用水泡软，去除根部，切片；起油锅，放入香菇片、油菜翻炒，加入蚝油、酱油、糖炒匀；加水煮沸后，淋入水淀粉勾芡，装盘。

2. **清热解毒，清肝养血：** 油菜300克，虾仁、葱花、盐各适量，白糖、料酒、水淀粉、鲜汤各适量。油菜洗净，汆烫熟，沥干；锅内加油烧热，放入葱花炝锅，放入虾仁、料酒、鲜汤、白糖炒匀，放入油菜烧熟，加盐、水淀粉勾芡，装盘即成。

搭配宜忌

宜	油菜 + 蜂蜜 可治血痢腹痛	油菜 + 黑木耳 消食、补气
	油菜 + 海米 益气补虚	油菜 + 鸡肉 补益胃肠

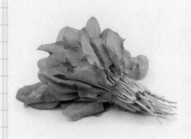

菠菜

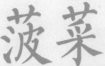

别名：赤根菜、鹦鹉菜
用量：每日 100 克
性味：性凉，味甘、辛
归经：归大肠、胃经
调理关键词：补血止血、利五脏

菠菜含有大量的植物粗纤维、胡萝卜素、维生素 C、钙、磷、铁及维生素 E 等成分，能供给人体多种营养物质。菠菜能补血止血，利五脏，通胃肠，调中气，活血脉，止渴润肠，敛阴润燥。

食疗作用

菠菜富含草酸，食用前要焯烫，以免影响铁剂的吸收。菠菜具有促进肠道蠕动的作用，利于排便，对于痔疮、慢性胰腺炎、便秘、肛裂等病症有较好的食疗作用。菠菜还能促进生长发育、增强抗病能力、促进人体新陈代谢、延缓衰老，适宜糖尿病患者、高血压患者、便秘者、贫血者、坏血病患者、皮肤粗糙者、过敏者食用。但肾炎患者、肾结石患者、脾虚便溏者忌食。

选购保存

挑选叶色较青、新鲜、无虫害的菠菜为宜。冬天可用无毒塑料袋保存，如果温度在 0℃以上，可在菠菜叶上套上塑料袋，口不用扎，根朝下戳在地上即可。

♥ 应用指南

1. **补肾益气，滋阴养血**：虾米20克，菠菜50克，大米150克，盐适量。将大米洗净；虾米泡发；菠菜洗净，焯烫，切段；锅中加适量水煮沸，放入大米和虾米一起熬煮成粥，待粥熟时，放入菠菜略煮，最后加盐调味即可。

2. **养血润肠，滋补肝肾**：菠菜300克，鸡蛋4个，粉丝、盐各适量。粉丝提前泡软；菠菜放入沸水中焯烫一下，捞出备用；鸡蛋打散。锅中油热后，倒入蛋液炒至凝固，盛出备用；锅中继续放油，油热后放入菠菜翻炒均匀，放入粉丝翻炒均匀，放入鸡蛋翻炒均匀，最后加盐调味即可。

搭配宜忌

忌	菠菜 + 黄豆 损害牙齿	菠菜 + 鳝鱼 引起腹泻
	菠菜 + 牛肉 破坏营养物质	菠菜 + 奶酪 引起结石

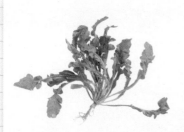

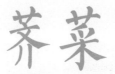

荠菜

别名：清明草、银丝荠菜

用量：每日 100 克

性味：性凉，味甘、淡

归经：归肝、胃经

调理关键词：凉血止血、利尿除湿

荠菜含丰富的维生素 C，可预防胃癌和食管癌；含有大量的粗纤维，能促进新陈代谢，有助于防治高血压、冠心病、肥胖症、糖尿病、肠癌及痔疮等；含有丰富的胡萝卜素，可辅助治疗干眼症、夜盲症，改善贫血症状。

食疗作用

荠菜有健脾利水、止血解毒、降压明目、预防冻伤、促进排便的功效，主治痢疾、水肿、淋证、乳糜尿、吐血、衄血、便血、月经过多、目赤肿痛等，还能调理贫血。但大便溏稀及阴虚火旺者，疮疡、热感冒患者，素日体弱者皆忌食。

选购保存

红叶荠菜的香味更浓，风味更好。荠菜洗净后用开水焯一下，变成碧绿后捞出，沥干，按每顿的食量分成小包，放入冷冻室保存。

♥ 应用指南

1. **清肝明目，凉血止血：**蛤蜊300克，荠菜、鱿鱼、肥肉各100克，葱花、盐、香油各适量。将荠菜洗净，切成末；鱿鱼、肥肉洗净，剁成馅，加入盐拌匀，做成丸子状，余水备用；锅内放油烧热，放入葱花炝锅，加入蛤蜊与丸子炖2分钟；加入荠菜稍煮，淋入香油，出锅即可。

2. **预防高血压、冠心病、糖尿病：**荠菜250克，嫩豆腐350克，冬笋150克，高汤、水淀粉、香油、盐各适量。择去荠菜的黄叶，洗净，放入沸水焯烫1分钟，捞起过凉水，沥干，切碎段；豆腐切成丁；冬笋洗净切细丝；烧热油锅，下冬笋煸炒1分钟，倒入高汤，加入豆腐，盖上锅盖煮开；入荠菜，加入适量盐，再将水淀粉倒入锅内拌匀；起锅前淋入少许香油。

搭配宜忌

宜	荠菜 + 粳米 健脾养胃		宜	荠菜 + 马齿苋 清热凉血
宜	荠菜 + 黄鱼 利尿止血		忌	荠菜 + 山楂 易引起腹泻

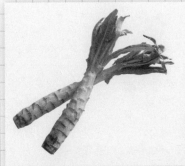

莴笋

别名：莴苣、白苣、莴菜
用量：每日 100 克
性味：性凉，味甘、苦
归经：归胃、膀胱经
调理关键词：利尿通乳、防癌抗癌

莴笋所含的铁、锌元素，很容易被人体吸收，常食新鲜莴笋可防治贫血；莴笋中的钾、钠含量高，可促进排尿和乳汁的分泌；莴笋还含有天然叶酸，孕妇可多食。

食疗作用

莴笋有增进食欲、刺激消化液分泌、促进胃肠蠕动等功能，具有利尿、降低血压、预防心律不齐的作用。小便不通、尿血、水肿、糖尿病、肥胖、神经衰弱症、高血压、心律不齐、失眠患者、妇女产后缺奶或乳汁不通者、轻度贫血患者皆可多食莴笋。但多动症儿童，眼病、痛风、脾胃虚寒、腹泻便溏者忌食。

选购保存

选购莴笋，以茎粗大、肉质细嫩、多汁新鲜、无枯叶、无空心、中下部稍粗或呈棒状、叶片不弯曲、无黄叶、不苦涩者为佳。

♥ 应用指南

1. **益气补血，预防贫血**：黑鱼1条，莴笋300克，黑木耳200克，枸杞子5克，姜、葱各适量。将黑鱼杀好，洗净；莴笋去皮，切成片；黑木耳用温水泡洗；起锅加油烧热，放入黑鱼，煎至两面熟透，加热水、姜、葱烧沸（可加点白酒去腥味）；加黑木耳、莴笋、枸杞子，烧沸5分钟；最后加盐起锅。

2. **调理缺铁性贫血**：莴笋200克，猪瘦肉100克，姜、蒜、盐、鸡精、水淀粉各适量。莴笋去皮，切丝；猪肉洗净，切丝，用水淀粉上浆；姜、蒜洗净，切末；锅内放少许油烧热，爆香姜、蒜；放入肉丝炒至变色，倒入莴笋翻炒至熟；最后加盐、鸡精调味，即可食用。

 搭配宜忌

宜	莴笋 + 蒜苗 预防高血压	忌	莴笋 + 蜂蜜 引起腹泻
	莴笋 + 黑木耳 降低血糖		莴笋 + 乳酪 引起消化不良

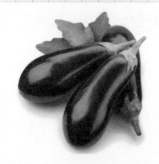

茄子

别名：茄瓜、白茄、紫茄
用量：每日 150 克
性味：性凉，味甘
归经：归脾、胃、大肠经
调理关键词：促进铁的吸收

茄子含有丰富的维生素P，可以增强毛细血管的弹性，防止微血管出血；含有的龙葵素可以抑制消化道肿瘤细胞的增殖；含有的维生素C可以促进铁的吸收，调理贫血。

食疗作用

茄子具有活血化淤、清热消肿、宽肠之效，主治肠风下血、热毒疮痈、皮肤溃疡。茄子含有黄酮类化合物，具有抗氧化功能，防止细胞癌变，还能降低血液中胆固醇含量，预防动脉硬化、保护心脏，辅助调理贫血。但虚寒腹泻、皮肤疮疡、目疾患者以及孕妇不宜食用。

选购保存

选购茄子，以外形均匀周正，老嫩适度，无裂口、腐烂、锈皮、斑点，皮薄、子少、肉厚、细嫩者为佳。茄子的表皮覆有蜡质，具有保护茄子的作用，一旦蜡质层被冲刷掉，就容易受微生物侵害而腐烂变质。

♥ 应用指南

1. **和血清热，美容减肥：** 茄子400克，枸杞子20克，葱花、盐、鸡精各适量，生抽适量。枸杞子洗净，用温水浸软；茄子洗净，切滚刀块；锅内放适量油烧热，倒入茄子翻炒至六七成熟，加入葱花、生抽、枸杞子，炒至熟时，加盐、鸡精调味即可。

2. **调理缺铁性贫血：** 茄子2个，猪瘦肉50克，葱、白糖、盐各适量，料酒、生抽各适量。猪瘦肉洗净，剁成肉末；茄子洗净，切滚刀块；葱洗净，切成葱花；锅内倒入油烧热，放入茄子炒软，盛出备用；另起锅，热油爆香葱花，放入肉末翻炒至变色，加茄子、料酒、生抽、白糖、盐，一同翻炒至熟，即可盛盘。

搭配宜忌

宜	**茄子 + 猪肉** 稳定血压、预防紫癜		宜	**茄子 + 毛豆** 健脾补虚
宜	**茄子 + 羊肉 + 鹌鹑肉** 预防心血管疾病		忌	**茄子 + 螃蟹** 郁积胃肠、易致寒气

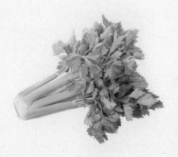

芹菜

别名：蒲芹、香芹
用量：每日 150 克
性味：性凉，味甘、辛
归经：归肺、胃、经
调理关键词：补血、抗癌、润肠

芹菜含铁量较高，能补血，适宜贫血患者食用。芹菜含有丰富的维生素和膳食纤维，有抗癌、润肠等作用，能避免皮肤苍白、干燥、面色无华；还含酸性成分，可平肝降压，使血管扩张；芹菜还能利尿消肿。

食疗作用

芹菜除了含有大量的铁外，还富含蛋白质、胡萝卜素和维生素C和氨基酸。常食既可补充营养所需、提高免疫力，还可以促进胃液分析，振奋低下的食欲。此外，芹菜还有镇静除烦的功效，可缓解贫血患者头晕、头痛、注意力不集中的症状。

选购保存

要选色泽鲜绿、叶柄厚、茎部稍呈圆形、内侧微向内凹的芹菜。贮存时用新鲜膜将茎叶包严，根部朝下，竖直放入水中，水量没过芹菜根部 5 厘米，可保持芹菜 1 周内不老不蔫。

♥ 应用指南

1. **安神补血，软化血管**：土豆200克，芹菜30克，葱花、盐各适量，油、生抽各适量，豆豉酱1勺。芹菜洗净，切段；土豆洗净，去皮，切粗条；锅加油烧热，放入葱花爆香，加入土豆条翻炒，淋入生抽和豆豉酱，加入芹菜和盐，翻炒至熟。

2. **软化血管，降血压，降血脂**：香干4块，芹菜100克，盐、白糖各适量。香干洗净，切成丝；芹菜洗净，切成段；锅中加水烧开，放入芹菜茎、香干丝，煮半分钟，加入芹菜叶，20秒后加1小勺油，捞出材料，沥干；热锅加油，烧热至八成熟时，加入芹菜、香干翻炒至熟；最后加盐、白糖翻炒均匀。

搭配宜忌

宜	芹菜 + 红枣 补血养颜	忌	芹菜 + 蛤蜊 降低营养价值
	芹菜 + 猪肝 养血补血		芹菜 + 螃蟹 引起不良反应

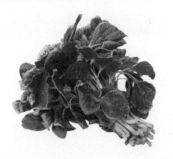

苋菜

别名：葵菜、雁来红
用量：每日150克
性味：性凉，味微甘
归经：归肺、大肠经
调理关键词：促进凝血、促进造血

苋菜含丰富的铁、锌、钙、维生素K，其铁的含量比菠菜多1倍，钙的含量是菠菜的3倍，可促进凝血、增加血红蛋白含量、提高携氧功能、促进造血。因此贫血患者、便秘者、临产孕妇可多食用苋菜。

食疗作用

苋菜是补血佳蔬，民间有"六月苋，当鸡蛋；七月苋，金不换"的说法。苋菜富含维生素C，可加速其所大量提供的铁质被人体所吸收，有效地提高营养所需。此外，苋菜还含有丰富的赖氨酸，有增食欲、抗贫血的功效。

选购保存

选购苋菜的时候，要用手折一下苋菜的根，如果容易折断且皮不粘连，说明苋菜很嫩，反之就较老，不宜购买。保存苋菜时，应择除腐败和多余的杂叶后洗净，控干水分，密封放入冰箱冷藏。

♥ 应用指南

1. **减肥排毒，促进造血：**苋菜300克，香干100克，生抽、葱花、盐、鸡精各适量。香干洗净，沥干，切粗丝；苋菜择去老梗，切段；用热油爆香葱花，放入苋菜炒软，再加香干、生抽、盐、鸡精翻炒至熟即可。

2. **补铁，促进造血功能：**苋菜300克，平菇150克，葱花、盐、鸡精各适量。苋菜择好，洗净，切长段；平菇洗净，撕成小朵；热油爆香葱花，倒入平菇翻炒至变软，再加入苋菜翻炒至熟，加盐、鸡精炒匀即可盛出。

3. **益胃调中，清热解毒：**苋菜150克，粳米60克，盐适量。苋菜择去老根，洗净，切段；锅中加适量清水煮沸，放入粳米，煮沸后转小火熬成粥；待粥将熟，加入苋菜、盐稍搅拌，煮至苋菜熟透即可。

搭配宜忌

宜	苋菜 + 豆腐 清热解毒、生津润燥	宜	苋菜 + 鱼肉 提高免疫力
宜	苋菜 + 猪肝 + 鸡蛋 增强免疫力	忌	苋菜 + 甲鱼 引起消化不良

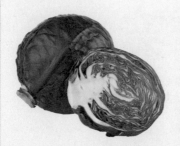

紫甘蓝

别名：红甘蓝、赤甘蓝、紫包菜
用量：每日 70 克
性味：性平，味甘
归经：归脾、胃经
调理关键词：提高血红蛋白含量

　　紫甘蓝是一种非常健康的养生蔬菜，营养丰富且全面，包括蛋白质、胡萝卜素、多种维生素和钙、铁、磷等矿物质。因此，常食可有效补充多种营养所需，提高免疫力，改善贫血症状。

食疗作用

　　紫甘蓝中丰富的维生素 C 能够促进人体对铁质的吸收，从而增加血细胞的携氧能力，可改善缺铁性贫血症状；其富含的叶酸有助于核苷酸的代谢，促进 DNA 的合成，可缓解巨幼细胞性贫血症状；其提供的维生素 A、钙、磷可促进人体的血液循环，含有的 B 族维生素、维生素 U 有养血补血的功效。因此，紫甘蓝适宜贫血患者食用。

选购保存

　　以平头型或圆头型，菜球大，紧实而肥嫩者最佳。同样重量时，以体积小者为佳。可放在阴凉处，或冰箱冷藏保存。

♥ 应用指南

1. **养血补血、健脾开胃**：紫甘蓝100克，芦笋、玉米笋各60克，生菜20克，圣女果50克，豌豆20克，酸奶1盒，白糖少许。将芦笋、玉米笋、豌豆放入沸水过一遍，捞出，放在盘中备用；将洗净的圣女果对切，生菜、紫甘蓝切丝，放在盘中，浇入酸奶、撒上白糖即可。

2. **益气补血，提高免疫力**：紫甘蓝300克，虾皮50克，色拉油适量，盐、蒜末、白糖各适量。紫甘蓝洗净，沥干，切丝；虾皮洗净，沥干；用热油将蒜末爆香，放入紫甘蓝炒至烂熟，加入虾皮翻炒几下，加入盐、白糖，炒匀即可。

搭配宜忌

宜	紫甘蓝 + 虾米 强身健体、防癌抗病	宜	紫甘蓝 + 鲤鱼 营养全面
宜	紫甘蓝 + 黑木耳 补肾强骨、健脑通络	忌	紫甘蓝 + 苹果 影响维生素的吸收

胡萝卜

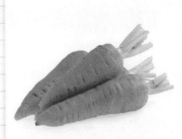

别名：红萝卜、金笋、丁香萝卜
用量：每日70克
性味：性平，味甘、涩
归经：归心、肺、脾、胃经
调理关键词：加速血液循环

胡萝卜富含维生素，可刺激皮肤的新陈代谢，加速血液循环、改善代谢，使皮肤细嫩、红润，对贫血有辅助调理作用。胡萝卜也适宜皮肤干燥、粗糙或长黑头粉刺、角化型湿疹者食用。

食疗作用

胡萝卜有健脾和胃、补肝明目、清热解毒、壮阳补肾、透疹、降气止咳等功效，对于胃肠不适、便秘、夜盲症、性功能低下、麻疹、百日咳、小儿营养不良等症状有较好的食疗作用。胡萝卜还适宜贫血、癌症、高血压、干眼症、食欲不振、皮肤粗糙者食用，但脾胃虚寒者忌食。

选购保存

要选根粗大、心细小、质地脆嫩、外形完整的胡萝卜，表面有光泽、沉重者更佳。可先将胡萝卜加热，放凉后用容器保存，冷藏可保鲜5天，冷冻可保鲜2个月左右。

♥ 应用指南

1. **养气补血，辅助治疗轻度贫血**：胡萝卜500克，蜂蜜适量。胡萝卜洗净，去皮，切成小块，放入榨汁机中，加少许饮用水搅碎成汁；倒入杯中，加适量蜂蜜搅拌均匀，即可饮用。

2. **益气补血，调经止痛**：猪肝200克，胡萝卜丝150克，葱花、姜丝、盐、鸡精、淀粉各适量，料酒、生抽各适量。将猪肝洗净，切片，再反复冲洗干净，加少许料酒、生抽、鸡精、淀粉搅拌均匀；锅内加清水煮沸，放入猪肝片氽去血水；热油爆香姜丝、葱花后，加入胡萝卜丝略炒，再加入猪肝翻炒均匀；最后加生抽、盐调味即可。

搭配宜忌

宜	胡萝卜 + 绿豆芽 排毒瘦身	宜	胡萝卜 + 鸡蛋 促进营养吸收
宜	胡萝卜 + 羊肉 益智健脑、助阳补精	忌	胡萝卜 + 白酒 损害肝脏

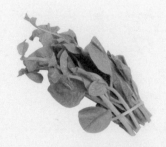

木耳菜

别名：落葵、胭脂菜、藤菜
用量：每日60克
性味：性寒，味酸、甘
归经：归心、肝、脾、大肠、小肠经
调理关键词：补血、清肝、利尿

木耳菜中钙、铁等元素含量较高，而草酸含量极低，是补钙、补铁效果较好的蔬菜，适于缺铁性贫血者食用。此外，木耳菜还能清肝、利尿、降血压、防治便秘。

食疗作用

木耳菜含有丰富的维生素C，能促进人体对其所提供的铁质吸收；其富含有的B族维生素、维生素E和蛋白质可有效补充贫血患者的营养所需，提高其机体免疫力，改善贫血症状。此外，常食木耳菜有清热去烦的功效，可镇静患者的焦躁心绪。

选购保存

选择叶片宽大肥厚，光滑油亮，较鲜嫩者最佳。保存时，将木耳菜放入塑料袋中，这样可以减少水分蒸发，保持其新鲜度。

♥ 应用指南

1. **补充钙、铁，调理缺铁性贫血：**木耳菜400克，水发银耳50克，枸杞子、白糖、盐各适量，醋、香油各适量。银耳充分泡发，去蒂，撕小块；枸杞子洗净，浸软；木耳菜择好，洗净，入沸水氽烫，煮至稍软，立即捞出，过凉开水，切段，装入盘中；放入银耳、枸杞子、白糖、醋、香油、盐，搅拌均匀，即可食用。

2. **清热润肠，辅助治疗大便燥结：**木耳菜200克，香油、醋各适量，盐、鸡精各适量。木耳菜择洗净，切段；锅内加水煮沸，放入木耳菜及盐、香油、醋煮汤，待木耳菜熟软后关火，加少许鸡精搅拌均匀即可。

 搭配宜忌

宜	木耳菜 + 黄瓜 减肥塑身	忌	木耳菜 + 牛奶 影响钙吸收
	木耳菜 + 银耳 润燥滑肠、补肾益肝		木耳菜 + 黄豆 + 酱油 影响色泽、口感

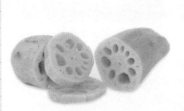

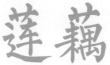

莲藕

别名：莲菜、藕、玉笋
用量：每日 80 克
性味：性寒，味甘
归经：归心、脾、胃经
调理关键词：补益气血、增强免疫力

莲藕含有丰富的淀粉、维生素及铁、钙等营养物质，有较好的补益气血、增强人体免疫力的作用，还能调理贫血。

食疗作用

莲藕具有滋阴养血的功效，可以补五脏之虚、强壮筋骨、补血养血。生食能清热润肺、凉血行淤；熟食可健脾开胃、固精止泄。因此莲藕适宜体弱多病、营养不良、吐血者以及食欲不振、缺铁性贫血者食用，但脾胃消化功能低下、大便溏泄者忌用。

选购保存

选购莲藕，应选择茎较粗短、外形饱满、孔大、带有湿泥土者，但颜色切勿过白。把莲藕放入非铁质容器内，加满清水，每周换 1 次水，可存放 1~2 个月。

♥ 应用指南

1. **养血生津，润肺祛燥：** 莲藕150克，梨1个，蜂蜜适量。梨洗净，去皮，去核，切小块；藕去皮，切小块，泡在加有白醋的凉开水里；将梨、莲藕放入榨汁机，倒入100毫升凉开水，搅打细腻后，用纱布或者筛网过滤。可直接饮用或加少许蜂蜜调味。

2. **滋阴养血，润燥止咳：** 莲藕1节，芦笋40克，火腿肠80克，红甜椒10克，豆腐干2块，豆豉、盐、鸡精各适量，白醋适量。将藕洗净，去皮，切丁，放入加有白醋的凉水中浸泡，防止氧化变黑；将豆腐干、火腿肠、甜椒洗净，切丁；芦笋洗净，斜切段；锅中加油烧热，放入豆腐干翻炒至变色，放入莲藕及其他材料同炒至熟，最后加豆豉、盐、鸡精调味即可。

搭配宜忌

宜	莲藕 + 猪肉 滋阴血、健脾胃	忌	莲藕 + 猪肝 抑制铜、铁的吸收
	莲藕 + 羊肉 润肺补血		莲藕 + 莴苣 破坏多种营养素

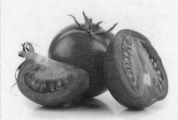

西红柿

别名：番茄、番李子、洋柿子
用量：每日 2~3 个
性味：性凉，味甘、酸
归经：归肺、肝、胃经
调理关键词：促进红细胞形成

西红柿具有生津止渴、健胃消食、调理贫血、降低血压、促进红细胞形成的作用。其所含的维生素和无机盐，对心血管具有保护作用，能降低心脏病的发病率；可抗氧化，有防癌抗癌的功效。

食疗作用

西红柿具有止血、降压、利尿、健胃消食、生津止渴、清热解毒、凉血平肝的功效，可辅助治疗反复宫颈癌、膀胱癌、胰腺癌等，还能美容和治愈口疮，适合热性病发热、口渴、食欲不振、习惯性牙龈出血、贫血、头晕、心悸、高血压、急慢性肝炎、急慢性肾炎、夜盲症和近视眼者食用。但脾胃虚寒者、急性肠炎者、菌痢者及溃疡活动期患者、经期女性不宜食用。

选购保存

选购西红柿，以个大、饱满、色红成熟、紧实者为佳。常温下置通风处能保存 3 天左右，放入冰箱冷藏可保存 5~7 天。

♥ 应用指南

养血，补肝，明目，辅助治疗贫血：西红柿1个，猪肝200克，白糖、盐各适量。西红柿洗净，去蒂，去皮，切成小块；猪肝冲洗干净，放清水里浸泡半小时切片；起油锅，倒入西红柿块翻炒几下，放半汤匙白糖，炒至糊，加入一大碗水，煮至水开，转小火煮20分钟；开盖放盐，转大火，放入猪肝继续煮半分钟，待猪肝颜色发白，即可出锅。

搭配宜忌

宜	西红柿 + 蜂蜜 补血养颜	西红柿 + 芹菜 健胃消食
	西红柿 + 山楂 降低血糖	西红柿 + 鸡蛋 防癌抗癌

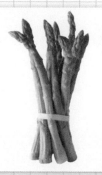

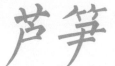

别名： 青芦笋
用量： 每日 50 克
性味： 性凉，味苦、甘
归经： 归肺经
调理关键词： 改善造血系统功能

芦笋含有人体所必需的各种氨基酸，常食用对心脏病、高血压、高脂血症、疲劳症、水肿、膀胱炎等症有一定调理效果。常吃芦笋还可调节免疫力，促进新陈代谢，改善人体造血系统功能，调理贫血。

食疗作用

芦笋中含有多种营养元素，包括蛋白质、胡萝卜素、多种维生素和矿物质，能够为人体有效提供营养所需、补充不足。常食芦笋有镇静去烦的作用，可缓解疲劳、心悸、气促、烦躁等症状；又有助益脾胃的功效，可改善贫血患者伴有的食欲低下的状况。

选购保存

选购芦笋，以形状正直，笋尖花苞（鳞片）紧密、不开芒，未长腋芽，没有水伤腐臭味，表皮鲜亮不萎缩，细嫩粗大者为佳。趁鲜食用，不宜久藏。如果不能马上食用，以报纸卷包，置于冰箱冷藏室，可保鲜 2 天左右。

♥ 应用指南

补血润肺，健胃通便： 芦笋300克，柚子半个，鲜虾、鱿鱼各100克，红彩椒10克，葱、白糖、盐各适量，甜辣酱适量。柚子取果肉，一半榨汁、一半撕碎；鲜鱿鱼去皮，打上花刀，焯熟，捞出过凉水，用柚子汁和甜辣酱稍腌渍；鲜虾去头、壳；红彩椒洗净切丁；芦笋洗净，切段，焯熟；锅中加油烧热，炒香葱、甜辣酱，放入虾仁炒熟，再放入鱿鱼、柚子汁、白糖、盐翻炒，最后加芦笋、柚子肉，炒熟即可。

搭配宜忌

宜	芦笋 + 黄花菜 养血、止血、除烦	芦笋 + 鸡肉 补肾养血
	芦笋 + 白果 辅助治疗心脑血管疾病	芦笋 + 当归 养血补虚

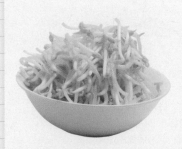

黄豆芽

别名：大豆芽、清水豆芽
用量：每日 50 克
性味：性凉，味甘
归经：归脾、大肠经
调理关键词：预防贫血、营养毛发

黄豆芽中所含的维生素 E，能保护皮肤和毛细血管，防止动脉硬化，防治老年高血压；另外富含维生素C，能营养毛发、淡化色斑，还有助于生长发育、预防贫血等。

食疗作用

黄豆芽具有清热明目、补气养血、防止牙龈出血、降低胆固醇等功效。常吃黄豆芽有健脑、抗疲劳、抗癌作用，还有清热利湿、消肿除痹、润肌肤之功，对脾胃湿热、大便秘结、寻常疣、贫血均有食疗作用。但尿多者慎食。

选购保存

选购黄豆芽，以茎白、根小、芽黄、脆嫩、不容易折断、有光泽、芽身挺直、长短合适、芽脚不软、无烂根、无烂尖、无异味者为佳。冷藏保存。

♥ 应用指南

1. **补血防癌，软化血管**：海带300克，黄豆芽100克，葱丝、姜丝、白糖、盐、鸡精各适量，酱油、醋各适量。海带洗净，切成细丝；黄豆芽洗净，放入沸水焯熟，捞出沥干；将海带丝、豆芽装入碗中，加盐、酱油、白糖、醋、鸡精搅拌均匀；锅内加少许油烧热，放入葱丝、姜丝爆香，淋在碗中即可。

2. **活血补血，健脑补钙**：黄豆芽100克，鱼头1个，豆腐100克，姜片、葱段、盐、鸡精各适量。鱼头、黄豆芽洗净，沥干；豆腐洗净，切块。锅内注入油烧热，将鱼头煎至两面金黄，倒入适量沸水，加黄豆芽、豆腐、姜片、葱段，加盖，以中火炖约10分钟；最后加盐、鸡精调味，即可食用。

搭配宜忌

宜	黄豆芽 + 鲫鱼 有催乳作用	黄豆芽 + 黑木耳 提供全面营养
	黄豆芽 + 韭菜 排毒瘦身	黄豆芽 + 豆腐 防治消化不良

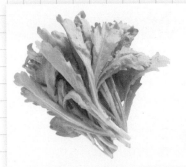

茼蒿

别名：菊花菜、蒿菜、艾菜
用量：每日30克
性味：性温，味甘、涩
归经：归肝、肾经
调理关键词：养心安神、调理贫血

茼蒿含有丰富的膳食纤维、维生素C及无机盐，常吃能养心安神、降压降脂、化痰、润肺补肝、稳定情绪、预防记忆力减退、降低胆固醇、降血压、利小便、调理贫血。

食疗作用

茼蒿富含维生素C，可有效促进人体对铁的吸收。因此，缺铁性贫血患者在日常膳食中可多搭配富含铁的食物同食。茼蒿含有特殊香味的挥发油，有消食开胃的功效，可改善贫血患者食欲低下的状况。此外，茼蒿气味芬芳，有养心安神、稳定情绪的功效。

选购保存

茼蒿的盛产季节为早春，选购的时候，挑选叶片结实、颜色翠绿者。冷藏前先用纸把茼蒿包裹起来，然后将根部朝下，直立摆放在冰箱中，这样既可以保鲜，又可以避免过于潮湿而腐烂。

♥ 应用指南

养心安神，调理贫血：茼蒿150克，紫甘蓝50克，红葱头末适量，橄榄油50毫升，柠檬汁25毫升，干芥末少许，蒜泥适量，白醋15毫升，盐、胡椒粉各适量。将25毫升橄榄油、柠檬汁、白醋、干芥末放入碗中混匀，再加入剩余橄榄油、盐、胡椒粉、蒜泥，混合成法式沙拉酱，备用；茼蒿洗净，切段；紫甘蓝洗净，切丝，与茼蒿混合均匀；将红葱头末均匀地撒在菜上，并将做好的法式沙拉酱浇在菜上即可。

搭配宜忌

宜	茼蒿 + 猪心 开胃消食、降压补脑	茼蒿 + 蜂蜜 润肺止咳
	茼蒿 + 鸡蛋 + 肉类 帮助充分吸收维生素	茼蒿 + 白萝卜 提高免疫力

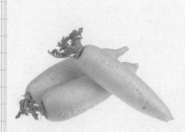

白萝卜

别名：莱菔、罗菔
用量：每日 50~100 克
性味：性凉，味辛、甘
归经：归肺、胃经
调理关键词：促进铁的吸收

白萝卜根茎部分含有淀粉酶及各种消化酶，能帮助胃肠蠕动、促进新陈代谢、促进铁的吸收、调理贫血、软化血管、稳定血压，还能预防冠心病、动脉硬化、胆结石等疾病。

食疗作用

白萝卜含有较为丰富的维生素 C，可有效促进人体对铁的吸收，从而提高血细胞的携氧能力，增强人体免疫力，改善头晕、头痛、乏力、易疲劳等贫血症状。此外，白萝卜中含有淀粉酶和各种消化酵素，促进胃液分泌，改善伴有的消化不良状况。

选购保存

选购白萝卜，以个体大小均匀、表面光滑者为优。保存白萝卜，最好能带泥存放，如果室内温度不太高，可放在阴凉通风处。

♥ 应用指南

1. **养血美容，抗衰老：** 白萝卜300克，牛肉500克，八角2个，干辣椒1个，酱油、料酒各适量，大蒜、葱段、姜片、盐、白糖各适量。牛肉、白萝卜洗净，切块；将牛肉放入开水中焯煮1分钟，捞出备用；锅中加油烧至约五成熟时，放入牛肉翻炒，加入酱油、白糖翻炒均匀，加入水，水量没过牛肉，再加入盐、大蒜、八角、干辣椒、葱段、姜片；水开后，转小火炖30分钟，至牛肉将熟；加入白萝卜块、料酒，以大火烧开，转小火再炖20分钟至萝卜软烂即可。

2. **清热润肺，理气消食：** 白萝卜200克，洗净并保留外皮，切块放入搅拌机，加少许凉开水，搅打成汁，即可饮用。

搭配宜忌

宜	白萝卜 + 羊肉 降低血脂	忌	白萝卜 + 人参 影响功效
	白萝卜 + 牛肉 补五脏、益气血		白萝卜 + 藕 生食寒性较大

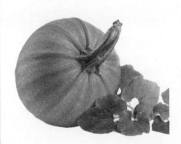

南瓜

别名：番瓜、倭瓜、金冬瓜
用量：每日100克
性味：性温，味甘
归经：归脾、胃经
调理关键词：调理贫血、降血糖

南瓜具有解毒、保护胃肠道黏膜、促进胆汁分泌、加强胃肠蠕动的作用。南瓜含有丰富的钴，能促进新陈代谢、促进造血功能，对调理贫血、降血糖有特殊的辅助疗效。

食疗作用

南瓜有"特效保健蔬菜"之称，营养丰富且全面，包括蛋白质、胡萝卜素、维生素 B_1、维生素 B_2、维生素 C、氨基酸、钙、铁、磷等。常食可全面补充人体所需的多种营养，提高免疫力，改善贫血状况。此外，南瓜所含的纤维质可催紧胆汁分泌，加强胃肠蠕动，促进食物消化，提高胃肠的吸收能力。

选购保存

挑选外形完整，最好是瓜蒂连着瓜身的南瓜。南瓜切开后，可将南瓜子去掉，再用保鲜袋装好，放入冰箱冷藏保存。

♥ 应用指南

1. **养胃，活血美容**：南瓜300克，小米100克。小米洗净，用清水泡20分钟；南瓜洗净，去皮，切块，放入搅拌机，搅拌成南瓜泥；用300毫升开水加小米煮半小时；加入南瓜泥，继续煮15分钟至熟烂即可，期间可以搅拌防止粘锅。

2. **活血安神，缓解痛风**：土豆200克，南瓜300克，盐、鸡精、胡椒粉各适量。将土豆和南瓜洗净，去皮，切块；锅加油烧热，放入土豆、南瓜翻炒至金黄色，加入盐、鸡精、胡椒粉炒匀，加水没过土豆、南瓜，转中火炖至汤汁快收干即成。

搭配宜忌

宜	南瓜 + 绿豆 清热解毒、消脂降糖	忌	南瓜 + 辣椒 破坏维生素 C
	南瓜 + 山药 帮助充分吸收维生素		南瓜 + 菠菜 降低营养价值

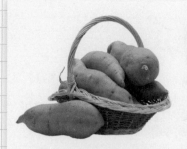

红薯

别名：番薯、甘薯、白薯
用量：每日 130 克
性味：性平、微凉，味甘
归经：归脾、胃经
调理关键词：辅助调理贫血

红薯能有效地抑制结肠癌和乳腺癌的发生，有效地阻止糖类转变为脂肪，因此吃红薯有利于减肥、健美。红薯含丰富的维生素，能辅助调理贫血。

食疗作用

红薯的营养价值很高，提高的营养元素丰富且多样，富含淀粉、蛋白质、脂肪、膳食纤维生素 C、维生素 E、钙、铁和锌等，可为人体有效地提供丰富的营养、补充造血原料，增强人体免疫力，改善贫血症状。其含有的膳食纤维可增加胃肠蠕动，促进食物消化，改善贫血患者伴有的消化不良的状况。

选购保存

应挑选表面光滑、颜色均匀的红薯。发霉的红薯含酮毒素，不可食用。不要买表皮呈黑色或有褐色斑点的红薯。发芽的红薯虽不似土豆有毒，但口感较差。

保存红薯时，宜保持干燥，不可放在密封塑料袋中。

💙 应用指南

1. **益气养血，助益胃肠**：红薯200克，大米100克，糯米20克。大米和糯米混合洗净，倒入砂锅，加入清水，以大火煮开，转小火煮约半小时，期间不时用勺子搅拌以防粘底；红薯洗净，去皮，切块；待大米煮到微熟时，放入红薯，搅拌均匀后，盖上盖子，用小火煮约20分钟即可。

2. **降糖润肠，养肾利尿**：山药80克，红薯50克，熟红豆1碗，桂花、冰糖各少许。山药和红薯洗净，去皮，切小方块；将熟红豆、山药、红薯一同放入小砂锅，加入大半锅清水，以大火煮沸后转小火；放入冰糖，炖30~40分钟，最后撒入桂花，即可食用。

搭配宜忌

宜	红薯 + 芹菜 能降血压	忌	红薯 + 西红柿 易腹泻
忌	红薯 + 柿子 造成胃溃疡	忌	红薯 + 螃蟹 不消化、易腹痛

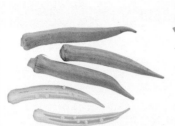

秋葵

别名：黄秋葵、羊角豆、毛茄
用量：每日 50~150 克
性味：性寒，味甘
归经：归肝、肾、胃经
调理关键词：预防、调理缺铁性贫血

秋葵含有丰富的铁，可预防、调理缺铁性贫血，非常适合贫血患者食用。秋葵含有丰富的维生素C和可溶性纤维，食用秋葵可助消除疲劳、迅速恢复体力、防治便秘。

食疗作用

秋葵含有丰富的维生素C、钙和铁，且草酸含量低，能更有效地为人体所吸收，故缺铁性贫血患者可多食。其还含有维生素A、胡萝卜素、锌、硒，可增强机体的免疫力、促进新陈代谢能力，有效改善贫血症状。

选购保存

宜选长度为5~10厘米、表面平而无褶皱，没有斑点和伤痕、色彩鲜亮，脊上有毛、闻起来有自然的清香，质地嫩者为最好。秋葵极易受到擦伤，擦伤后很快就会变黑，所以储存时，都要单个取放，不要挤压。放冰箱前最好用保

鲜袋装好，并尽量平排。储存于 7 ~ 10℃ 的环境中，可保存 10 天。

♥ 应用指南

1. **防癌抗癌，恢复体力，补血**：秋葵350克，大葱20克，生抽8毫升。将秋葵洗净，放入沸水中烫熟，捞出；将秋葵放入凉水中冲凉，捞出切段；大葱洗净，切花，备用；将秋葵段盛入盘中，撒入葱花，淋入生抽拌匀即可。

2. **养血补虚，生津润燥**：秋葵、肉丝各200克，盐、料酒、生抽、淀粉、姜丝、胡椒粉各适量。在切好的肉丝中加入盐，料酒，生抽，淀粉和姜丝，搅拌均匀，腌渍几分钟；将秋葵整个放入加少许油和盐的开水中焯一下，捞出，切小段；将烧热锅，加入适量油，下入腌好的肉丝翻炒，翻炒至肉丝变色后，加入秋葵，翻炒几下，最后加入胡椒粉调味即可。

搭配宜忌

宜	秋葵 + 咖喱 开胃消食	秋葵 + 瘦肉 补血润燥
	秋葵 + 鸡蛋 润肺健脾	秋葵 + 虾仁 补肾壮阳

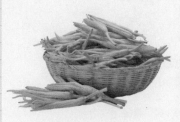

黄花菜

别名：金菜、南菜、金针菜
用量：每日50~150克
性味：性平，味甘、微苦
归经：归肝、脾、肾经
调理关键词：促进红细胞生长

黄花菜含有丰富的铁和胡萝卜素，能补血，促进红细胞的生长发育，从而调理缺铁性贫血。

食疗作用

黄花菜营养丰富且全面，除了铁和胡萝卜素外，还富含蛋白质、膳食纤维、维生素A、维生素C、维生素K、叶酸、钙、钾、镁、硒，可有效营养机体，提高免疫力，促进新陈代谢，改善贫血症状。其所含的维生素K有凝血止血的作用，慢性失血性贫血患者可常食。其所含的膳食纤维可加强胃肠蠕动，改善贫血患者的消化能力。

选购保存

选择干燥，抓起来轻、不粘手，无刺激性硫黄味，色泽偏老的黄花菜。干黄花菜可装入密封袋，放于阴凉干燥处保存；鲜黄花菜应放在阴凉处或冰箱中保存，尽快食用。

♥ 应用指南

1. **养血补虚：** 排骨250克，干黄花菜100克，生姜片、葱花、盐、鸡精、胡椒粉各适量，黄酒适量。排骨斩块，焯水洗净；黄花菜水发洗净，备用；将排骨、黄花菜放入砂锅，加入适量的水、生姜片，开大火煮；水开后转小火，加入黄酒继续炖2小时；菜熟肉烂时，加入适量的盐、鸡精、胡椒粉及葱花即可。

2. **清热润肺，养血平肝：** 干黄花菜30克，鸡蛋2个，葱花、白糖、盐各适量，生抽适量。黄花菜洗去浮尘，用清水充分泡发，再洗一次，控干水分；鸡蛋打入碗中搅成蛋液，加少许盐；用热油将鸡蛋炒熟，盛出备用；另起锅，放入少许油，倒入黄花菜、生抽、白糖翻炒至熟，加入鸡蛋和少许盐炒匀，撒入葱花即可。

搭配宜忌

	黄花菜 + 猪肉 增强体质	黄花菜 + 马齿苋 清热解烦
宜	黄花菜 + 鳝鱼 通血脉、利筋骨	黄花菜 + 鸡蛋 提高丰富的营养

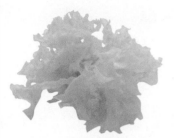

银耳

别名： 白木耳、雪耳、银耳子
用量： 每日 30 克
性味： 性平，味甘
归经： 归肺、胃、肾经
调理关键词： 预防贫血、增强免疫力

银耳营养丰富，含有多种无机盐，其中铁和钙的含量最高。食用银耳能防止缺铁性贫血，还能促进生长发育。银耳含有的微量元素硒，可以增强机体抗癌能力，提高机体的免疫力。

食疗作用

银耳营养价值很高，除了富含铁和钙外，还含有较多的蛋白质，膳食纤维，维生素 A、维生素 E 等多种维生素以及钾、磷等矿物质，能够多方面地提供营养，提高人体免疫力。因而中的有效成分酸性多糖类物质，既可促进骨髓的造血功能，又有抗肿瘤的作用，因此适宜贫血患者常食。此外，银耳富含天然植物性物质，常食可滋润肤色。

选购保存

优质银耳干燥，没有硫黄味，色泽淡黄；泡发后大而松散，耳肉肥厚，色泽呈白色或微带黄色，整体圆整美观。

❤ 应用指南

1. **滋阴清热，补血养颜：** 菠萝150克，水发银耳50克，红枣、冰糖各适量。菠萝去皮，洗净，切块；银耳洗净，撕碎；红枣洗净，去核；汤锅加适量清水，放入银耳、红枣，煮至银耳黏软，倒入菠萝块煮至熟，加冰糖搅匀即可。

2. **补虚润燥，降血压：** 鹌鹑蛋10个，水发银耳、鲜百合各50克，白果5克，红枣、冰糖各适量。鹌鹑蛋煮熟，去壳；银耳去蒂，撕成小朵；百合掰瓣；红枣洗净，去核；白果洗净，去皮；将银耳、白果、红枣同煮至熟软，放入鹌鹑蛋、百合煮20分钟，加冰糖搅拌均匀即可。

搭配宜忌

宜	银耳 + 莲子 滋阴润肺	银耳 + 山药 补脾胃、益肺肾
	银耳 + 鹌鹑蛋 健脑强身	银耳 + 冰糖 滋补润肺

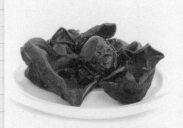

黑木耳

别名: 树耳、木蛾、黑菜
用量: 每日 15 克
性味: 性平，味甘
归经: 归肺、胃、肝经
调理关键词: 补血、降血脂

黑木耳富含的卵磷脂可使体内脂肪呈液体状态，有利于脂肪在体内完全消耗，降低血脂和防止胆固醇在体内沉积。黑木耳的含铁量很高，可及时为人体补充足够的铁质，是天然的补血佳品。

食疗作用

黑木耳具有补气血、滋阴、补肾、活血、通便的功效，对便秘、痔疮、胆结石、肾结石、膀胱结石、贫血及心脑血管疾病等有较好的食疗作用。黑木耳含维生素 K 和丰富的钙、镁等矿物质，能防治动脉粥样硬化和冠心病。黑木耳较难消化，并有一定的滑肠作用，故脾虚消化不良或大便稀溏者慎食。

选购保存

优质黑木耳乌黑光润，其背面略呈灰白色，质轻，身干肉厚，朵形整齐，表面有光泽，耳瓣舒展，朵片有弹性，嗅之有清香之气。宜充分晾干后放入密封袋、封严，常温或冷藏保存均可。

♥ 应用指南

1. **辅助治疗贫血:** 黑木耳30克，红枣10颗。先将黑木耳洗净泡发，然后将红枣提前用冷水浸泡约10分钟，洗净，剔除枣核；锅内放入清水，加入所有食材，以大火煮开，加红糖调服。

2. **辅助治高血压:** 黑木耳、冰糖各适量。黑木耳用清水洗净，浸泡一夜后，在饭锅上蒸1~2小时，加适量冰糖调味，睡前服用。

3. **辅助治疗咯血、便血、痔疮出血:** 黑木耳30克，浸泡，洗净，加水以小火煮烂后，加白糖调匀，适量服用。亦可取黑木耳5克，柿饼30克，先将黑木耳泡发，柿饼切块，加水同煮烂，每日食用1~2次。

搭配宜忌

宜	黑木耳 + 绿豆 降压消暑	忌	黑木耳 + 田螺 不利于消化
	黑木耳 + 银耳 提高免疫力		黑木耳 + 茶 不利于铁的吸收

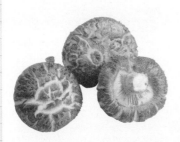

香菇

别名：冬菇、香菌、爪菰
用量：每日 50~100 克
性味：性平，味甘
归经：归脾、胃经
调理关键词：调节免疫功能、改善体质

香菇中的多糖成分可调节人体免疫功能，降低甲基胆蒽诱发肿瘤的能力，从而对癌细胞有较好的抑制作用；还可改善人体新陈代谢，改善体质，对贫血者有较好的补益效果。

食疗作用

香菇有补肝肾、健脾胃、理气养血、益智安神、美容、抗肿瘤的功效。常吃香菇能提高机体细胞免疫功能，清除自由基，延缓衰老，防癌抗癌，降低血压、血脂，预防动脉硬化、肝硬化等疾病，降低心脑血管疾病风险，还可调节内分泌、调节激素分泌量，从而改善体质。

选购保存

优质香菇的菇伞肥厚，伞缘稍向内弯曲；内侧为乳白色，皱褶明显；菇柄短而粗。新鲜香菇应放入冰箱冷藏；干香菇应置于干燥避光处密封保存。

♥ 应用指南

补肾养身，理气养血：鸡脯肉100克，鲜香菇3朵，大米100克，葱、姜、盐、鸡精、淀粉各适量，橄榄油10毫升，胡椒粉3克。大米淘洗干净，放入清水浸泡1小时；鸡脯肉洗净，切丝，用少许盐、淀粉、橄榄油拌匀；鲜香菇洗净，切丝；葱、姜洗净，切末；锅中放入足量水烧开，放入浸泡后的大米和橄榄油，以大火煮沸，转小火继续煮20分钟；加入香菇丝煮5分钟，再加入鸡肉丝煮沸；调入盐、鸡精、胡椒粉，撒入葱末、姜末调匀即可。

搭配宜忌

宜	香菇 + 木瓜 降压减脂	忌	香菇 + 野鸡 引发痔疮
	香菇 + 豆腐 健脾养胃、增加食欲		香菇 + 蟹 易引起结石

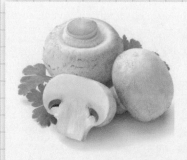

口蘑

别名：白蘑、白蘑菇、云盘蘑
用量：每日50~100克
性味：性平，味甘
归经：归肺、心经
调理关键词：增加血红蛋白

口蘑富含微量元素硒，是良好的补硒食品，能够防止过氧化物损害机体，降低因缺硒引起的血压升高和血黏度增加；还能让血红蛋白增加，从而缓解贫血症状。

食疗作用

口蘑营养丰富且全面，除了富含硒外，还含有较多的B族维生素、维生素D等多种维生素，以及钾、镁、锌等多种矿物质，可为人体有效提供多重营养，提高自然防御细胞的活动能力。此外，口蘑还含有大量的膳食纤维，可增强胃肠的蠕动，提高消化能力，贫血患者可多食。

选购保存

菌菇类最怕湿，在挑选时，不能买太湿的，不但营养流失严重，还特别不容易保存，易繁殖微生物，变酸、变臭，甚至腐烂。想让菌菇类储存得更久一些，买回来后先要在阴凉处摊开，稍微晾干后，再放入冰箱保存。

♥ 应用指南

滋阴养颜，改善贫血的面黄枯瘦等症状：雪蛤油100毫升，水发口蘑、冬笋、豌豆各10克，猪油25克，香菜、葱、姜、鸡精、花椒各适量，酱油、料酒、鸡汤、水淀粉、香油各适量。将冬笋切成片状，水发口蘑切小片，香菜切末，葱切段、姜切块；锅内放猪油烧热，放入葱段，姜块炝锅，加入酱油、鸡汤；烧开后，捞出葱块、姜块，放入雪蛤油、料酒、鸡精、花椒、水及口蘑、冬笋、豌豆；烧开后，撇去浮沫，用水淀粉勾成米汤芡，淋入香油，撒入香菜，盛入汤盘即成。

搭配宜忌

宜	口蘑 + 豌豆 清热解毒	宜	口蘑 + 冬瓜 补脾利水
宜	口蘑 + 鸡蛋 滋阴润燥	忌	口蘑 + 味精 鲜味反失

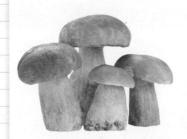

牛肝菌

别名: 黄薰
用量: 每日 30~100 克
性味: 性温, 味甘
归经: 归脾、胃、肾经
调理关键词: 强身健体、预防贫血

牛肝菌富含蛋白质、碳水化合物、维生素等, 其中蛋白质能增强机体的免疫力, 对糖尿病患者较为适宜。其含有的铁元素, 能预防缺铁性贫血。

食疗作用

牛肝菌具有清热解烦、养血和中、追风散寒、舒筋和血、补虚提神、消食和中等功效, 对食少腹胀、腰腿疼痛、手足麻木等病症有一定食疗作用。牛肝菌含有人体必需的 8 种氨基酸, 还含有腺膘呤、胆碱和腐胺等生物碱, 经常食用可增强机体免疫力、改善机体微循环。

选购保存

选购新鲜牛肝菌, 菌朵单生, 菌盖呈伞形, 菌柄粗壮, 颜色为赤褐色或黄褐色, 切开后不变色者为佳; 干品牛肝菌以白色至黄褐色, 香味纯正浓厚者为佳。牛肝菌晒干后, 密封保存。

♥ 应用指南

调理贫血和营养不良: 白牛肝菌(干)350克, 柿子椒、青椒各30克, 猪里脊肉60克, 圆白菜50克, 鸡蛋清10克, 蒜末、姜片、葱花、鸡精、胡椒粉、白糖各适量, 水淀粉、猪油、酱油各适量。牛肝菌用水泡发去根部, 洗净, 切成块; 柿子椒、青辣椒洗净去籽, 切块; 圆白菜洗净, 控干, 切小片; 猪里脊肉洗净, 切片, 放入碗中, 加鸡蛋清、鸡精、胡椒粉、水淀粉, 拌匀上浆; 炒锅置中火上, 注入猪油, 烧热, 分别下猪里脊肉片、牛肝菌块滑透, 倒入漏勺控油; 炒锅留底油烧热, 下蒜末、姜片、葱花煸香, 下柿子椒、青椒炒透, 放入牛肝菌块、肉片、圆白菜、水和调味料; 最后用水淀粉勾芡, 翻炒均匀即可。

搭配宜忌

宜	牛肝菌 + 猪瘦肉 滋阴补虚	牛肝菌 + 鸡肉 补虚强身
	牛肝菌 + 冬瓜 清热利尿	牛肝菌 + 青椒 健胃消食

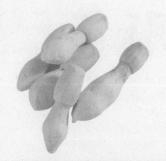

鸡腿菇

别名：毛头鬼伞
用量：每日 30~100 克
性味：性平，味甘
归经：归脾、胃经
调理关键词：增强免疫力、调理贫血

鸡腿菇含有丰富的蛋白质、碳水化合物及多种维生素，其中蛋白质是维持免疫机能最重要的营养素，可以提高人体免疫力，辅助调理贫血；含有的纤维素可以促进胃肠蠕动，帮助消化，防止大便干燥。

食疗作用

鸡腿菇营养丰富，含有铁、铜、钙、镁等矿物质和多种人体必需的氨基酸，可提高人体免疫力，其中铁是合成人体血红蛋白不可或缺的成分，常食可改善缺铁性贫血的症状。而且鸡腿菇含有较丰富的锌，有维持正常的味觉功能及食欲的作用，可改善贫血患者常伴有的食欲不振、消化不良的状况。

选购保存

选购鸡腿菇，以菌盖呈圆柱形，颜色呈洁白至浅褐色者为佳。如果数量不多，储存鸡腿菇时，可将其根部的杂物除净，放入淡盐水中浸泡 10~15 分钟，捞出后沥干，再装入塑料袋，可保鲜一星期。

♥ 应用指南

养血补虚，滋阴润燥：鸡腿菇400克，猪肉300克，柿子椒1个，青椒、生姜、大蒜、盐、鸡精各适量，老抽、生抽各适量。将鸡腿菇洗净，切条或切片；青椒、生姜、大蒜、猪肉洗净，切块；将猪肥肉入锅煎出猪油；将鸡腿菇倒入，加盐焖炒好，出锅；爆香青椒和生姜、大蒜，加入猪瘦肉，将老抽淋在瘦肉上翻炒均匀；最后放入鸡腿菇一起炒，调入鸡精、生抽，炒至熟即可。

搭配宜忌

宜	鸡腿菇 + 牛肉 健脾养胃	宜	鸡腿菇 + 莴笋 利肠通便
宜	鸡腿菇 + 猪肉 增强营养	忌	鸡腿菇 + 白酒 引起呕吐

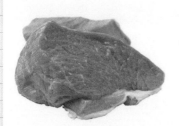

猪肉

别名：猪瘦肉、猪精肉
用量：每日 100~200 克
性味：性温，味甘、咸
归经：归脾、胃、肾经
调理关键词：改善贫血、补中益气

猪肉中含有丰富的 B 族维生素，能强身健体；猪肉还能提供人体必需的脂肪酸；猪肉中含有的有机铁，可为人体提供血红素和促进铁吸收的半胱氨酸，从而食用猪肉能改善缺铁性贫血。

食疗作用

猪肉具有滋养脏腑，滑润肌肤，补中益气，养血补虚等功效；主治温热病后，热退津伤，口渴喜饮，肺燥咳嗽，干咳痰少，咽喉干痛，肠道枯燥，大便秘结，气血虚亏，羸瘦体弱等病症。

选购保存

鲜猪肉皮呈乳白色，脂肪洁白且有光泽，肉呈均匀红色，表面微干或稍湿，但不粘手，弹性好，指压凹陷立即复原，具有猪肉固有的鲜、香气味。猪肉储存，主要通过盐腌、熏烤等方法，一般用盐腌，因为比较方便，具体是将猪肉洗净后，均匀涂上盐，再自然风干即可，温度高时可多抹一些。

 应用指南

1. **辅助治疗贫血或血虚所致的头昏眼花、疲倦乏力**：猪瘦肉500克，当归30克。猪肉切片，洗净；当归洗净，可以用纱布包裹，扎紧袋口，备用；锅中放入猪肉和药袋，注入适量清水煮汤；先用大火煮沸，再转小火煎煮10分钟；可稍加食盐调味，除去药袋，饮汤吃肉。分作2次或3次服用。

2. **益气补血、滋补养性**：猪瘦肉、莲藕各150克，红枣20克，葱10克，盐5克，鸡精3克。先将所有食材洗净，后改刀处理；接着置锅开火烧水，放猪瘦肉焯水后沥净血水；另取锅子，注入后放猪肉、莲藕、红枣，炖2个小时，放葱段，调入盐和鸡精即可。

搭配宜忌

宜	猪肉 + 竹笋 清热化痰、解渴益气	忌	猪肉 + 虾 易致人滞气
	猪肉 + 冬瓜 开胃消食		猪肉 + 田螺 影响消化

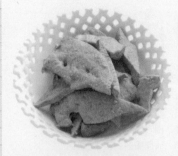

猪肝

别名：无

用量：每日 50~100 克

性味：性温，味甘、苦

归经：归肝经

调理关键词：预防贫血、保护视力

猪肝富含蛋白质、卵磷脂、维生素及多种无机盐，其中维生素 A、无机盐以铁和磷的含量较高，它们是造血不可缺少的原料，能预防贫血。

食疗作用

猪肝具有补气养血、养肝明目等功效，有益于增强人体免疫力、抗氧化、防衰老、延年益寿，还具备一定的抗肿瘤的作用。猪肝适宜气血虚弱，面色萎黄，缺铁性贫血，肝血不足所致的视物模糊不清，夜盲症，干眼症的人群食用。

选购保存

新鲜的猪肝呈褐色或紫色，用手按压有弹性，有光泽，无腥臭异味。切好的猪肝若吃不完，可用豆油将其涂抹、搅拌，然后放入冰箱内保存，可延长保鲜期。

♥ 应用指南

1. **改善体虚贫血，滋养精血**：猪肝200克，菠菜150克，当归1片，黄芪15克，丹参、生地黄、生姜各适量，米酒适量。当归、黄芪、丹参、生地黄分别洗净，入锅加水煎汁，煎煮好后去渣留汁；猪肝洗净，切片，入沸水汆烫去血水，捞出沥干；菠菜择去根部洗净；起锅加油烧热，放入猪肝炒至半熟，捞出；锅内放入药汁、米酒煮开，放入猪肝、菠菜稍煮即可。

2. **补血养颜，润肤防衰**：猪肝200克，香菇30克，红枣6颗，生姜、枸杞子各适量。将猪肝洗净，切片，汆烫去血水；香菇泡发，洗净；红枣去核，洗净，将全部材料，加清水上蒸笼蒸3小时即可。

搭配宜忌

宜	猪肝 + 菠菜 改善缺铁性贫血	忌	猪肝 + 荞麦 影响消化
	猪肝 + 榛子 有利于钙吸收		猪肝 + 花菜 降低铜、铁的吸收

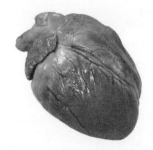

猪心

别名：无
用量：每日 50~150 克
性味：性平，味甘、咸
归经：归心经
调理关键词：改善贫血、强身健体

自古以来中医上就有"以形补形"的说法，现代医学研究表明，食用猪心对心脏有益处。猪心含有丰富的蛋白质，能强身健体；含有的多种矿物质成分，如铁等，能预防缺铁性贫血。

食疗作用

猪心具有补虚、定惊安神、养心补血的功效，对心虚多汗、自汗、惊悸恍惚、怔忡、失眠多梦、精神分裂等有一定食疗效果。猪肝含有的蛋白质、脂肪、维生素等成分，能加强心肌营养，增强心肌收缩力，有利于功能性或神经性心脏疾病的痊愈。

选购保存

新鲜的猪心，用手触摸有弹性，质地坚硬，切面整齐，挤压有鲜红色血液渗出，猪心最好现买现吃，也可放在冰箱中冷藏保存，但时间不宜过长。

♥ 应用指南

1. **补气血、养心安神，辅助治疗病体虚弱、心血不足等症**：灵芝15克，猪心500克。将灵芝去杂洗净，煎煮取汁；将猪心破开，洗净血水，与灵芝药汁、葱、姜、花椒同置锅内，煮至六成熟，捞起；将猪心放入卤汁锅内，以小火煮熟，捞起，揩净浮沫；取卤汁，加入调料，加热收成浓汁，均匀涂在猪心里外即可。

2. **补益肝肾，养心安神**：猪心、枸杞子各200克，花生油10毫升，淀粉3克。将猪心洗净，用温水浸泡10分钟；将猪心切开，清除腔内残余，飞水，洗净，把其余材料放进猪心，放入砂锅内，加适量的水，盖上盖，煮2小时即可。

搭配宜忌

宜	猪心 + 莲子 补心健脾，宁心安神	猪心 + 桂圆 养心安神
	猪心 + 芹菜 清心除烦	猪心 + 豆豉 补益脾胃、开胃消食

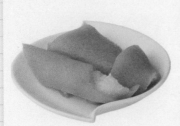

猪皮

别名：无

用量：每日 30~100 克

性味：性凉，味甘

归经：归肺、肾经

调理关键词：调理贫血、便血

猪皮含有大量的胶原蛋白，常食能辅助治疗鼻衄、齿衄、大便下血以及贫血。

食疗作用

猪皮具有滋阴补虚、清热利咽、活血止血、补益精血、滋润肌肤、光泽头发、减少皱纹、延缓衰老的功效，主治心烦、咽痛、贫血等症。现代医学研究表明，经常食用猪皮或猪蹄有延缓衰老和抗癌的作用，因为猪皮中含有大量的胶原蛋白，能减缓机体细胞老化，尤其对阴虚内热，出现咽喉疼痛、低热等症的患者食疗效果更佳。

选购保存

选购猪皮时，用手触摸猪皮，没有油者为佳品，不宜选购病死猪的猪皮。猪皮可以置于 0 ~ 4℃的冰箱中储存，也可以通过自然风干后储存。

♥ 应用指南

1. **辅助治疗失血性贫血、痔血、便血、女性崩漏下血：** 猪皮60～90克，加水及黄酒少许，用文火久煮至烂，然后加入适量的红糖，拌匀服用。

2. **辅助治疗血友病、鼻衄、齿衄、紫癜：** 猪皮1块，红枣10～15颗。将猪皮洗净，红枣洗净去核，一同入锅，加水适量，煮烂。食枣喝汤，每日1次。

3. **活血止血，润泽肌肤：** 猪皮、猪肉片、火腿片各100克，玉兰片50克，莴笋片10克，水发黑木耳50克。将猪皮用清水浸泡2小时后，捞出切成大片，放入热油中略炒，加入莴笋片、玉兰片、黑木耳、火腿片，用中火煮10分钟，再入猪肉片同煮至熟，最后加盐、鸡精调味即成。

搭配宜忌

宜	猪皮 + 山药 补益精血	猪皮 + 青椒 润肤美容
	猪皮 + 红枣 活血止血	猪皮 + 花生 抗衰止血

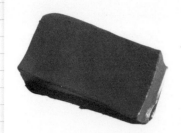

猪血

别名：液体肉、血豆腐、血红
用量：每日50~200克
性味：性平，味咸
归经：归肝、脾经
调理关键词：改善贫血、清除毒素

猪血中的血浆蛋白被人体内的胃酸分解，能产生一种解毒、清肠分解物，与侵入人体内的粉尘、有害金属微粒发生化合反应，从而将毒素排出体外。另外，猪血富含铁，对贫血者有改善作用。

食疗作用

猪血具有活血化淤、止血、利大肠的功效，对贫血、脘腹胀满、胃肠嘈杂、宫颈糜烂等症有一定的食疗作用。

选购保存

假猪血由于加了色素，颜色血红，非常鲜艳，而真猪血则颜色呈深红色；假猪血由于掺杂了甲醛等化学物质，比较柔韧，怎么切都不会碎，而真猪血则较硬，用手碰时，容易破碎；猪血切开后，如果切面光滑平整，看不到有气孔，说明有假，如果切面粗糙，有不规则小孔说明是真猪血；真猪血，有股淡淡的腥味，如果闻不到一点腥味，可能是假的。鲜猪血可以用盐水浸泡后，再放入冰箱保存，时间不宜长。

♥ 应用指南

1. **辅助治疗贫血、神经性头痛、身体虚弱、神经衰弱、失眠多梦等症：**猪血300克，鲫鱼（去鳞及内脏）、粳米各100克，白胡椒少许。取锅，加适量水，放入所有材料，共煮成粥。贫血者可常服。

2. **生津润燥，养血清热：**猪血350克，豆腐200克，香菜、盐、胡椒粉各适量，料酒、高汤各适量。香菜洗净，切末；猪血、豆腐洗净切小块，入开水汆烫后捞出；热锅入油，油热后下猪血、豆腐滑炒；烹料酒去腥，倒入高汤，加盐、胡椒粉调味；以大火煮开后，撒入香菜末即可。

搭配宜忌

宜	猪血 + 菠菜 润肠通便	宜	猪血 + 豆腐 补益气血
宜	猪血 + 韭菜 清肺健胃	忌	猪血 + 黄豆 引起消化不良

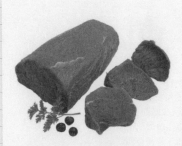

牛肉

别名：无

用量：每日 50~100 克

性味：性平，味甘

归经：归脾、胃经

调理关键词：补血、益气、滋养脾胃

牛肉中的肌氨酸含量比其他食物都高，对增长肌肉、增强力量和耐受力特别有效。肌氨酸是肌肉燃料之源，常食牛肉能使训练坚持得更久。牛肉还富含铁，是造血必需的矿物质。

食疗作用

牛肉具有补中益气、滋养脾胃、强健筋骨、化痰息风、止渴止涎的功效，适用于中气下陷、气短体虚、筋骨酸软、贫血久病、面黄目眩之人食用。

选购保存

新鲜牛肉有光泽，颜色均匀，脂肪洁白或淡黄色，气味正常，有弹性，指压后凹陷立即恢复，表面微干或微湿润，不粘手；较次的牛肉颜色稍暗，脂肪缺乏光泽；变质肉脂肪呈绿色，有一股氨味或酸味，肉质无弹性。牛肉可以冷藏或盐浸后风干储存。

♥ 应用指南

1. **辅助治脾胃虚弱、气血不足、虚损赢瘦、体倦乏力：**牛肉250克，山药、莲子、茯苓、小茴香（布包）、红枣各30克。牛肉洗净，切片，所有药材洗净，同入锅，加牛肉、水适量，以小火炖至烂熟，酌加盐调味。饮汤吃肉。

2. **辅助治脾胃虚弱、肺虚咳嗽、体虚无力：**熟牛里脊肉 300克，白梨丝100克，熟芝麻25克，香菜少许，盐适量。将熟牛里脊肉洗净，切成丝，用醋精拌匀，然后放在凉开水里洗净醋精和血液，与芝麻、盐拌匀待用；将香菜洗净，沥干，装入盘内垫底；盘内放入牛里脊肉丝和白梨丝，与香菜拌匀即成。

搭配宜忌

宜	牛肉 + 土豆 保护胃黏膜		牛肉 + 橄榄 引起身体不适
	牛肉 + 洋葱 补脾健胃		牛肉 + 田螺 引起消化不良

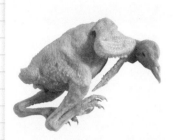

鸽肉

别名: 蛇鸽、点鸽、白鸽
用量: 每日 50~150 克
性味: 性平，味咸
归经: 归肝、肾经
调理关键词: 改善血液循环

鸽肉含有丰富的软骨素，可与鹿茸中的软骨素相媲美，常食用，能改善皮肤细胞活力，增强皮肤弹性，改善血液循环等。鸽肉蛋白质含量高，适合贫血人群食用。

食疗作用

鸽肉有补肝益肾、益气补血、清热解毒、生津止渴等功效。现代医学认为，鸽肉可壮阳补肾、健脑补神、提高记忆力、降低血压，对男子性欲减退、阳痿、早泄、腰膝酸软等症有较好的食疗作用。鸽肉对贫血、体虚等也有一定的辅助疗效。

选购保存

选购鸽肉，以无鸽痘，皮肤无充血痕迹，肌肉有弹性，表皮和肌肉切面有光泽，具有鸽肉固有色泽及气味，无异味者为佳。鸽肉较容易变质，购买后要及时放进冰箱里。如果一次吃不完，应将剩下的鸽肉煮熟保存。

♥ 应用指南

1. **辅助治疗贫血体虚，补血养颜：**乳鸽1只，银耳15克，枸杞子、陈皮各适量。乳鸽收拾干净，切块，汆烫去血水备用；枸杞子、银耳分别泡发洗净；陈皮洗净备用；将乳鸽、枸杞子和陈皮放入砂锅，注入清水，以大火烧沸；放入银耳，转小火煲2小时即可。

2. **辅助治疗因工作繁忙、用脑过度造成的头疼眩晕：**乳鸽1只，天麻10克，盐、鸡精、胡椒各适量，料酒适量。天麻用温水洗净，切片；乳鸽处理干净，切块，汆烫去血水；将乳鸽块放入炖盅，将天麻片放在乳鸽上，加鸡精、料酒、胡椒，加清水，用保鲜膜封口；上蒸笼，先以大火蒸沸，再转中火蒸至鸽肉熟软，起锅即成。

搭配宜忌

宜	鸽肉 + 甲鱼 滋肾益气、散结镇痛	忌	鸽肉 + 猪肉 令人滞气

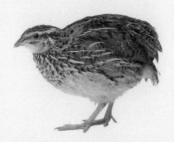

鹌鹑

别名：鹑鸟肉、赤喉鹑肉
用量：每日 50~100 克
性味：性平，味甘
归经：归大肠、脾、肺、肾经
调理关键词：防止血栓、补益强身

鹌鹑含丰富的卵磷脂，能抑制血小板凝聚，可阻止血栓形成，保护血管壁，阻止动脉硬化。鹌鹑是高蛋白、低脂肪食物，是补益的佳品，适合贫血患者食用。

食疗作用

鹌鹑具有补五脏、益精血、温肾助阳之功效，男子经常食用鹌鹑，可增强性功能，并增气力，壮筋骨。鹌鹑肉含有维生素 P 等成分，常食有防治高血压及动脉硬化之功效。鹌鹑常作为营养不良、体虚乏力、贫血头晕、肾炎水肿、泻痢、高血压、肥胖症、动脉硬化症患者的食疗佳品。

选购保存

鹌鹑以皮肉光滑、嘴柔软者为佳；皮起皱、嘴坚硬的是老鹌鹑，品质较差。鹌鹑宜冷冻储存，但是时间不宜过长，否则会使原先的鲜美口感变味，最好是现买现吃。

♥ 应用指南

1. **补血养颜，辅助治疗血虚、面色萎黄：** 鹌鹑2只，水发百合、红枣各30克，盐适量。鹌鹑洗净，入沸水汆烫后捞出；红枣洗净；百合洗净，掰瓣；砂锅内加水适量，以大火烧沸；放入鹌鹑、百合、红枣，以大火烧沸，转小火煲2小时；最后加盐调味即可。

2. **辅助治气血两虚所致体虚乏力、贫血头晕、心悸失眠：** 虫草花10克，红枣2颗，鹌鹑1只，猪瘦肉30克，生姜2片，盐适量。红枣去核，洗净；鹌鹑洗净；猪瘦肉洗净；将所有材料一起放入炖盅，加水，加盖，隔水炖约3小时，至肉熟烂，加盐调味即可。

搭配宜忌

宜	鹌鹑 + 红枣 补血养颜	忌	鹌鹑 + 黑木耳 引发痔疮
	鹌鹑 + 天麻 改善贫血		鹌鹑 + 猪肝 会引起面部生斑

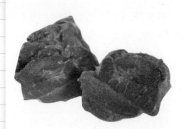

驴肉

别名：漠骊肉、毛驴
用量：每日 50~150 克
性味：性平，味甘、酸
归经：归心、肝、肾经
调理关键词：补血和血、滋阴壮阳

驴肉和猪肉、牛肉相比，其氨基酸、不饱和脂肪酸及微量元素较高，对动脉硬化、冠心病等患者有着良好的保健作用。驴肉还能补血和血，适合贫血患者食用。

食疗作用

驴肉能补益气血、息风安神、滋阴壮阳、安神去烦，主治气血亏虚、短气乏力、心悸、健忘、睡眠不宁、头晕、经色淡等。驴肉还常用来辅助治疗久病之后的气血亏虚、短气乏力、倦怠羸瘦、食欲不振、心悸、阴血不足、不寐多梦、功能性子宫出血和出血性紫癜等症。

选购保存

挑选熟驴肉看包装，包装应密封、无破损、无胀袋，注意熟肉制品的色泽，尽量不要挑选色泽太艳的食品，因为色泽太艳，可能是人为加入的合成色素或发色剂亚硝酸盐造成。熟肉制品应放在0~4℃的条件下保存，否则易变质；生驴肉也宜冷藏保存。

♥ 应用指南

1. **补益气血，安神**：驴肉250克，豆豉10克，盐、五香粉各适量。将驴肉洗净，切小块，入沸水中氽去血水，捞出；豆豉用清水洗净；净锅注水适量，放入驴肉、豆豉，煮至肉熟烂后，加入五香粉、盐调味，即可食用。

2. **补气养血，补虚**：驴肉350克，陈皮、草果、桂皮、八角各2克，香叶、丁香各1克，盐、鸡精、冰糖各适量，酱油适量。驴肉洗净切块备用；香料洗净，沥水；取汤锅，加水、盐、鸡精、酱油、冰糖，煮开后即成酱汤，再加入陈皮、草果、桂皮、八角、香叶、丁香煮30分钟左右；将驴肉倒入酱汤中煮熟，捞出即可。

搭配宜忌

宜	驴肉 + 芋头 补益气血	忌	驴肉 + 章鱼 引发心脑血管疾病
	驴肉 + 红椒 开胃消食		驴肉 + 荆芥 引起不良反应

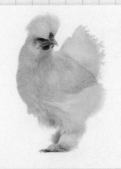

乌鸡

别名：黑脚鸡、乌骨鸡、药鸡
用量：每日 50~150 克
性味：性平，味甘
归经：归肝、肾经
调理关键词：防治缺铁性贫血

乌鸡中氨基酸的含量要普遍高于其他种类鸡，可以为人体提供丰富的氨基酸，增强人体抵抗力。乌鸡中铁元素的含量也较高，而铁是机体造血不可或缺的原料，能预防缺铁性贫血。

食疗作用

乌鸡具有滋阴补肾、养血添精、益肝退热、补虚的功效，能调节人体免疫功能，抗衰老。乌鸡含铁、铜元素较高，对于病后贫血者具有补血、促进康复的食疗作用。

选购保存

新鲜的乌鸡鸡嘴干燥，富有光泽，口腔黏液呈灰白色，洁净没有异味；皮肤毛孔隆起，表面干燥而紧缩；肌肉结实，富有弹性。乌鸡一般采用低温保存，家庭中可将乌鸡处置干净，擦净表面水分，放入保鲜袋内，入冰箱冷冻室保存。一般情况下，保存乌鸡的温度越低，其保存的时间就越长，乌鸡冷冻可保鲜3~6 个月。

♥ 应用指南

1. **滋阴补肾，补血养颜：** 乌鸡500克，红枣10颗，花旗参10克，盐适量。乌鸡洗净，切块，加水煮沸；加入红枣、花旗参，转小火煲1小时，加盐调味即可。

2. **辅助治疗虚劳羸瘦、眩晕盗汗：** 乌鸡1只，淡菜150克，何首乌5克，盐适量。乌鸡洗净，切块，余烫去血水；淡菜、何首乌洗净；将所有材料入锅，加水以大火煮开，转小火炖30分钟，最后加盐调味即可。

搭配宜忌

宜	乌鸡 + 田七 增强免疫力	宜	乌鸡 + 红枣 补血养颜
宜	乌鸡 + 粳米 养阴、祛热、补中	忌	乌鸡 + 鲫鱼 会导致中毒

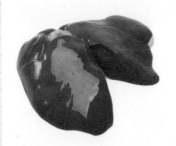

鸡肝

别名：无
用量：每日 50~120 克
性味：性微温，味甘、苦、咸
归经：归肝、肾经
调理关键词：补血、护眼

鸡肝维生素含量较高，其中维生素 A 最为丰富，具有维持机体正常生长和生殖功能的作用，还能保护眼睛，维持正常视力，防止眼睛干涩。鸡肝中的铁质含量也较丰富，是补血佳品。

食疗作用

鸡肝具有补血益气、补肝明目的功效，对肝虚目暗、视力下降、夜盲症、小儿疳眼（角膜软化症）、佝偻病、妇女产后贫血、肺结核及孕妇先兆流产者有一定的辅助疗效。

选购保存

选购鸡肝，首先闻气味，新鲜者有淡的腥气，变质者会有腥臭等异味；其次看外形，新鲜者是自然充满弹性，次者是失去水分后边角干燥；最后看颜色，淡红色、土黄色、灰色，都属于正常，黑色要么不新鲜，要么是酱腌的，鲜红色是加了色素的。鸡肝宜冷藏保存。

♥ 应用指南

补肝明目、养血祛淤，可用于贫血等症：红花6克，鸡肝50克，面粉200克，盐适量。将鸡肝处理好，洗净，剁成末，加入盐拌匀，倒入面粉中，加红花、水适量，揉成面团，搓成直径3~4厘米粗的面条，切成4厘米长的小团，用擀面杖擀成小饼；炒锅置武火上烧热，加入素油，烧至六成热时，放入鸡肝饼生坯，炸至黄色，再炸另一面；两面均呈金黄色时捞起，沥油即成。每日1次，每次吃50克，佐粥食用。

搭配宜忌

宜	鸡肝 + 大米 辅助治疗贫血及夜盲症	忌	鸡肝 + 芥菜 降低营养价值
	鸡肝 + 丝瓜 补血养颜		鸡肝 + 白萝卜 降低营养价值

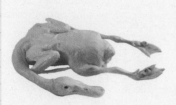

鸭肉

别名：鹜肉、家凫肉、白鸭肉
用量：每日 50~100 克
性味：性寒，味甘、咸
归经：归脾、胃、肺、肾经
调理关键词：调理贫血、抗衰老

鸭肉含有丰富的蛋白质和多种维生素，其中所含 B 族维生素和维生素 E 较多，能有效抵抗脚气病、神经炎和多种炎症，还能抗衰老。食用鸭肉，对于营养不良、产后体虚、贫血患者有很好的调理作用。

食疗作用

《随息居饮食谱》载鸭肉有"滋五脏之阴，清虚劳之热，补血行水"的功效。鸭肉丰富且全面的营养，可为贫血患者提供所需的生血造血营养原料，从而改善贫血症状。另外，羊肉清爽解腻，有助益脾胃的功效，常食可改善贫血症伴有的食欲不振状况。

选购保存

选购鸭子时，应购买嫩鸭和散养鸭。识别是否为嫩鸭，最关键的是看鸭脚，脚掌皮薄，脚尖磨损，脚腕间的突出物短的是嫩鸭；选散养鸭，识别的方式也是看脚，散养鸭的鸭爪细而尖长，粗糙有力。保存鸭肉可用熏、腌等方法保存，若是冷藏，时间不要太长，当天吃最好。

♥ 应用指南

1. **辅助治疗小便不畅，补血利水：**鸭肉 300 克，枸杞子 10 克，黄芪、党参各适量。锅中注清水烧沸，放入水、鸭肉、黄芪、党参、枸杞子，以大火烧沸，转小火慢炖 2 小时即可。

2. **辅助治疗肝肾阴虚、头晕目眩：**鸭肉 200 克，海参 50 克，盐、鸡精各适量。将鸭宰杀，用清水漂洗 2 次，取鸭肉切片；海参泡发胀透，切片；鸭肉和海参一同放入砂锅内，加适量清水，先以武火煮沸，再以文火炖煮 2 小时，炖至熟，加盐、鸡精调味即可。

搭配宜忌

宜	鸭肉 + 白菜 促进胆固醇代谢	宜	鸭肉 + 桂花 滋阴补虚
宜	鸭肉 + 芥菜 滋阴润肺	忌	鸭肉 + 甲鱼 导致水肿泄泻

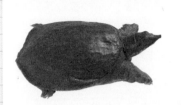

甲鱼

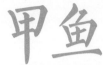

别名：鳖、团鱼、脚鱼、王八
用量：每日 50~150 克
性味：性平，味甘
归经：归肝经
调理关键词：预防贫血、强身健体

甲鱼肉营养丰富，具有"美食五味肉"的俗称，其丰富的蛋白质，能强壮身体，抵御疾病，还能为身体所需的一些氨基酸提供原料。甲鱼肉含有的铁也较多，能预防贫血。

食疗作用

甲鱼具有益气补虚、滋阴壮阳、益肾健体、净血散结的功效，对血胆固醇、高血压、冠心病有一定的辅助疗效。甲鱼对肝肾阴虚，劳热骨蒸，或虚劳咳嗽；冲任虚损，崩漏失血；久疟不止等也有一定的食疗作用。

选购保存

好的甲鱼动作敏捷，腹部有光泽，肌肉肥厚，裙边厚而向上翘，体外无伤病痕迹。将甲鱼翻转，头腿活动灵活，很快能翻回来，即为质量较优的甲鱼。需格外注意的是，买甲鱼必须买活的，千万不能图便宜买死甲鱼，甲鱼死后体内会分解大量毒物，容易引起食物中毒，即使冷藏也不可食用。

♥ 应用指南

1. **滋阴养颜，补血滋润**：甲鱼200克，青蒿、干桃花、黄芪各10克，蜂蜜适量。将青蒿、桃花、黄芪分别用清水洗净，然后一同放入砂锅内，加水适量煎汤，弃渣留汤；甲鱼宰杀，收拾干净，斩件后洗净，与药汁一同放入砂锅内煎煮约30分钟，温度略低时加入蜂蜜拌匀即可。

2. **辅助治疗贫血、口干咽燥、消瘦乏力等症**：甲鱼1只，当归、党参各50克。将甲鱼宰杀，收拾干净，洗净，切块；用纱布包好当归、党参，与甲鱼共入锅，加水适量煮汤，煮至肉烂，捞去药包，加盐、鸡精调味即可。

搭配宜忌

宜	甲鱼 + 白鸽肉 滋肾益气、润肤养颜		**宜**	甲鱼 + 山药 滋阴补肾
宜	甲鱼 + 川贝 滋阴润肺		**忌**	甲鱼 + 柿饼 消化不良

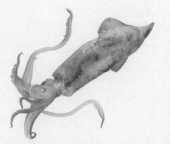

鱿鱼

别名：柔鱼、枪乌贼
用量：每日 50~100 克
性味：性温，味甘
归经：归肝、肾经
调理关键词：改善肝脏功能、预防贫血

鱿鱼营养丰富，含有大量的牛磺酸，牛磺酸是一种低热量物质，可抑制血清胆固醇含量，缓解疲劳，恢复视力，改善肝脏功能。鱿鱼中矿物质成分较多，含有丰富的钙、磷、铁元素，可预防贫血。

食疗作用

鱿鱼具有补虚养气、滋阴养颜等功效，可降低血液中胆固醇的浓度、调节血压、活化细胞，对预防血管硬化、胆结石的形成，缓解疲劳，恢复视力，改善肝脏功能有一定的食疗功效。食用鱿鱼，还利于骨骼发育和造血，可以防治缺铁性贫血。

选购保存

优质鱿鱼体形完整坚实，呈粉红色，有光泽，体表面有少许白霜，肉肥厚，半透明，背部不红；劣质鱿鱼体形瘦小残缺，颜色赤黄略带黑，无光泽，表面白霜过厚，背部呈黑红色或玫红色；干鱿鱼以有咸腥味、无臭味，表面有白色粉末且肉质厚实者为佳。可冰箱冷藏保存。

♥ 应用指南

补钙补铁，辅助治疗贫血、慢性胃炎：
鱿鱼、秋葵各50克，洋葱、辣椒、白糖、盐、醋、鸡精各适量。鱿鱼处理干净，切丝后洗净备用；秋葵洗净后切片；辣椒去籽后洗净，切丝；洋葱洗净切丝；起锅注水，烧沸后分别放入鱿鱼丝和秋葵片，汆烫至熟后捞起，沥干，装入盘中，加入洋葱、辣椒丝、白糖、盐、醋、鸡精拌匀调味即可。

搭配宜忌

宜	鱿鱼 + 银耳 抗衰老、延年益寿	忌	鱿鱼 + 茶叶 影响蛋白质消化吸收
	鱿鱼 + 黑木耳 促进排毒、造血		鱿鱼 + 柿子 影响消化吸收

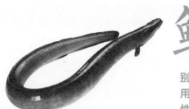

鳗鱼

别名：青鳝、白鳝、河鳗
用量：每日 50~100 克
性味：性平，味甘
归经：归肝、肾经
调理关键词：保护肝脏、预防贫血

鳗鱼含有丰富的维生素，其中维生素 A、维生素 E，对于预防视力退化、保护肝脏、恢复精力有很大益处。鳗鱼还含有被俗称为"脑黄金"的 DHA 及 EPA，有预防心血管疾病和贫血的重要作用。

食疗作用

鳗鱼具有补虚壮阳、祛风湿、强筋骨、调节血糖、养血的功效，对贫血、结核发热、赤白带下、性功能减退、糖尿病、虚劳阳痿、风湿痹痛、筋骨软弱等病症有一定的食疗作用。

选购保存

选购鳗鱼，以表皮柔软、肉质细嫩、无异臭味，每千克四五尾，外观略带蓝色、无伤痕者为佳。经过宰杀处理的鳗鱼，若没有立即烹调食用，可将其置于冰箱内冷藏；若需要长期储存，可在鱼体处理干净后，用塑料袋包好，放入冷冻库保存。

♥ 应用指南

1. **辅助治贫血体虚：**鳗鱼300克，山药20克，盐适量。将鳗鱼宰杀后处理干净，切块；山药用清水洗净，与鳗鱼同入锅煮汤，最后加盐调味即可。

2. **扶正补血，美容养颜：**鳗鱼1条，小葱30克，料酒、酱油、醋各适量，淀粉、糖各适量，胡椒粉少许。鳗鱼洗净，除头、尾、大骨，肉切成小块，放入碗中，加料酒、淀粉、酱油腌20分钟；小葱洗净，切段；将腌好的鳗鱼，入油锅煎至两面金黄，盛出；锅中余油加热，爆香葱段，放入煎好的鳗鱼，加入料酒、酱油、糖、醋、清水各适量，以大火烧开后，转小火炖至鳗鱼入味，再转大火烧至汤汁收干即可。

搭配宜忌

宜	鳗鱼 + 山药 辅助治虚劳体弱	宜	鳗鱼 + 冬笋 提供营养全面
宜	鳗鱼 + 黑木耳 补气养血	忌	鳗鱼 + 白果 引起中毒

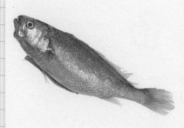

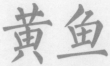
黄鱼

别名: 小黄花鱼、黄花鱼
用量: 每日 30~100 克
性味: 性平,味甘、咸
归经: 归肝、肾经
调理关键词: 延缓衰老、防治贫血

黄鱼含有丰富的蛋白质,能为人体提供所需氨基酸,强壮身体。黄鱼还含有丰富的微量元素硒,能清除人体代谢产生的自由基,延缓衰老,对体虚、贫血有防治功效。

食疗作用

黄鱼具有健脾、安神止痢、益气填精、养血的功效,对贫血、失眠、头晕、食欲不振及妇女产后体虚有良好的食疗效果。

选购保存

黄鱼分大黄鱼和小黄鱼,大黄鱼肉肥厚,略显粗老,小黄鱼肉嫩味鲜,但刺稍多。黄鱼与三牙鱼、白姑鱼长相很接近,很难分辨真假,如果是染色白姑鱼,可用卫生纸擦鱼身,会留下明显黄色,冷冻的冰面上也会呈现黄色,浸泡水中约5分钟,水可能变成啤酒色;通过鱼嘴的形状也可鉴定真假,黄鱼的嘴是圆的,而白姑鱼的嘴型是尖的。鱼肉制品可冷藏,也可腌制储存。

♥ 应用指南

开胃消食,活血强身: 小黄鱼8条,芥菜适量。将小黄鱼收拾干净,用料酒、盐腌渍15分钟;葱切片,姜、蒜切丝,青椒、红椒切小丁;盘中放入面粉,将小黄鱼裹上面粉;锅入少许油,将小黄鱼入锅中,煎至两面金黄色时取出;净锅入油烧热,爆香葱、姜、蒜,加入芥菜、料酒1大勺、醋、老抽、生抽、糖炒匀;加入小黄鱼,再加适量的水烧几分钟;将小黄鱼捞出,加入青椒、红椒,再加点鸡精和水淀粉勾薄芡,最后以大火将汤汁收浓后关火;将汤汁淋在小黄鱼上即可。

搭配宜忌

宜	**黄鱼 + 西红柿** 促进骨骼发育	**宜**	**黄鱼 + 花菜** 开胃、增食欲
宜	**黄鱼 + 苹果** 营养全面	**忌**	**黄鱼 + 荆芥** 对身体不利

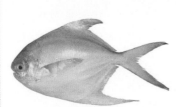

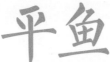

平鱼

别名: 银盘鲳、银盘鱼
用量: 每日 50~200 克
性味: 性平，味甘
归经: 归脾、胃经
调理关键词: 补气补血、降胆固醇

平鱼营养较为丰富，含有丰富的不饱和脂肪酸，有降低胆固醇的作用。平鱼还含有丰富的微量元素硒和镁，对冠状动脉硬化等心血管疾病有预防作用，并能延缓机体衰老，对气血不足引起的贫血有调理功效。

食疗作用

平鱼具有益气养血、补胃益精、滑利关节的功效，对消化不良、脾虚泄泻、贫血、筋骨酸痛等症有较好的食疗效果。平鱼还可用于小儿久病体虚、贫血、倦怠乏力、食欲不振等症的辅助治疗。

选购保存

新鲜平鱼身体扁平，鱼肉有弹性，表面有银白色光泽，鳃鲜红，鳞完整。如果鱼鳃呈现暗红色，则说明鱼存放时间长，不宜购买；冷冻平鱼解冻后，如果肌肉弹性差，闻之有臭味，则不宜购买。平鱼可冷藏保存，也可冷冻保存，将鱼表面擦干，放入保鲜袋包好后，放入冰箱。冷藏一般可保鲜 5 天，冷冻可保鲜 3 个月。

♥ 应用指南

补中益气、滋阴养血，对气血虚弱有一定疗效: 平鱼500克，党参25克，当归、熟地黄各15克，山药30克。将平鱼处理干净，沥干，用盐、料酒、鸡精腌渍；将党参、当归、熟地黄、山药去杂洗净，用纱布袋装好、扎口；将鱼、药袋、葱、姜、料酒、盐、酱油、猪油一同放入锅中，加入适量清水，以大火烧沸，转小火炖至鱼熟即成。

搭配宜忌

宜	平鱼 + 胡椒 开胃消食	平鱼 + 葱 去腥味、养血
	平鱼 + 醋 去腥味	平鱼 + 当归 养血补虚

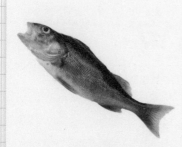

鲈鱼

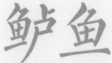

别名： 鲈鲛、花鲈、鲈板
用量： 每日 50~150 克
性味： 性平，味甘
归经： 归肝、脾、肾经
调理关键词： 补血、补虚强身

鲈鱼营养丰富，含有丰富的蛋白质，能补虚强身。鲈鱼还含有多种维生素，能健身补血，适合贫血患者食用。

食疗作用

鲈鱼能益脾胃、补肝肾，主治脾虚泻痢、消化不良、疳积、百日咳、水肿、筋骨萎弱、胎动不安、疮疡久治不愈。食用鲈鱼，对慢性肠炎、慢性肾炎、习惯性流产、胎动不安、妊娠期水肿、产后乳汁缺乏、手术后伤口难愈、贫血等症有较好的食疗作用。

选购保存

新鲜的鲈鱼颜色偏青色，鱼鳞有光泽、透亮，鳃呈鲜红色，表皮及鱼鳞无脱落，鱼眼清澈透明不混浊，无损伤痕迹，按压鱼身富有弹性。鲈鱼一般低温保鲜，如果一次吃不完，可以去除内脏洗净擦干后，用保鲜膜包好，放入冰箱冷冻保存。

♥ 应用指南

1. **健身补血，健脾益气：** 鲈鱼400克，腐竹60克，调料适量。将鲈鱼洗净，然后用刀划几下，用盐腌渍入味；腐竹用冷水浸泡，切段；将腐竹摆在鲈鱼的周围，上锅蒸10分钟；番茄酱加水搅拌均匀，鲈鱼在蒸的过程中放入番茄酱，再淋入油，蒸熟即可。

2. **辅助治疗产后、病后体虚：** 鲈鱼1条，当归10克，香菇3朵，枸杞子、姜片各10克，盐、鸡精、豆瓣酱各适量，生抽适量。鲈鱼洗净，和当归、香菇、枸杞子、姜片、豆瓣酱、生抽一同放入炖锅，加适量清水，炖40分钟，最后加盐、鸡精调味即可。

搭配宜忌

宜	鲈鱼 + 姜 补虚养身、健脾开胃	忌	鲈鱼 + 奶酪 可引发疮癣
	鲈鱼 + 胡萝卜 延缓衰老		鲈鱼 + 荆芥 可引发疮癣

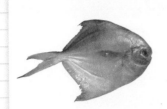

鲳鱼

别名：银鲳、镜鱼
用量：每日 50~200 克
性味：性平，味甘
归经：归脾、肾经
调理关键词：降低胆固醇，防治贫血

鲳鱼营养丰富，含有丰富的不饱和脂肪酸，有降低胆固醇的功效，对高脂血症、贫血有一定食疗作用。鲳鱼还含有丰富的微量元素，对冠状动脉硬化等心血管疾病有预防作用，能辅助调理贫血。

食疗作用

鲳鱼具有益气养血、补胃益精、滑利关节、柔筋利骨的功效，对消化不良、脾虚泄泻、贫血、筋骨酸痛等有一定的食疗作用。

选购保存

优质鲳鱼，鳞片紧贴鱼身，鱼体坚挺、有光泽；鳃丝呈紫红色或色清晰明亮；肉质致密、手触弹性好。质量差的鲳鱼，鳞片松弛易脱落，鱼体光泽少或无光泽；鳃丝呈暗紫色或灰红色，有混浊现象，并有轻微的异味；肉质疏松，手触弹性差。保存鲳鱼可将鲳鱼表面擦干，放入保鲜袋包好，放入冰箱冷藏或冷冻。

♥ 应用指南

1. **用于气血不足、脾胃虚弱、食欲不振等病症**：鲳鱼100克，党参、当归各15克，生姜适量。将鲳鱼宰杀，处置干净后洗净，备用；将党参、当归用清水洗净，入锅加适量清水煎汤，去渣留汁；将药汁和鲳鱼同入锅煮，大火烧沸，转中小火煮30分钟至鱼肉熟烂；加盐、鸡精调味，饮汤食肉。

2. **健脾养胃，养血补虚**：鲳鱼250克，粳米100克，姜丝、葱花、猪油、盐各适量。将鲳鱼宰杀后处置干净，入锅，加入适量清水，将鱼煮熟；将煮熟的鱼去刺去骨，鱼肉备用；将粳米洗净，入锅加水煮粥，至米粒开花后，放入鱼肉、姜、葱、猪油及盐拌匀，至粥成即可。

搭配宜忌

宜	鲳鱼 + 大蒜 营养全面	宜	鲳鱼 + 青椒 促进维生素 C 的吸收
宜	鲳鱼 + 薏米 补气养血	忌	鲳鱼 + 柿子 可引发恶心、呕吐

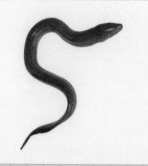

鳝鱼

别名：黄鳝、长鱼、无鳞公子
用量：每日 50~100 克
性味：性温，味甘
归经：归肝、脾、肾经
调理关键词：补气养血、强身健体

鳝鱼含有的蛋白质，能补虚健体；含有的铁元素，能促进红细胞的生长；含有的钙，能让身体强健。体虚贫血者可食用鳝鱼。

食疗作用

鳝鱼具有补气养血、祛风湿、强筋骨、壮阳、解毒的功效，可辅助治疗肾虚阳痿、风湿骨痛、血虚、痔疮、便血等症。从中医角度讲，鳝鱼的药用价值较高，特别是外用时能治口眼歪斜，颜面神经麻痹。有人说"鳝鱼是眼药"，有眼疾的人可以多吃鳝鱼，有好处。

选购保存

鳝鱼要挑选大而肥的、体色为灰黄色的活鳝，以表皮柔软、肉质细致、没有臭味者为佳。鳝鱼最好现杀现烹，因为鳝鱼死后会产生组胺，食用可能引发中毒。

♥ 应用指南

1. **辅助治疗气血不足而致的面色苍白，神疲乏力，少气懒言，久病体虚**：鳝鱼500克，当归、党参各15克，黄酒、葱、姜、蒜、盐各适量。将鳝鱼宰杀，去头、骨、内脏，洗净，切成丝，备用；将党参、当归装入纱布袋中，扎紧袋口；将鳝鱼及装有党参、当归的纱布袋放入锅中，加入适量冷水，以武火煎沸，撇去浮沫，转文火煮1小时；捞去药袋，加入黄酒、葱、姜、蒜，再煎沸15分钟，加入盐调味即可。每周2次，佐餐食用，食鳝鱼喝汤。

2. **补气养血**：鳝鱼300克，黄芪10克，高汤少许，盐适量。鳝鱼、黄芪洗净，净锅上火，倒入高汤，入鳝鱼、黄芪煲至熟，加盐调味即可。

搭配宜忌

宜	鳝鱼 + 青椒 降低血糖	忌	鳝鱼 + 狗肉 温热助火
	鳝鱼 + 金针菇 补中养血		鳝鱼 + 奶酪 引发痼症

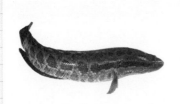

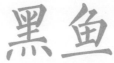

黑鱼

别名：蛇皮鱼、丰鱼、财鱼
用量：每日 50~150 克
性味：性寒，味甘
归经：归脾、胃经
调理关键词：补血、预防贫血

黑鱼性格凶猛，喜欢生活于水中草丛较深的地方。其营养丰富，含有丰富的蛋白质，能滋补身体。黑鱼还含有多种矿物质元素，其中铁的含量较高，有补血和预防缺铁性贫血的作用。

食疗作用

黑鱼具有祛风治疳、补脾益气、利水消肿的功效，对身体虚弱、低蛋白血症、脾胃气虚、营养不良、贫血有一定的食疗效果。民间还常用黑鱼作为催乳佳品。

选购保存

挑选黑鱼重点是鱼的健康状况和体质的好坏。体表无出血发红现象，鳞片无脱落或极少脱落，黏膜无损伤，体色青亮，游动状态正常是易养活的黑鱼，宜购买；而体表有出血发红现象，鳞片脱落严重，黏膜损伤大，体色灰白或发黄无光泽，游动时头部左右摇摆向前窜跃，或呈垂直状窜至水面又速扎入水下，这一类鱼不易养活，不宜购买。黑鱼适宜冷藏，可置于冰箱储存 3~5 天。

♥ 应用指南

1. **防治贫血水肿、脾虚、湿热**：黑鱼500克，冬瓜200克。黑鱼宰杀后处置干净，洗净，切块；冬瓜去皮，洗净，切块；将黑鱼、冬瓜放入锅中，加入适量清水，煮熟后，撒入葱和盐调味即可。

2. **补虚扶正，辅助治疗风疮、顽癣疥癞**：黑鱼1条，苍耳叶适量。将黑鱼宰杀处置干净，鱼腹内填入苍耳叶；另外在锅中放苍耳叶60克，再将鱼放置其上，加水适量，以慢火煨熟。淡食，勿入盐、酱油。

搭配宜忌

宜	黑鱼 + 胡椒 消食补虚	黑鱼 + 红枣 养血强身
	黑鱼 + 冬瓜 利水消肿	黑鱼 + 当归 养血活血

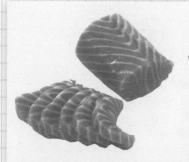

三文鱼

别名：鲑鱼、马哈鱼、大马哈鱼
用量：每日 50~100 克
性味：性平，味甘
归经：归脾、胃经
调理关键词：改善贫血、增强脑功能

三文鱼体内含有一种独特的脂肪酸，是脑部、视网膜及神经系统必不可少的物质，有增强脑功能、保护视力的作用。还含有多种维生素，适合心脑血管疾病患者、贫血患者、消瘦者食用。

食疗作用

三文鱼营养价值很高，含有蛋白质、多种维生素和矿物质以及硒，可为贫血患者提供多种造血原料，提高其免疫力，改善贫血症状。三文鱼口味极鲜，可增加食欲，改善伴有的食欲不振症状。

选购保存

新鲜的三文鱼会有种隐隐流动的光泽，带着润泽的感觉；而不新鲜的三文鱼，色泽较为暗淡无光。如果是买整条三文鱼的话，最好掰开三文鱼的鳃仔细看，新鲜三文鱼的鱼鳃是鲜红的，而不新鲜的三文鱼是发黑的；新鲜的三文鱼，鱼身摸上去有弹性，按下去会慢慢恢复，不新鲜者，摸上去则坚实，没有弹性。三文鱼用保鲜膜包好，可冷藏保存 1～2 天，需要尽快食用。冷冻三文鱼不适合生吃。

♥ 应用指南

利尿，抗衰，防癌，可改善贫血： 三文鱼200克，鸡蛋1个（取蛋清），海带50克，千张适量。将三文鱼鱼皮去掉，放入搅拌机中，加入蛋清、淀粉、水、油、盐、葱丝，用搅拌机搅拌成糊；倒入小碗中，再用打蛋器打至浓稠，做成鱼丸；海带、千张分别用清水泡发，洗净，打结；锅中放适量的温水，下入鱼丸；水烧沸后，倒入海带和千张，稍煮，熟后调入盐即可。

搭配宜忌

宜	三文鱼 + 芥末 除腥、杀菌	三文鱼 + 蘑菇 降糖降脂
	三文鱼 + 柠檬 利于营养吸收	三文鱼 + 葱 去腥、补虚

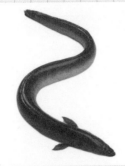

泥鳅

别名：鳅鱼、黄鳅、蝤
用量：每日 50~100 克
性味：性平，味甘
归经：归脾、肝、肾经
调理关键词：抗血管衰老、补血健体

泥鳅被称为"水中人参"，含有不饱和脂肪酸，能抗血管衰老，有益于老年人及心血管患者；还含有多种维生素和矿物质，能补血健体，适合体虚者、贫血患者食用。

食疗作用

泥鳅具有暖脾胃、祛湿、壮阳、止虚汗、补中益气、强精补血之功效，是急慢性肝病、阳痿、痔疮等症的辅助治疗佳品。泥鳅对脾虚泻痢、热病口渴、小儿盗汗水肿、小便不利、阳事不举、疔疮、皮肤瘙痒等也有一定的食疗作用。

选购保存

购买时，应选择鲜活、无异味的泥鳅。储存时，把新买回的活泥鳅用清水漂一下，捞起放进一个不漏气的塑料袋里（袋内先装一点点水），将袋口用细绳扎紧，放进冰箱冷冻，长时间存放，泥鳅只是呈冬眠状态。

♥ 应用指南

开胃，排毒，降压降脂，增强免疫力：
泥鳅300克，豆腐500克，油菜、香菇各适量。将油菜洗净；水发香菇切片，在开水里焯一下，捞出备用；锅中加凉水，把整块豆腐和泥鳅放入锅中，水量以没过豆腐和泥鳅为准；锅里加鸡精和盐，盖上锅盖，以大火烧开10分钟，即可捞出；待豆腐凉后，将豆腐切成寸块；炒锅放入花生油，烧热后，放入葱花炒香，加入适量高汤，将豆腐块、泥鳅一起放入，煮开后，将油菜和香菇放入；再次沸腾时，加水淀粉勾芡，淋入香油，装盘即可。

搭配宜忌

宜	泥鳅 + 豆腐 增强免疫力	宜	泥鳅 + 粳米 补血养血、益肾生精
宜	泥鳅 + 黑木耳 补气养血、健体强身	忌	泥鳅 + 螃蟹 寒凉易伤胃

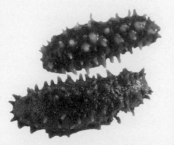

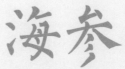

海参

别名：海男子、刺参、土肉
用量：每日 30~100 克
性味：性平，味甘、咸
归经：归心、肾经
调理关键词：补血、恢复造血功能

海参是补肾佳品，其蛋白质含量丰富，还含有人体所需的各种氨基酸和铁、钙、钾、锌等物质，可以提高人体的免疫功能，还能补血健体，有助于人体恢复造血功能，适合贫血者食用。

食疗作用

海参具有滋阴补肾、养血益精、抗衰老、抗癌的功效，对虚劳羸弱、气血不足、营养不良、肾虚阳痿遗精、小便频数、癌症等均有较好的食疗效果。海参是典型的高蛋白、低脂肪、低胆固醇食物，对高血压、冠心病、脂肪肝、糖尿病等均有一定的辅助治疗作用。

选购保存

好的海参刺粗壮而挺拔，闻起来有股鲜美的味道，劣质海参则有股怪味、腥味；好的海参手感特别好，有弹性，而劣质海参摸起来发软，缺乏弹性。新鲜海参不能久存，最好不超过 3 天，存放期间用凉水浸泡，每天换水 2~3 次，不要沾油，或放入不结冰的冰箱中；若是干货，放在干燥处保存，防潮。

♥ 应用指南

1. **补血养颜：** 乳鸽1只，海参、黄精、枸杞子各适量。乳鸽洗净，收拾好，海参、黄精洗净泡发；将所有材料放入砂锅，加清水以大火煮沸，转小火煲2小时即可。

2. **补气血，强筋骨，安五脏：** 海参30克，枸杞子60克，粳米100克。将海参泡发洗净，加水适量与粳米、枸杞子一同煮粥食用。

3. **补益肾精、养血润燥，辅助治疗高血压：** 海参30克，冰糖适量。将海参炖烂后，加入冰糖，再炖片刻即成。早饭前空腹食用。

搭配宜忌

宜	海参 + 鸭肉 去火热、滋养五脏	忌	海参 + 柿子 引起腹痛、恶心
	海参 + 竹笋 滋阴润燥、清热养血		海参 + 石榴 引起腹痛、恶心

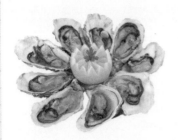

牡蛎

别名：蛎黄、蚝白、海蛎子
用量：每日 30~80 克
性味：性微寒，味咸
归经：归肝、胆、肾经
调理关键词：活跃造血功能

　　牡蛎含有维生素 B_{12}，这是一般食物所缺少的营养素，维生素 B_{12} 是预防恶性贫血所不可缺少的物质，因而牡蛎具有活跃造血功能的作用。牡蛎还含有多种优良的氨基酸，有利于强身健体。

食疗作用

　　牡蛎营养价值很高，含有蛋白质、多种维生素和矿物质、硒，营养丰富且全面，有滋补气血、宁心安神的功效，适宜贫血患者常食。

选购保存

　　新鲜牡蛎，以肉呈青白色，质地柔软细嫩；体大肥实，个体均匀；颜色淡黄者为上品。煮熟后壳稍微打开，则煮之前是活的。新鲜牡蛎在温度很低的情况下，如 0℃以下，最多可以存活 5~10 天，但是质量会降低，口感也会发生变化，所以尽量不要存放，现买现吃。

♥ 应用指南

1. **辅助治疗久病阴虚血亏，体虚少食，营养不良：** 鲜牡蛎250克，猪瘦肉100克。牡蛎洗净取肉，猪肉洗净切薄片，将牡蛎肉、猪瘦肉拌少许淀粉，放入沸水中煮熟，加盐调味，吃肉、饮汤。

2. **辅助治疗操劳、熬夜过度导致的阴虚燥热、神疲、面色无华：** 皮蛋2个，鲜牡蛎肉、粳米各100克，葱花、盐各适量，油少许。将皮蛋剥壳，切成12等份；牡蛎肉洗净；粳米煮成稀粥，加入皮蛋、牡蛎肉、葱花、盐、油调味，再煮沸片刻，即可食用。

3. **滋阴养血，镇惊解毒：** 牡蛎、腐竹各30克，糙米80克，姜丝适量。糙米洗净泡发；牡蛎用料酒去腥；腐竹泡发切丝；将牡蛎、糙米入锅，加清水煮至七成熟，入腐竹、姜丝煮至粥成即可。

搭配宜忌

宜	牡蛎 + 冬瓜 活血化淤、软坚散结	忌	牡蛎 + 辛夷 两者药效相反
忌	牡蛎 + 吴茱萸 两者药效相反	忌	牡蛎 + 啤酒 易引发痛风

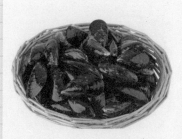

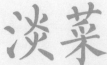

淡菜

别名：贻贝、青口、海红
用量：每日 50~150 克
性味：性温，味咸
归经：归肝、肾经
调理关键词：预防恶性贫血

淡菜中铁、锌的含量较高，对贫血有一定调理功效；所含的维生素 B_{12}，还能预防恶性贫血，增加造血功能。所以贫血患者可常食淡菜。

食疗作用

淡菜具有补肝肾、益精血、消瘿瘤的功效；对虚劳羸瘦、眩晕、盗汗、阳痿、腰痛、吐血、崩漏、带下、瘿瘤、疝瘕等症有一定辅助疗效。淡菜适宜于中老年人、体质虚弱、气血不足、营养不良以及高血压、动脉硬化、耳鸣眩晕者食用。

选购保存

新鲜的淡菜壳硬，用淡菜相互碰击，如果听到有铿锵声响，表示是活体；再闻有无异味，若有臭味，就是死的，不宜购买；还可观察外壳，品质较佳的淡菜，壳面呈墨绿色。在保存淡菜的鲜品时，要明确是海水养殖还是淡水养殖，海水养殖则要用盐水浸泡后方可入冰箱冷藏。

♥ 应用指南

1. **用于辅助治疗肝肾阴虚，改善贫血症状**：淡菜10克，芹菜30克，盐、醋、鸡精各适量。淡菜用开水发软，洗净，入锅加清水煮熟，捞出，沥干；芹菜择洗干净，切段，入沸水汆烫至八成熟时捞起；将淡菜和芹菜装盘，混合均匀，加入盐、醋、鸡精等调料拌匀后食用。

2. **辅助治疗肝肾不足、精血亏虚、眩晕、盗汗等症，缓解贫血症状**：淡菜30克，韭菜60克，色拉油、盐各适量。淡菜用开水发软，洗净；韭菜择洗干净，切段；将韭菜和淡菜入锅，加入色拉油煎沸，最后加盐炒食。

搭配宜忌

宜	淡菜 + 冬瓜 利尿降脂	淡菜 + 香菇 降脂排毒
	淡菜 + 山药 补肝益肾	淡菜 + 黄瓜 瘦身排毒

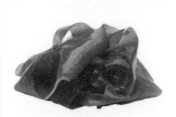

海带

别名: 昆布、江白菜、纶布
用量: 每日 50~150 克
性味: 性寒,味咸
归经: 归肝、胃、肾经
调理关键词: 防治缺铁性贫血

海带所含碘等营养素,能促进炎性渗出物的吸收,并使病态组织崩溃、溶解;还能促进皮肤血液循环、抗冷御寒,适合体虚、易发冷的贫血患者食用。

食疗作用

海带具有消痰软坚、泄热利水、止咳平喘、祛脂降压、散结抗癌的功效。用于辅助治疗瘿瘤、瘰疬、疝气下坠、咳喘、水肿、高血压、冠心病、贫血、肥胖症。

选购保存

购买海带,主要看颜色和闻气味。质地厚实、形状宽长、表面干燥、色淡黑褐或深绿、边缘无碎裂或黄化现象的是优质海带。保存海带时,可将干海带剪成长段,洗净,用淘米水浸泡、煮 30 分钟,放凉后切成条,分装在保鲜袋中,再放入冰箱里冷冻起来。

♥ 应用指南

1. **防治贫血,提高免疫力:** 猪瘦肉350克,海带、海藻各适量。将猪肉洗净,切块;海带和海藻用清水洗净;所有材料一同入锅,加入清水适量,炖2小时至汤色变浓,调味即可。

2. **辅助治疗小便赤短、喉中自觉有痰而咳不出:** 海带结200克,蛤蜊300克,排骨250克,胡萝卜20克,姜片、盐各适量。蛤蜊吐净沙、洗净沥干;排骨斩件,氽烫去血水,洗净;海带结洗净;胡萝卜削皮,切块;将排骨、姜、胡萝卜先入锅中,加水,先用大火煮沸,再转小火炖约30分钟;下海带结续炖15分钟,待排骨熟烂,转大火,倒入蛤蜊,待蛤蜊开口,加盐调味即可。

搭配宜忌

宜	海带 + 排骨 辅助治皮肤瘙痒	忌	海带 + 猪血 引起便秘
	海带 + 紫菜 辅助治水肿、贫血		海带 + 炙甘草 产生有毒物质

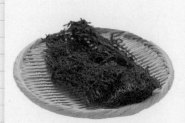

紫菜

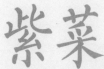

别名：索菜、子菜、甘紫菜
用量：每日 30~100 克
性味：性寒，味甘、咸
归经：归肺经
调理关键词：促进铁的吸收

紫菜营养丰富且全面，含有丰富的蛋白质，多种维生素和矿物质。其铁、磷、钙、核黄素、胡萝卜素等寒凉居各种蔬菜之冠，可为贫血患者有效补充营养所需，缓解贫血症状。

食疗作用

紫菜富含铁和维生素 C，有维生素 C 的促进作用，其所提供的铁能够更有效地为人体所吸收，故缺铁性贫血患者可多食。因此，紫菜中含有丰富的膳食纤维，有促进胃肠蠕动的作用，提高消化能力，从而改善贫血患者伴有的消化不良的状况。

选购保存

选购紫菜，以表面光滑，呈紫褐色或紫红色，有光泽，片薄，大小均匀，入口味鲜不咸，有紫菜特有的清香，体轻，身干，无杂质者为上品；而片厚而发黄绿色，色暗淡，有杂物，味带海水腥味者为次品。紫菜是海味品，容易还潮变质，储存时，最好装在密封干燥的黑色塑料袋中，放置在清洁、阴凉、避光处或冰箱内。

♥ 应用指南

益气补血，助益胃肠： 鱼丸180克，水发紫菜150克，姜片10克，葱花5克，枸杞少许，盐2克，鸡粉、味精、食用油各适量。先往锅中注水烧开，倒入洗好的鱼丸，焯烫片刻后捞出鱼丸。另起锅，注入适量水烧开，倒入鱼丸，调入盐、鸡粉、味精和少许食用油。然后放入洗好的紫菜，煮2～3分钟至熟透后再放入洗好的枸杞、姜片，拌匀，稍煮片刻，将锅中的材料盛入砂锅。把砂锅放置在炉灶上，用小火煲开后揭盖，撒入葱花，关火，取下即可。

搭配宜忌

宜	紫菜 + 鸡蛋 补充维生素 B_{12} 和钙质		宜	紫菜 + 白萝卜 清肺止咳
宜	紫菜 + 甘蓝 营养全面		忌	紫菜 + 柿子 影响铁的吸收

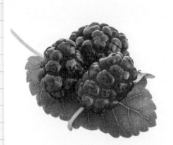

桑葚

别名：桑葚子、桑实、桑枣
用量：每日 30~60 克
性味：性寒，味甘
归经：归心、肝、肾经
调理关键词：补血养颜、降低血脂

桑葚含有多种营养成分，其中含有的脂肪酸，主要由亚油酸、硬脂酸及油酸组成，具有分解脂肪，降低血脂，防止血管硬化等作用。维生素和铁含量也较丰富，能补血养颜，适合贫血患者食用。

食疗作用

桑葚有补血滋阴、生津润燥、乌发明目、止渴解毒、生津润肠、养颜的功效，用于辅助治疗眩晕耳鸣、心悸失眠、须发早白、津伤口渴、内热消渴等症，也可用于阴虚津伤、肠燥便秘等症。桑葚中的成分具有分解脂肪，降低血脂，防止血管硬化作用，对贫血也有较好的辅助疗效。

选购保存

挑选桑葚，应注意选择颗粒比较饱满、厚实、没有挤压出水者为佳。新鲜桑葚不耐久放，应该尽快食用，或者做成果酱放入干净瓶中保存。

♥ 应用指南

1. **补血益气，可有效改善缺铁性贫血症状：**桑葚60克，桂圆肉30克。将桑葚、桂圆肉洗净；锅置火上，加适量清水，放入桑葚和桂圆肉，先用大火煮沸，再转中小火炖至熟烂即可。每日食用2次。

2. **益气补血，可防治贫血症：**桑葚、熟地黄各30克，紫菜10克，红花、牡丹皮各5克，乌鸡1只，盐适量。乌鸡处置干净，洗净；药材用清水洗净，装入纱布袋，扎紧袋口，放入乌鸡腹腔内，入锅加清水适量，煮至鸡肉熟烂，捞去药包，加盐调味即可。

3. **益气补血，健脾开胃：**桑葚、百合各50克，红枣5颗。将百合、桑葚、红枣洗净，沥干，红枣掰开，一同入锅，加水同煮20分钟即可。

搭配宜忌

宜	桑葚 + 糯米 滋肝养肾、养血明目	宜	桑葚 + 乌鸡 益精补血
宜	桑葚 + 枸杞子 乌发明目、护肤	忌	桑葚 + 螃蟹 寒凉，易伤胃

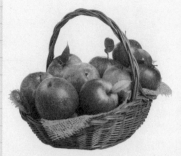
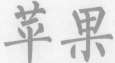

苹果

别名：滔婆、奈、频婆
用量：每日1个
性味：性平，味甘、微酸
归经：归脾、肺经
调理关键词：促进铁的吸收

苹果营养价值很高，包含有糖类、膳食纤维、多种维生素和氨基酸、铜、铁、钾等，能够为人体提供多种营养元素，提高机体免疫力，缓解贫血症状。

食疗作用

苹果中含有大量的维生素C，可有效促进人体对铁的吸收。孕妇和缺铁性贫血患者可搭配含铁量高的食物食用，以预防和缓解贫血症状。另外，苹果还富含膳食纤维，可促进人体胃肠的蠕动，提高消化能力，从而改善贫血伴有的消化不良状况。

选购保存

选购苹果，以个头适中，果皮光洁、颜色艳丽者为佳。将苹果放在阴凉处，可以保存7~10天，如果装入塑料袋，放入冰箱，可以保存更长时间。

♥ 应用指南

1. **气血双补，健脾开胃**：苹果干50克，山药30克。将苹果干和山药烘烤干，放入研钵研为细末，每次15克，用温开水加白糖适量拌匀，待白糖溶化即可服用。

2. **营养全面，可防治贫血**：草鱼1条，苹果1个，红枣5颗，高汤、姜片适量。将草鱼处理干净，入油锅煎至两面金黄后捞出，沥干；红枣泡发，去核洗净；苹果洗净，去皮切块；砂锅内倒入高汤，放入草鱼、红枣、姜片，先用大火煮沸后，再转小火慢炖1小时，鱼肉熟烂后加入苹果稍煮即可。

3. **促进体内铁吸收，防治贫血**：苹果半个，猕猴桃1个，蜂蜜适量。猕猴桃去皮切块；苹果去皮去核，洗净切块；将猕猴桃、苹果放入搅拌机中，加适量蜂蜜和纯净水，搅打均匀即可。

搭配宜忌

宜	苹果 + 银耳 润肺止咳	宜	苹果 + 红枣 益气补血
宜	苹果 + 洋葱 保护心脏	忌	苹果 + 胡萝卜 破坏维生素C

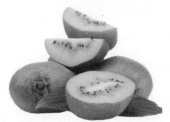

猕猴桃

别名：毛桃、羊桃、奇异果
用量：每日 30~100 克
性味：性寒，味甘、酸
归经：归胃、膀胱经
调理关键词：强化免疫力、改善贫血

猕猴桃含有丰富的维生素 C，可强化免疫系统，促进伤口愈合和对铁的吸收，对缺铁性贫血患者有益。猕猴桃含有的抗突变成分谷胱甘肽，有利于抑制诱发癌症的基因突变，对肝癌、肺癌等有一定的抑制作用。

食疗作用

猕猴桃有生津解热、和胃降逆、止渴利尿、滋补强身之功效。猕猴桃含有的谷胱甘肽，可抑制原癌基因的激活，配合其丰富的抗氧化物质，对肝癌、肺癌、皮肤癌、前列腺癌等多种癌细胞病变有一定的抑制作用。猕猴桃富含精氨酸，能有效地改善血液流动，阻止血栓的形成，对降低冠心病、高血压、心肌梗死、动脉硬化等心血管疾病的发病率有特别功效，对贫血也有一定的辅助调补作用。

选购保存

优质猕猴桃果形规则，每个 80~140 克，呈椭圆形，表面光滑无皱，果脐小而圆、向内收缩，果皮呈均匀的黄褐色，果毛细而不易脱落。

♥ 应用指南

1. **补益气血，健脾开胃：**猕猴桃、橙子、黄豆各30克，牛奶适量。先橙子剥皮，掰成一瓣一瓣；猕猴桃将表面绒毛洗净，去皮，切块；黄豆浸泡6小时，洗净。然后将橙子、猕猴桃、黄豆放入豆浆机中，加牛奶至上下水位线之间，搅打成豆奶，并煮沸。最后将豆奶进行过滤，装杯即可。

2. **治疗食欲不振、消化不良：**取猕猴桃干60~100克。将猕猴桃干用清水洗净，入锅加水适量煎汁，每日早晚分服。也可食用一定量的鲜猕猴桃。

搭配宜忌

宜	猕猴桃 + 蜂蜜 清热生津、润燥止渴	忌	猕猴桃 + 牛奶 引起腹胀、腹痛
	猕猴桃 + 薏米 抑制癌细胞		猕猴桃 + 螃蟹 可导致胶痛、腹泻

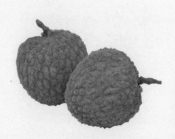

荔枝

别名：丹荔、丽枝、香果
用量：每日 3~10 个
性味：性温，味甘、酸
归经：归心、脾、肝经
调理关键词：调理贫血、增强免疫力

荔枝含丰富的维生素 C，有益于增强机体的免疫功能，提高抗病能力，辅助调理贫血。荔枝所含的糖分较高，具有补充能量，增加营养的作用。

食疗作用

荔枝具有生津止渴、和胃平逆、补肝肾、健脾胃、益气血的功效，对体质虚弱、病后津液不足、贫血者以及老年人五更泄泻、胃寒疼痛、口臭等病症有一定疗效。

选购保存

新鲜荔枝色泽鲜艳，个头匀称，皮薄肉厚，肉嫩多汁，味甜，富有香气。挑选时可以先在手里轻捏，好荔枝的手感应该富有弹性。荔枝易于变质，应在低温高湿环境下保存，当荔枝被放置于0℃以下环境时，表皮容易变黑，果肉也会变味。家庭小量保存时，可以先喷上点水，再装在塑料保鲜袋中，然后放入冰箱冷藏。

❤ 应用指南

1. **活血补血，安神，抗癌**：荔枝6个，红枣15颗，糙米150克。将糙米泡一晚，放入红枣再泡30分钟，等糙米和红枣泡好后，再将荔枝剥壳去核，红枣去核；锅中放入足够的清水煮开，倒入糙米、荔枝煮30分钟；放入红枣，煮至糙米开花即可，可以加入少许白糖拌匀后食用。

2. **利尿消炎，养肝降脂，养心**：丝瓜1条，荔枝12个，西红柿1个。荔枝去壳、去核备用；丝瓜去皮，洗净切块；西红柿洗净，切块；平底锅放少许植物油烧热后，放入丝瓜稍炒软，加入西红柿块一同翻炒，加少许盐炒匀；加入荔枝肉，稍翻炒几下即可。

搭配宜忌

宜	荔枝 + 红枣 补血美容	忌	荔枝 + 黄瓜 破坏维生素 C
	荔枝 + 绿豆 清热去火		荔枝 + 李子 易上火

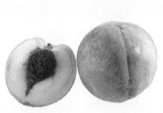

桃

别名：桃实、桃子
用量：每日1个左右
性味：性热，味辛、酸甜，微毒
归经：归胃、大肠经
调理关键词：调理贫血、预防便秘

桃子含有丰富的铁元素，是缺铁性贫血者的调补佳品。桃子富含胶质物，这类物质到大肠中能吸收大量的水分，达到预防便秘的效果。但是，因上火而便秘者，食用后会加重便秘。

食疗作用

桃具有补中益气、养阴生津、润肠通便的功效，适于气血两亏、面黄肌瘦、心悸气短、便秘、闭经、淤血肿痛等症状的人食用。桃还对口渴、痛经、虚劳喘咳、疝气疼痛、遗精、自汗、盗汗等症有一定的辅助疗效。

选购保存

优质的桃子体大，形状端正。手感过硬的一般是尚未成熟的。桃子如果过度冷藏，会有损美味，所以冷藏于冰箱1~2小时即可。如果要长时间冷藏，要先用纸将桃子一个个地包好，放入箱中，再放入冰箱。

♥ 应用指南

1. **润肠补肺，安神补血：**莲子150克，桃子2个，番茄沙司50克。莲子（去心）提前用清水泡一夜；桃子去核，切块，备用；将莲子、番茄沙司放入清水中煮沸，转文火煲30分钟；加入桃子煮沸后，转文火煲10分钟即可。

2. **补血利尿，降压养肝：**桃子3个，玫瑰花20朵，鱼胶粉、白糖、冰糖少许。干玫瑰花用热水冲泡15分钟，玫瑰花水备用；桃子洗净，去皮核，将果肉切成丁状；锅中加入玫瑰花水、桃子，盖上锅盖烧沸；加入白糖、冰糖继续熬煮，熬煮时必须不停地、慢慢搅拌；煮至黏稠时，将捞出的玫瑰花去掉花蕊，撕下花瓣倒入锅中，再将鱼胶粉用一大勺水搅匀，倒入锅中，继续煮10分钟即可。

搭配宜忌

宜	桃子 + 牛奶 滋养皮肤	忌	桃子 + 甲鱼 导致腹泻
	桃子 + 莴笋 营养丰富		桃子 + 螃蟹 降低营养价值

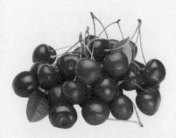

樱桃

别名: 莺桃、含桃、荆桃
用量: 每日 6~10 颗
性味: 性热，味甘
归经: 归脾、胃经
调理关键词: 预防贫血

樱桃含铁量高，位于各种水果之首。而铁是合成人体血红蛋白、肌红蛋白的原料，在人体免疫、蛋白质合成及能量代谢等过程中，发挥着重要的作用。常食樱桃可补充人体对铁元素量的需求，预防贫血。

食疗作用

樱桃具有益气、健脾、和胃、祛风湿的功效，主治贫血、病后体虚、气弱气短心悸、倦怠食少、咽干口渴、风湿腰腿疼痛、四肢不仁、关节屈伸不利、冻疮等病症。

选购保存

选购樱桃时，首先看外观颜色，如果是深红或者偏暗红色的，通常就比较甜；其次是用手轻轻捏一下，如果是有弹性的、很厚实的，说明这樱桃很甜，水分也较充足；再就是选外表皮稍稍硬的好，不会留下虫卵；最后看其底部的果梗，如有发黑的现象，则表明已不新鲜。樱桃易破损及变质，应轻拿轻放，放置于冰箱冷藏保存，并尽快吃完。

♥ 应用指南

补血活血，美容养颜: 樱桃、白糖、糖桂花各适量，玉米淀粉少许。将洗净的樱桃放入淡盐水（以没过樱桃为好）中，浸泡10分钟后捞出，以清水冲洗干净后，去核，放入容器中，加白糖拌匀，盖上盖子，腌渍2小时；取一干净小锅，倒入腌渍出的樱桃汁并加入适量清水搅匀，放入糖桂花煮开；转小火，将玉米淀粉用少许水稀释，倒入锅中搅拌均匀，待糖水变得稍浓一些，即可关火；然后将糖水趁热倒入樱桃中，盖上盖子，变凉后放入冰箱中冷藏，随时食用。

搭配宜忌

宜	樱桃 + 米酒 祛风活血	宜	樱桃 + 酸奶 润肤养颜
宜	樱桃 + 银耳 除痹止痛、美容养颜	忌	樱桃 + 杨梅 易上火

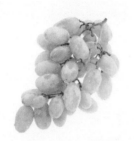

葡萄

別名：草龙珠、山葫芦
用量：每日 50~100 克
性味：性平，味甘、酸
归经：归肺、脾、肾经
调理关键词：辅助治疗恶性贫血

葡萄营养丰富，含有抗恶性贫血作用的维生素 B_{12}，常食有益于治疗恶性贫血。葡萄还含有天然的聚合苯酚，能与病毒或细菌中的蛋白质化合，使之失去传染疾病的能力，增强人体抵抗力。

食疗作用

葡萄具有滋补肝肾、养血益气、强壮筋骨、生津除烦、健脑养神的功效。葡萄不仅能抗病毒，杀细菌，降低胃酸，还可以补益和兴奋大脑神经，甚至还能起到防癌抗癌的效果，对泌尿系统感染、高血压、高脂血症等症也有一定食疗效果。平常多吃葡萄，可以缓解手脚冰冷、腰痛、贫血等现象，还能提高免疫力。

选购保存

选购葡萄时，应选择颗粒大小均匀、饱满、表面有白霜者。可品尝最下端的一颗葡萄，如果很甜，则整串葡萄都甜。

葡萄保留时间很短，购买后最好尽快吃完，吃不完的可用保鲜袋密封好，放入冰箱能保存 4 ~ 5 天。

♥ 应用指南

1. **补血活血，和胃健脾，养颜乌发：**粳米100克，田七、何首乌各8克，葡萄干适量。何首乌洗净，以一碗水熬至半碗药汁，备用；粳米洗净泡发，同清水煮至开花，加入药汁、葡萄干和田七，用小火熬至粥成。

2. **改善精神不振、心悸症状：**葡萄、西米各50克，冰牛奶、蜂蜜、蜜豆各适量。葡萄剥皮去籽，洗净；西米洗净。将葡萄入锅，加适量清水煮沸，再下入西米，不断搅动至透明，捞出浸凉水，沥干，倒入冰牛奶中，调入蜂蜜，加蜜豆即可。

搭配宜忌

宜	葡萄 + 薏米 健脾利湿	宜	葡萄 + 西芹 降压护胃
宜	葡萄 + 山药 补虚养身	忌	葡萄 + 海参 可导致腹痛腹泻

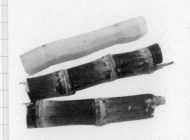

甘蔗

别名：竹蔗、竿蔗、干蔗、薯蔗
用量：每日 30~100 克
性味：性寒，味甘
归经：归肺、胃经
调理关键词：预防缺铁性贫血

甘蔗营养丰富，其中含有丰富的蔗糖、葡萄糖和果糖，很容易被人体吸收，能为人体补充能量，提供营养。甘蔗的矿物质元素也较多，其中铁的含量较丰富，能预防缺铁性贫血。所以食用甘蔗对贫血患者极为有益。

食疗作用

甘蔗素有"补血果"之称，其含铁量之多可达每千克 9 毫克，居于水果之首，可搭配富含维生素C的苹果等食用，使得人体高效地吸收铁质，有效缓解贫血症状。此外，甘蔗还有助脾健胃、下气止呕的功效，可改善贫血伴有的反胃呕吐、消化不良和食欲不振的状况。

选购保存

选购甘蔗，要通过"摸、看、闻"来判断，摸就是检验甘蔗的软硬度；看就是看甘蔗的瓤是否新鲜；闻就是鉴别甘蔗有无气味。霉变的甘蔗质地较软，瓤部颜色略深、呈淡褐色，闻之无味或略有酒糟味，此类甘蔗不宜选购，否则，吃后会引起呕吐、抽搐、昏迷等中毒症状。将甘蔗放置在阴凉通风处可保存 2 周左右。

♥ 应用指南

益气养血，温润解燥：甘蔗100克，胡萝卜50克，猪骨150克，盐、白糖各适量。将猪骨洗净，斩件；胡萝卜洗净，切小块；甘蔗去皮洗净，切成小段。将锅子洗净，注入水烧沸，下猪骨滚尽血水，取出洗净。然后将猪骨、胡萝卜、甘蔗下入炖盅，注入清水，大火烧沸后改为小火煲煮2小时，加盐、白糖调味即可。

搭配宜忌

宜 甘蔗汁 + 白萝卜汁 润肺止咳	宜 甘蔗汁 + 山药 化痰止咳
宜 甘蔗汁 + 野百合 润肺止咳	忌 甘蔗汁 + 葡萄酒 降低机体对铜的吸收

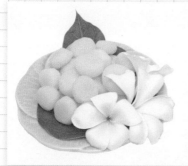

荸荠

别名：马蹄、乌芋、地粟、地梨
用量：每日 5~15 个
性味：性微凉，味甘
归经：归肺、胃、大肠经
调理关键词：调理贫血、促进消化

荸荠营养价值很高，含有蛋白质、脂肪、膳食纤维、B 族维生素、维生素 C、铁、钙、磷等，营养丰富且全面，可促进人体新陈代谢，辅助调理贫血。

食疗作用

荸荠含有的维生素 C，能够促进其所提供的铁质为人体所吸收，缺铁性贫血患者可常食。其所有的蛋白质、多种维生素和矿物质可提高人体免疫力，有防癌抗癌的功效；其含有的膳食纤维可促进胃肠的蠕动，提高消化能力，改善伴有的消化不良的症状。

选购保存

挑选荸荠，以个大饱满，皮色紫黑，芽短粗，肉质洁白紧实者为佳。在储存荸荠时，不宜将其置于塑料袋内，应放在阴暗通风处，用竹篓筐等通风的器皿存放。

♥ 应用指南

1. **益气补血，可有效改善贫血症状：** 红豆100克，荸荠粉350克，冰糖150克。先将红豆浸泡，入煲内煮滚，改慢火煮至红豆开花。后将红豆水、红豆和冰糖煮溶，加油拌匀。荸荠粉用水1杯开溶，徐徐倒入糖水内搅至稠（慢火），倒入糕盆内，旺火隔水蒸30分钟，待冷却后放冰箱冷藏，可随时切件享用。

2. **补中益气，滋阴润造，可调理贫血症：** 银耳150克，荸荠12个，冰糖适量，枸杞子少许。银耳用冷水泡发洗净，撕成小块，荸荠洗净去皮；在沸水中加入银耳、荸荠煲30分钟，待熟时，加入枸杞子、冰糖，煲至冰糖完全溶化即可。

3. **辅助治疗痔疮出血：** 荸荠500克，地榆30克，红糖150克。将荸荠洗净打碎，与地榆、红糖一起加水煎约1小时，每日分2次服。

搭配宜忌

宜	荸荠 + 核桃仁 有利于消化	荸荠 + 黑木耳 补气强身、益胃助食
	荸荠 + 香菇 补气强身、益胃助食	荸荠 + 海蜇 辅助治痰核、瘰疬

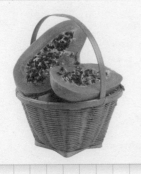

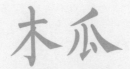

别名： 番木瓜、乳瓜
用量： 每日 100~200 克
性味： 性温，味甘
归经： 归脾、胃经
调理关键词： 改善贫血、帮助消化

木瓜是女性减肥佳品，木瓜中的木瓜酶会帮助消化，减轻胃肠的负担，防治便秘，还可预防消化系统癌变。木瓜中的维生素 C 含量也非常高，能辅助调理贫血。

食疗作用

木瓜中富含的维生素 C 可促进人体对铁质的吸收。因此，孕妇和缺铁性贫血患者可用木瓜搭配含铁量较高的食物同吃，以预防和改善贫血症状。木瓜所含有酵素，能消化蛋白质，可提高人体对食物的消化和吸收能力，贫血患者可常食。

选购保存

挑选熟一点的木瓜，以手感较轻、肉质紧实，色橙红、均匀无斑点，瓜蒂新鲜者为佳；挑选青色的木瓜，以瓜肚大，皮色青绿、光滑无斑点、无磕碰者为佳。放于冰箱冷藏保存。

♥ 应用指南

1. **补血润肌，丰胸养颜：** 木瓜半个，鸡蛋2个，红糖、牛奶各适量。木瓜去皮去籽，切块洗净，平铺在碗底；鸡蛋打散，加红糖搅拌均匀，倒入鸡蛋液1/4量的牛奶，搅匀，倒入装木瓜的碗中；碗口覆保鲜膜，放入锅中，以大火蒸15分钟即可。

2. **调和脾胃，提高记忆力：** 排骨、木瓜各200克，花生80克，枸杞子少许，盐适量。排骨斩块，入沸水汆烫，捞出冲净；木瓜去皮去籽，切块洗净；花生、枸杞子均洗净泡发；砂锅注水适量烧开，放入全部材料，以大火煲沸，转小火煲炖2小时，加盐调味即可。

搭配宜忌

宜	木瓜 + 菠萝 健脾清暑、润肺止咳	木瓜 + 莲子 清心润肺、健胃益脾
	木瓜 + 带鱼 补气、养血	木瓜 + 牛奶 消除疲劳、润肤

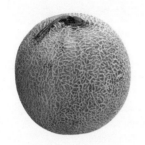

哈密瓜

别名： 甜瓜、甘瓜、果瓜
用量： 每日 50~200 克
性味： 性寒，味甘
归经： 归肺、胃、膀胱经
调理关键词： 调理贫血、预防冠心病

哈密瓜中含有较为丰富的维生素C、B族维生素和铁，对人体造血功能有显著的促进作用，可用来作为贫血的日常食疗食物。哈密瓜味道香甜，能改善贫血伴有的食欲低下的症状，而且其富含膳食纤维，促进胃肠蠕动，提高人体的消化能力。

食疗作用

哈密瓜具有利便、益气、清肺热、止咳的功效，对肾病、胃病、咳嗽痰喘、贫血和便秘等症有一定的食疗效果。食用哈密瓜，对身心疲倦、心神焦躁不安或是口臭也有疗效。

选购保存

用手轻轻地按压瓜的顶端，如果手感绵软，说明此瓜已成熟。也可以通过哈密瓜的皮色判断，绿皮和麻皮的哈密瓜成熟时顶部为白色；黄皮的哈密瓜成熟时顶部为鲜黄色。哈密瓜不易变质，易于储存，若已切开，则要尽快食用，或用保鲜膜封好，放入冰箱保存。

♥ 应用指南

补益气血，调理贫血： 哈密瓜1000克，银耳100克，红枣30克，枸杞子10克，白糖少许。将哈密瓜对半切开两段，去掉籽，然后用小刀沿着边缘切下果肉，并将果肉切小块备用。将银耳泡发，红枣和枸杞子洗干净。然后将银耳、红枣和枸杞子放入锅里，大火烧开，再用小炎煮至黏稠。接着把煮好的银耳红枣羹倒入哈密瓜盅里，并放入蒸锅里，再放入哈密瓜丁。盖上盖子，大火蒸十分钟，最后加少许白糖即可。

搭配宜忌

宜	哈密瓜 + 银耳 润肺止咳、滋润皮肤	宜	哈密瓜 + 牛奶 润肤美容
宜	哈密瓜 + 百合 润肺止咳	忌	哈密瓜 + 海鲜 过寒凉、伤胃

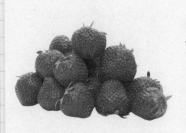

草莓

别名：地莓、地果、红莓
用量：每日 6~15 颗
性味：性凉，味甘、酸
归经：归肺、脾经
调理关键词：促进铁的吸收

草莓本身对胃肠道和贫血均有一定的调理作用，维生素 C 含量高，可促进铁的吸收。草莓中含有的果胶及纤维素，可促进胃肠蠕动，改善便秘，预防痔疮、肠癌的发生。

食疗作用

草莓具有润肺生津、健脾和胃、利尿消肿、解热祛暑、解酒的功效，适用于肺热咳嗽、积食腹胀、食欲不振、小便短少、暑热烦渴等。草莓还含有一种胺类物质，对白血病、再生障碍性贫血等血液病也有辅助治疗作用。草莓富含的鞣花酸，是一种抗氧化物质，可保护细胞不受致癌物质的损伤，提高免疫力，美白牙齿和皮肤。

选购保存

好的草莓个头比较小，呈比较规则的圆锥形，颜色均匀，色泽红亮，味道清香。表面颗粒过于红的草莓要警惕。草莓勿沾水，在 0 ~ 10℃以上的环境条件下保存。

♥ 应用指南

1. **调理肠道和缓解贫血：**麦片50克，草莓10克，蜂蜜少许。锅中加水烧沸，加入麦片煮沸3分钟；草莓洗净，去蒂，捣如泥；将草莓泥、蜂蜜共入沸麦片粥中，拌匀再煮沸即可。

2. **消食化积，开胃：**山楂50克，草莓100克，蜂蜜适量。草莓洗净去蒂，切块；山楂洗净，切开去核，放入锅中加少量清水煮熟，然后捞出放凉；将山楂、草莓放入榨汁机中，加少许纯净水榨汁，搅打好后，倒入杯中，加适量蜂蜜拌匀即可。

搭配宜忌

宜	草莓 + 牛奶 促进维生素吸收	忌	草莓 + 红薯 引起胃肠不适
	草莓 + 蜂蜜 补虚养血		草莓 + 樱桃 会导致上火

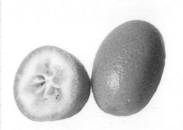

金橘

别名：金柑、夏橘、金枣
用量：每日 1~2 个
性味：性温，味酸、甘
归经：归肝、肺、脾、胃经
调理关键词：强化微血管弹性

金橘营养丰富，含有丰富的维生素，其中含有的维生素 A，可预防色素沉淀、增进皮肤光泽与弹性、减缓衰老、避免肌肤松弛生皱；含有的维生素 P，是维护血管健康的重要营养素，能强化微血管弹性，辅助调理贫血。

食疗作用

金橘中含有较为丰富的维生素 C，可促进人体对铁质的吸收。孕妇和缺铁性贫血患者可搭配含铁量高的食物同食，以预防或缓解贫血症状。金橘口感酸甜，可刺激食欲，改善伴有的食欲不振的状况。

选购保存

好的金橘色泽鲜亮，呈橘色或深黄色，底部是灰色的小圆圈，有长柄的那一端是凹陷的。底部不是小圆圈而是小圆点的，以及长柄那端是突出的，一般都是比较酸的金橘。保存金橘时，可以

用水溶解少量小苏打，然后把橘子放入小苏打水中浸一下，拿出来让它自然风干，再装进保鲜袋中密封保存即可。这样处理过的橘子可保存 1~3 个月。

♥ 应用指南

营养丰富，可改善贫血症状：黄瓜200克，菠萝肉200克，黄桃50克，金橘50克，蓝莓40克，柠檬30克，丘比沙拉酱15克，白糖15克。先将洗净的黄瓜切成片；菠萝肉切成小块；柠檬洗净外皮，切成片；洗净的蓝莓切去果蒂。然后将洗好的金橘、菠萝、黄瓜、柠檬、蓝莓倒入干净的器皿中，加入约15克的沙拉酱和适量白糖，用筷子搅拌一会儿。倒入黄桃，再用筷子拌至白糖全部溶化。最后，将拌好的材料均倒入另一个碗中，端出即可食用。

搭配宜忌

宜	金橘 + 生姜 辅助治疗感冒		宜	金橘 + 山药 健脾开胃
宜	金橘 + 桂圆 + 冰糖 辅助治疗痢疾		忌	金橘 + 牛奶 影响蛋白质的吸收

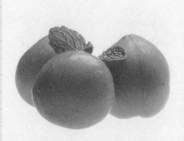

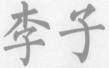

别名： 布朗、麦李、脆李
用量： 每日 3~6 个
性味： 性平，味甘、酸
归经： 归肝、肾经
调理关键词： 促进血红蛋白再生

新鲜李子肉含有多种氨基酸，如谷酰胺、丝氨酸、甘氨酸、脯氨酸等，生食对于肝硬化腹水患者大有益处。李子还含有维生素 B_{12}，能促进血红蛋白再生，适量食用对贫血者有益。

食疗作用

李子含有较为丰富的维生素 C 和维生素 B_{12}，有促进人体造血功能的作用，缺铁性贫血和巨幼细胞性贫血可常食。而且李子可促进胃消化酶的分泌，又增加胃肠蠕动的作用，可改善贫血伴有的消化不良和食欲不振的状况。

选购保存

李子品质好坏，与成熟度和采后放置时间的长短有关。手捏果子，感觉很硬，品尝有涩味者则太生；手捏略有弹性，品尝脆甜适度者，则成熟适中；手捏感觉柔软，品尝甜蜜者，成熟度太高，

不利于存储。购买时要选择颜色均匀、果粒完整、无虫蛀的果实。李子最好放在阴凉处，不要洗，或用保鲜袋包装好，再置于冰箱中冷藏，应尽快食用。

♥ 应用指南

1. **可作为慢性子宫出血、月经过多的辅助治疗：** 鲜李子2~3颗，醋适量。将李子用清水洗净，沥干，放入醋中浸泡一会儿，入锅加适量清水，煎取汁液，每次饮汤20～50毫升，每日3次或4次，宜温服。

2. **润肠利尿，润肺止咳：** 李子500克，柠檬1个，白糖适量。将李子洗净，掰两瓣，除去核；李子放入锅中，放入部分白糖，挤出柠檬汁煮开；加入剩余白糖继续煮，煮沸后转小火慢慢熬，期间要搅拌，避免粘锅；取锅里李子煮出来的汁，放凉，即可饮用。

搭配宜忌

宜	李子 + 香蕉 美容养颜	宜	李子 + 红糖 促进血红蛋白生成
宜	李子 + 绿茶 清热利湿、活血利水	忌	李子 + 青鱼 会引起消化不良

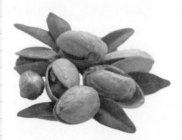

开心果

别名： 无名子、阿月浑子
用量： 每日 50~100 克
性味： 性平，味甘
归经： 归脾、胃经
调理关键词： 辅助治疗贫血

开心果含丰富的油脂，能润肠通便，助于机体排毒；还富含精氨酸，不仅可以缓解动脉硬化，有助于降低血脂，还能降低心脏病发作危险，降低胆固醇，防治贫血，缓解急性精神压力反应。

食疗作用

开心果具有温肾暖脾、补益虚损、调中顺气的功效，对神经衰弱、贫血、营养不良、慢性泻痢等病症有一定的辅助疗效。

选购保存

挑选开心果，颜色是绿色的比黄色的要新鲜；如果购买的开心果很多都有走油变味的现象，那就是放得太久，最好不要食用；自然开口的开心果要比机器、人工开口的好，如果发现果壳开口边缘弯曲不齐，则是人工开口；开心果的果壳一般是淡黄色，如果是白色，那就是漂白过的，不宜多食。开心果不宜长期保存，保存也应真空保存。

♥ 应用指南

开胃消食，补血降脂： 糖粉60克，开心果（熟）45克，黄油适量，香草精、低筋面粉各适量，鸡蛋1个。将黄油软化，加入糖粉，混合均匀；分次加入全蛋液，并搅拌均匀；加入香草精混合均匀；加入低筋面粉，稍搅拌至无粉粒状态；加入开心果碎，用手揉成面团；再搓成圆柱状，用保鲜膜包起来放入冰箱冷藏至硬；取出，将面团切成0.6厘米厚的薄片，排入烤盘，送入预热好的烤箱中层，以上火、下火皆为165℃烤20分钟，烤到饼干上色即可；取出，放在烤网上晒凉即可。

搭配宜忌

宜	开心果 + 蔬菜 + 豆类 消耗脂肪	开心果 + 鸡肉 养神抗衰、润肠排毒
	开心果 + 红椒 促进食欲	开心果 + 芹菜 健脾利尿

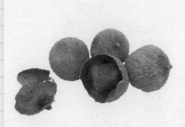

荔枝干

别名: 丹荔干、丽枝干
用量: 每日 5~15 个
性味: 性温，味甘、酸
归经: 归心、脾、肝经
调理关键词: 补血、提供能量

每100克荔枝干含微量元素铜0.63毫克，而铜有协助血红蛋白和红细胞形成的作用，从而使得荔枝干具有补血的功效，适合贫血患者食用。荔枝干的糖分含量也较高，能为机体提供能量。

食疗作用

荔枝干具有益心肾、养肝血的功效。对淋巴结核、疔毒、呃逆、气虚胃寒、脾虚泄泻、老人五更泄泻、贫血、体弱、血崩、遗尿等病症有一定的辅助疗效。

选购保存

在挑选荔枝干时，要从果壳的颜色和大小来选择。好的荔枝干果壳较脆、较干净，若果壳软软的，说明有受潮的现象，不宜购买；荔枝干大的比小的好，肉多、尝起来鲜美。在保存将荔枝干时，最好放入密封袋中，置通风处保存。荔枝干糖分高，炎热的季节最好将其密封好，再放入冰箱中保鲜，以免生虫。

♥ 应用指南

1. **补中益气，补血生津:** 荔枝干30个，瑶柱20克，光鸭1只，陈皮5克，生姜2片，盐适量。荔枝干去壳去核；瑶柱用清水泡发；陈皮用水泡软，刮去白瓤洗净；光鸭去皮斩成块状，放入沸水中汆烫，捞起过冷水，沥干备用；砂锅注入适量清水，放入鸭肉、荔枝干、瑶柱、陈皮和姜片，加盖，以大火煮沸，改小火煮2小时，加盐调味即成。

2. **辅助治疗疔毒:** 取荔枝干5~7个，海带15克，黄酒适量。荔枝干去壳，海带用水浸泡后洗净，同入锅，加适量清水煎汁，煎煮好后取汁，用黄酒调服。

搭配宜忌

宜	**荔枝干 + 红枣** 辅助治脾虚腹泻	宜	**荔枝干 + 山药** 补益心肾
宜	**荔枝干 + 鸭肉** 补中益气、补血生津	忌	**荔枝干 + 鱿鱼** 可引起腹泻、呕吐

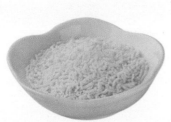

藕粉

别名: 无
用量: 每日 15~20 克
性味: 性温，味甘
归经: 归脾、胃经
调理关键词: 补益气血、调理贫血

藕粉富含铁、钙等营养素，有明显的补益气血，调理贫血，增强人体免疫力作用。其含有的膳食纤维能与人体内胆酸盐、食物中的胆固醇及甘油三酯结合，使其从粪便中排出，从而减少脂类的吸收。

食疗作用

藕粉有清热凉血的作用，可用来辅助治疗热性病症，对热病口渴、衄血、咯血、下血者尤为有益。藕粉中含有黏液蛋白和膳食纤维，能与人体内胆酸盐、食物中的胆固醇及甘油三酯结合，使其从粪便中排出，从而减少脂类的吸收。

选购保存

挑选藕粉看颜色，因藕粉含有多量的铁质和还原糖等成分，与空气接触后极易因氧化而由白色转微红色。其他淀粉，如土豆、红薯、荸荠、木薯、葛根等，均无这种变化，都呈白色或略带黄色；如果氧化后呈玫瑰红色，则是加入色素染色的，不宜购买。藕粉应置于阴凉干燥处保存。

♥ 应用指南

1. **调理贫血、慢性胃炎:** 藕粉200克，苹果300克。藕粉加适量凉开水调匀，苹果切成细末；将藕粉入锅，用微火熬煮，熬到透明时加入苹果末，稍煮即可。

2. **补益气血，可调理贫血:** 银耳25克，藕粉10克，冰糖适量。将银耳泡发好后洗净，入锅，加水适量煮汤，煮至银耳熟烂后加入冰糖拌匀，入藕粉冲服。

3. **生津止渴，清热除烦，醒酒:** 藕粉30~50克，白糖适量。将藕粉用开水调成糊状，加入白糖拌匀后食用。

搭配宜忌

宜	藕粉 + 白糖 益胃调中、止血	藕粉 + 苹果 益气补血
	藕粉 + 生姜 清热生津、和胃止呕	藕粉 + 麦片 润肤养颜、补益心脾

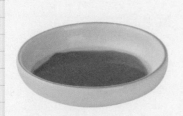

芝麻酱

别名：麻酱
用量：每日 10 克
性味：性平，味甘
归经：归肝、肺、脾经
调理关键词：预防缺铁性贫血

芝麻酱含铁量比猪肝、鸡蛋黄高出数倍，经常食用，不仅对调整偏食、厌食有积极的作用，还能预防和调理缺铁性贫血；含有的钙元素仅次于虾皮，经常食用对骨骼、牙齿的发育大有益处。

食疗作用

芝麻酱有补中益气、润五脏、补肺气、止心惊、填髓之功效；可用于辅助治疗肝肾虚损、眩晕、肠燥便秘、贫血等症。芝麻酱富含蛋白质、氨基酸及多种维生素和矿物质，有很高的保健价值；芝麻酱还含有丰富的卵磷脂，可防止头发过早变白或脱落；芝麻酱含有的大量油脂，有很好的润肠通便作用。因此常吃芝麻酱，能增加皮肤弹性，令肌肤柔嫩健康。

选购保存

购买芝麻酱时，避免挑选瓶内有太多浮油的芝麻酱，因为浮油越少表示越新鲜。用清洁容器盛装，存于阴凉、干燥、清洁处保存。

♥ 应用指南

补血润肠，美容抗衰：菠菜适量，花生酱10克，芝麻酱30克，生抽、辣椒油各适量，糖、盐、熟白芝麻、熟花生米碎各适量。菠菜去根去黄叶，洗净备用；将凉白开水或者纯净水倒入盆中，加入冰块，备用；锅中加水烧开，放入菠菜焯烫30秒，立刻捞出，放入带有冰块的盆中降温，取出，沥干，切成段，放入容器内；将芝麻酱、花生酱、生抽混合，加入少量的白开水，顺着一个方向搅拌，待每次加的水完全吸收后，再一次加入水；将搅拌好的芝麻酱、糖、盐加入调味后，淋入少许辣椒油，调匀，淋在菠菜上，撒入熟白芝麻、熟花生米碎即可。

搭配宜忌

宜	芝麻酱 + 冰糖 润肺、生津	宜	芝麻酱 + 冬瓜 抗衰减肥、润肤护发
宜	芝麻酱 + 柠檬 红润脸色、预防贫血	忌	芝麻酱 + 菠菜 补益气血

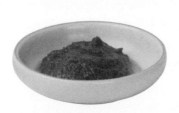

花生酱

别名：无
用量：每日 10 克
性味：性平，味甘
归经：归脾、肺经
调理关键词：辅助治疗再生障碍性贫血

花生酱含有丰富的蛋白质、矿物质、B 族维生素、维生素 E 等，对再生障碍性贫血，糖尿病都能起到一定的辅助治疗作用。花生酱中含有的色氨酸，有助于睡眠。

食疗作用

花生酱有扶正补虚、悦脾和胃、润肺化痰、滋养调气、利水消肿、止血生乳、清咽止疟的功效，对营养不良、贫血萎黄、脾胃失调、咳嗽痰喘、肠燥便秘、乳汁缺乏、出血等症有较好的食疗作用。

选购保存

选购花生酱，应注意瓶身的生产日期等信息，还应避免挑选瓶内有太多浮油的花生酱，因为浮油越少表示越新鲜。如果市面上有硬质花生酱，也要注意看色泽、气味等方面有无其他异常。花生酱宜用清洁容器盛装，存于阴凉、干燥、清洁处。花生酱上层有一层浮油，以隔绝空气，抑制微生物繁殖。

♥ 应用指南

益气补虚，可调理贫血：全麦面粉110克，玉米淀粉40克，鸡蛋1个，花生碎40克，花生酱75克，黄油适量，白糖、盐各适量。将花生碎炒至酥脆，待凉；提前将黄油放在室温中软化，直到用手按动黄油觉得软；将黄油切成小块，放入容器中，用打蛋器搅拌，分次加入白糖，将黄油搅打至发白、体积膨胀，入花生酱打匀；将鸡蛋打匀，分次加入到黄油中，打匀；将全麦面粉、玉米淀粉、盐混合过筛，加入拌匀；加入花生碎拌匀，捏成乒乓球大小的球，用叉子在面团球上交叉按两下，形成饼状；将烤箱预热至180℃，将饼放入烤箱上层，烤15~20分钟，饼干边缘着色即可。

 搭配宜忌

宜	花生酱 + 猪蹄 催乳	宜	花生酱 + 全麦面包 吸收更多的维生素 E
宜	花生酱 + 红酒 促进心脏血管畅通	忌	花生酱 + 螃蟹 导致肠胃不适

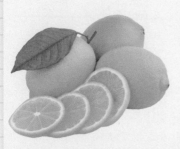

柠檬

别名：益母果
用量：每日 30~50 克
性味：性微温，味甘、酸
归经：归肺、胃经
调理关键词：预防贫血、生津止渴

柠檬含有大量柠檬酸盐，能够抑制钙盐结晶，从而阻止肾结石形成，甚至已成的结石也可被溶解掉；富含的维生素 C 和维生素 P，能增强血管弹性和韧性，可预防贫血，辅助治疗高血压和心肌梗死等症。

食疗作用

柠檬具有生津止渴、清热解暑、和胃降逆、化痰止咳的功效，对支气管炎、百日咳、维生素 C 缺乏症、中暑烦渴、食欲不振、嗳气、贫血等均有一定的食疗效果。

选购保存

选购柠檬，一定要选手感硬实，表皮看起来紧绷绷、有光泽，掂一掂分量足者，才会芳香多汁又不会过酸。完整的柠檬在常温下可以保存 1 个月左右。

柠檬在氧气浓度低于 3%、二氧化碳浓度高于 10% 的条件下贮藏一段时间，会对风味产生不良的影响。切开后一次吃不完的柠檬，可以切片放在蜂蜜中腌渍，日后拿出来泡水喝。

♥ 应用指南

营养丰富，可辅助调理贫血： 鲈鱼200克，柠檬30克，大葱10克，姜5克，大蒜5克，辣椒酱10克，鱼露10克，白酒5克，香菜10克。鱼洗净，身上划两刀，放在盘中；柠檬榨汁，用刀刮些柠檬皮屑备用；葱、姜洗净，蒜头去皮洗净，均剁碎；香菜择洗干净，切成末。将剁碎的葱姜蒜放在鱼身上，并加入辣椒酱、酒、鱼露和柠檬汁，大火蒸8分钟。最后将蒸好的柠檬鱼撒上柠檬皮屑、香菜末即可。

搭配宜忌

宜	柠檬 + 荸荠 生津解渴		柠檬 + 牛奶 不利于蛋白质的吸收
	柠檬 + 蜂蜜酒 清热解毒	忌	柠檬 + 橘子 刺激消化道

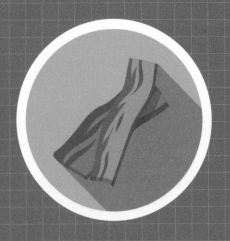

PART 4
贫血患者的
78 种慎吃食物

·····································

　　恶性的贫血可以导致人体出现休克而死亡,所以不能忽视,
需要入院治疗。但是对于轻微的或轻中度的贫血则可以通过饮
食进行调理。但是大多数患者对于防治贫血饮食一知半解,不
知道应该吃什么、不应该吃什么,哪些吃了会使症状得到缓解、
哪些吃了会加重病情。本章从患者需求出发,归纳整理了 78
种贫血患者慎吃的食物,当然这些食物也不是绝对禁吃,少量
食用也可。

榨菜

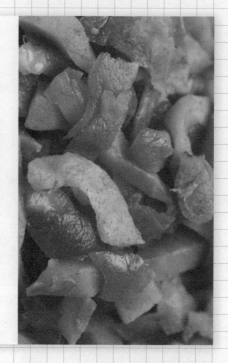

× 慎吃榨菜的原因

1. 榨菜是腌菜类食物之首，其盐分含量较高，食用后容易使血容量增加，从而稀释血红蛋白的浓度。贫血患者的血红蛋白浓度是低于正常值的，食用榨菜会加重贫血症状。

2. 榨菜是开胃的佳品，可以适量食用，不宜过量食用。对正常人来说，过量食用榨菜，容易使血压升高，加重心脏负担，易引发心力衰竭，对体质差的人而言更为不利。

咸菜

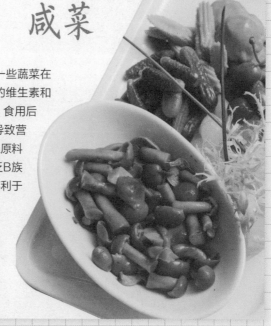

× 慎吃咸菜的原因

1. 咸菜是典型的腌渍品，一些蔬菜在腌制的过程中，其所含的维生素和矿物质，几乎全部失去，食用后不利营养的均衡，容易导致营养不良。而对于缺乏造血原料的贫血患者而言，如缺乏B族维生素，食用咸菜显然不利于病情。

2. 咸菜的盐分含量较高，食用后容易使血容量增加、心脏负担加重，对贫血患者来说，还会加重其头晕等贫血症状。

酱菜

× 慎吃酱菜的原因

1. 酱菜含有苯甲酸，苯甲酸是一种防腐剂，若过量食用，会危害食用者的健康，还可能导致人体胃肠功能失调。而贫血者一般有血虚的症状，血虚即脾胃水谷精微不化，导致气血来源不足，食用酱菜会进一步损害脾胃功能。

2. 市售的酱菜一般含有添加剂，此类成分会损伤肾脏。贫血患者一般伴有泌尿系统的相关疾病，食用酱菜显然对其不利。

柿子

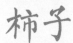

× 慎吃柿子的原因

1. 柿子味涩，含有大量的鞣酸，可阻碍人体对铁质的吸收，影响铁血红蛋白的合成，过食会加重贫血症状，特别是缺铁性贫血症患者。

2. 柿子性寒，贫血患者多气血虚、脾胃弱，过量食用伤胃，加重消化不良的症状，阻碍人体对营养的吸收。

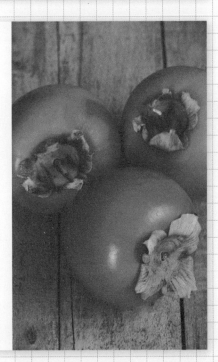

竹笋

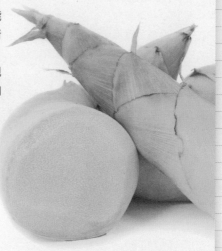

× 慎吃竹笋的原因

1. 竹笋的水分含量较高，适当食用能清热化痰，但是过多食用会增加肾脏的负担，对泌尿系统造成伤害。对贫血患者而言，长期贫血会出现泌尿系统疾病，过多食用竹笋会加重此类病症。

2. 竹笋的纤维含量较高，过多食用不利于消化。而对于贫血者，从中医角度来说，其脾胃功能较弱，过食竹笋显然不利病情。

韭菜

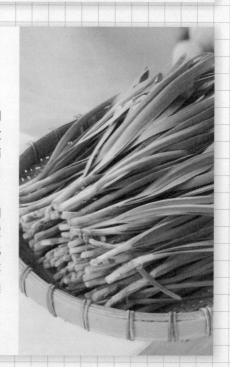

× 慎吃韭菜的原因

1. 对于韭菜，有医书记载："多食则神昏目暗，酒后尤忌"，正常人过多食用韭菜会如此，对贫血患者而言，过多食用无疑会加重其头晕目眩等贫血症状。

2. 韭菜的粗纤维成分较多，多食不利于消化吸收。贫血患者从中医角度来说，多为血虚，血虚即脾胃运化不利，水谷精微不化所致气血不足，所以食用过多韭菜会加重此类症状。

蒜苗

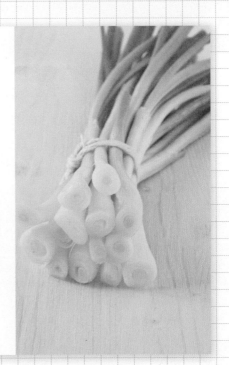

× 慎吃蒜苗的原因

1. 蒜苗和蒜薹的食疗作用差不多，从中医角度来说，蒜苗性属温热，过量食用温热类食物，容易耗损阴液。而贫血者多位血虚，食用耗损精血的食物，对其病情不利。

2. 正常人过多食用蒜苗，对视力不利，而且还容易损伤肝脏，也不利于消化吸收。对贫血者而言，因其消化系统功能本就较弱，食用蒜苗会加重病情。

蒜薹

× 慎吃蒜薹的原因

1. 当贫血患者长期出现贫血症状时，消化系统中消化腺的分泌减少甚至萎缩，消化能力有所降低，如果食用纤维素含量丰富的蒜薹，会加重此类症状。

2. 对一般人而言，过多食用蒜薹，会影响视力、损害肝脏，对贫血患者而言更为不利。

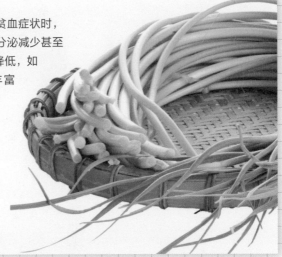

蕨菜

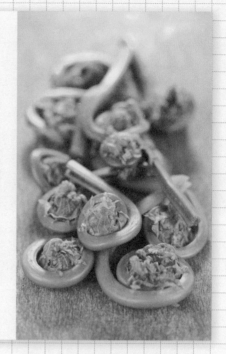

× 慎吃蕨菜的原因

1. 蕨菜，古人云："多食令人脚弱不能行，消阳事，缩玉茎，多食令人发落，鼻塞目暗。"正常人过多食用蕨菜，容易耗损肾阳，对眼睛也有损害。贫血患者体质较弱，抵抗力较差，过多食用蕨菜，会加重其病情。

2. 蕨菜性质寒凉，过多食用易导致气滞、腹胀。从中医角度而言，贫血者多有血虚，气血不足，若食用易导致气滞的蕨菜，会加重病情。

洋葱

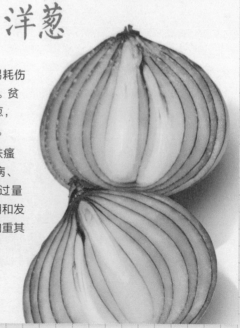

× 慎吃洋葱的原因

1. 洋葱性质温热，过多食用容易耗伤人体的津液，还会使胃肠胀气。贫血者多有血虚，过多食用洋葱，容易耗损津液气血，对其不利。

2. 洋葱有强烈的刺激性，有皮肤瘙痒性疾病、患有眼疾以及胃病、肺炎者少吃或禁吃。一般人过量食用洋葱，容易引起视力模糊和发热，贫血者食用更不利，会加重其头晕目眩的症状。

腌火腿

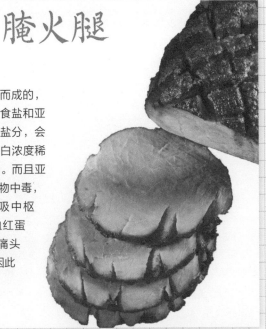

✗ 慎吃腌火腿的原因

1. 腌火腿是肉制品经过腌渍而成的，在制作过程中大量使用了食盐和亚硝酸钠，长期摄入过多的盐分，会使血浆容量增加、血红蛋白浓度稀释，从而加重贫血的状况。而且亚硝酸钠食用过量会造成食物中毒，麻痹血管运动中枢、呼吸中枢及周围血管，形成高铁血红蛋白，出现全身无力、头痛头晕、恶心，呼吸困难等。因此贫血患者不宜食用过量。

萝卜干

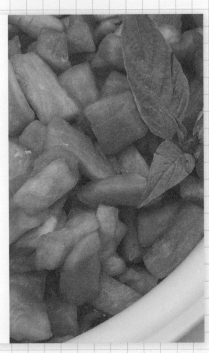

✗ 慎吃萝卜干的原因

1. 腌萝卜干是腌制品，对一般人而言，食用适量的腌制品具有开胃消食的作用，但是过多食用，容易增加患癌症的风险，因为腌制品含有亚硝酸胺成分。对贫血患者而言，由于其营养得不到应有的补充，免疫力较为低下，食用萝卜干会加大患病概率。

2. 萝卜干能消风行气，从中医角度来讲，贫血者有气血虚的症状，而气血虚者不宜食用行气、破气之物。

咸鱼

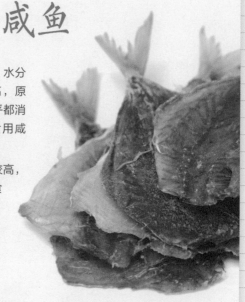

✕ 慎吃咸鱼的原因

1. 鱼肉经过腌制后，质地较硬，水分含量较少，蛋白质含量较高，原有维生素、矿物质等成分几乎都消失，营养单一。若贫血者食用咸鱼，是不利于病情的。

2. 咸鱼是腌制品，其盐分含量较高，对一般人而言，长期过多地食用咸鱼，容易增加患高血压的风险，而对体质较为虚弱的贫血患者而言，食用咸鱼更是对其健康不利。

咸肉

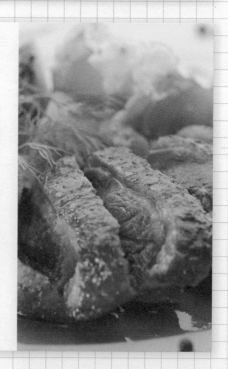

✕ 慎吃咸肉的原因

1. 咸肉含有丰富的蛋白质和脂肪，所以脾胃虚弱之人不宜食用，而贫血者，长期的贫血易导致消化腺一定程度的萎缩、消化功能有所减弱，食用咸肉对身体不利。

2. 咸肉是腌制品，含有一种嗜盐菌，一旦被过量摄入体内，嗜盐菌就会侵害机体而致病。而贫血者的体质一般较弱，抵抗力较差，食用咸肉会增加患病概率，故不宜多食。

鸡皮

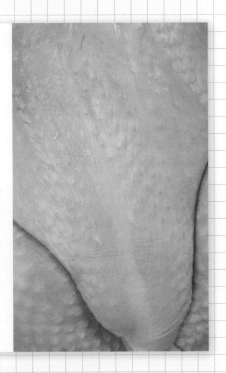

× 慎吃鸡皮的原因

1. 鸡皮，特别是鸡脖子上的皮，含有较多的淋巴组织，淋巴含病毒成分较高，食用后可能会致病。而贫血者的抵抗力较差，过量食用鸡皮会加大患病的概率。

2. 鸡皮的油脂含量较为丰富，高血压、高脂血症及脾胃虚弱的患者不宜食用。对贫血者而言，长期的贫血使得消化功能有所降低，更不宜食用鸡皮，特别是烤鸡皮，否则会增加患癌的风险。

螃蟹

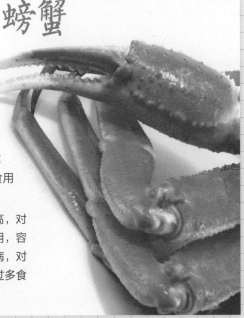

× 慎吃螃蟹的原因

1. 螃蟹性质寒凉，脾胃虚寒之人不宜食用。对贫血者而言，其症状与中医所说的血虚相像，而血虚之人不宜食用寒凉之品，因为血遇寒则凝，遇温则通，因此过多食用螃蟹会加重贫血症状。

2. 螃蟹中蟹黄的胆固醇含量较高，对一般人而言，长期过多地食用，容易导致高脂血症等心血管疾病，对体质虚弱的贫血患者来说，过多食用螃蟹危害更大。

肥肉

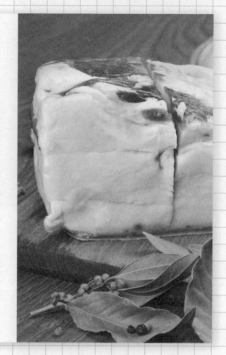

✕ 慎吃肥肉的原因

1. 肥肉是肥甘厚腻之品，不仅不适合痰湿体质者食用，对再生障碍性贫血患者而言更不宜。从中医角度来讲，再生障碍性贫血是由于虚劳所致，也就是说病根在于脾肾不足，脾肾不足者其运化及水液代谢都会出现障碍，因此贫血者食用肥肉是不利的。

2. 肥肉含饱和脂肪酸和胆固醇，过多食用会导致动脉硬化。对贫血者而言，出现动脉硬化后危害更大。

田螺

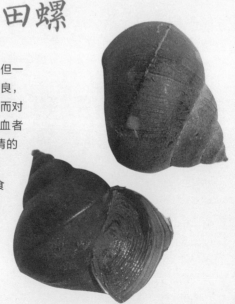

✕ 慎吃田螺的原因

1. 田螺含有极为丰富的蛋白质，但一次食用过多，容易引起消化不良，出现腹胀、腹泻等不适症状。而对于因缺乏营养素而导致的贫血者而言，食用田螺不利于其病情的缓解。

2. 田螺含有较多的寄生虫，若食用过多没有熟透的田螺，寄生虫很容易在体内繁殖，损害肝脏、堵塞胆管，对健康极为不利。

腊肉

× 慎吃腊肉的原因

1. 腊肉是腌制品，在腌制的过程中，肉中的很多维生素和微量元素几乎都消失殆尽，营养较为单一。对由于缺乏机体造血元素的贫血者而言，过多食用营养单一的物质，对其不利。

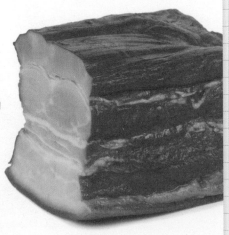

2. 腊肉中饱和脂肪酸和胆固醇的含量都要高于一般的猪肉，过多食用容易导致心血管疾病，对贫血患者来说，会严重危害其健康。

五花肉

× 慎吃五花肉的原因

1. 五花肉的油脂含量较高，高血压、高脂血症及肥胖症患者不宜食用。对贫血者而言，由于机体得不到足够的营养，从而导致心脏泵血加快，若过多食用五花肉，易出现动脉硬化等心血管疾病，从而进一步加大心脏的负担，严重者会出现心力衰竭。

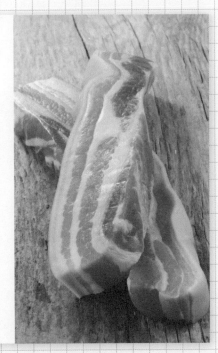

2. 由于五花肉脂肪含量较高，过多食用容易导致消化不良，而贫血者，长期的贫血会导致消化功能降低，食用此类食物对其不利。

培根

× 慎吃培根的原因

1. 培根是腊肉的一种，只不过在猪肉腌制的过程中加入了黑胡椒、茴香、丁香等香料。适量食用培根，可以开胃祛寒，但是过多食用会导致体内油脂过剩，出现高血压、高脂血症等，对贫血者极为不利。

2. 培根的盐分含量较高，故水肿、腹水等患者不宜食用。对贫血者而言，食用培根会降低血红蛋白浓度，增加贫血的相关症状。

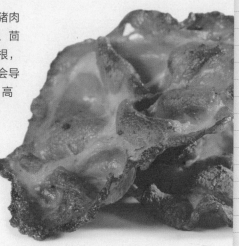

熏肉

× 慎吃熏肉的原因

1. 熏肉中盐分的含量较高，长期过多地食用，容易导致血浆的容量增加，从而使血液中血红蛋白的浓度降低，血压升高，这些对贫血患者而言都极为不利。

2. 熏肉属于熏烤制品，在熏制过程中，烟会在肉的表面形成一层固态物，其中含有致癌物质，含量极高，长期食用会损害健康，提高癌症的发病概率。对贫血者而言，免疫功能较为低下，食用熏肉危害更大。

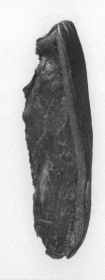

腊肠

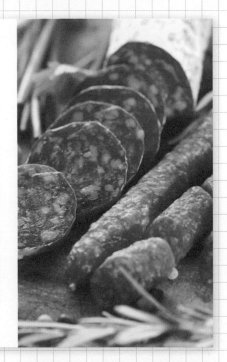

× 慎吃腊肠的原因

1. 腊肠是腌制食物，在其加工过程中，要加入大量的食盐、防腐剂、色素等，故肝肾功能低下的患者不宜食用。对贫血患者来说，经过长期的贫血后，其消化系统和泌尿系统都会有一定的损伤，食用腊肉对其不利。

2. 腊肠中盐的分量特别"足"，保质期越长的，加的量就越多。长期食用含盐量较高的食物，容易增加患高血压的风险，对体质虚弱的贫血者来说更为不利。

烤羊肉串

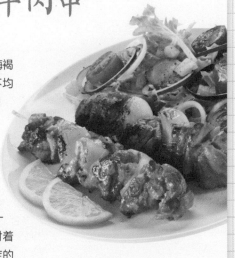

× 慎吃烤羊肉串的原因

1. 羊肉在烧烤的过程中，会发生非酶褐变现象，长期摄入易导致营养不均衡。对由于营养成分缺乏所致的贫血患者而言，长期食用烤羊肉串，不利于症状的缓解。

2. 羊肉在高温下烧烤，被分解的脂肪滴在炭火上，会发生焦化反应，产生的热聚合反应物与肉里的蛋白质结合，就会产生一种叫苯并芘的高度致癌物质，附着于食物表面。食用后会提高癌症的发病率。

炸鸡

× 慎吃炸鸡的原因

1. 炸鸡是油炸类食物，其营养流失较为严重，对因营养缺乏所致的贫血者而言，食用炸鸡极为不利。

2. 炸鸡为了保证口味，常会选择棕榈油等饱和脂肪酸含量较高的油来烹炸，而饱和脂肪酸是造成心脑血管疾病的最主要原因，过量摄入易造成血管堵塞。贫血易损伤心脏，长期食用炸鸡会进一步加重损伤，严重者会出现心力衰竭等。

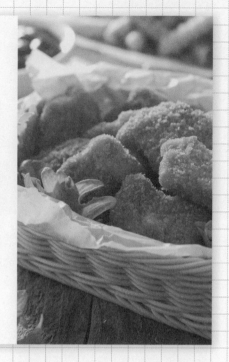

烤鸭

× 慎吃烤鸭的原因

1. 烤鸭中油脂的含量非常高，过多食用含油脂高的食物，除了会引起消化不良外，还容易引发心血管疾病。对贫血者而言，经过长期的贫血后，其消化系统有所损害，心脏有代偿现象，食用烤鸭会加重其病情。

2. 烤鸭也是熏烤类制品，熏烤类食物多数会产生一种叫苯并芘的物质，对人体的危害极大，过多食用易增加癌症的患病概率。

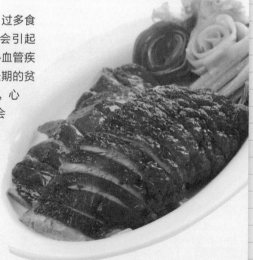

蟹黄

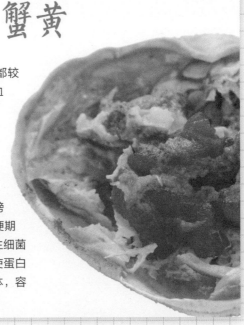

× 慎吃蟹黄的原因

1. 蟹黄中胆固醇和油脂的含量都较高，过多食用容易导致高脂血症、动脉硬化等。对贫血者来说，长期的贫血会对循环系统有损伤，动脉硬化会进一步损伤心脏，严重者会出现心力衰竭。

2. 死螃蟹的蟹黄不宜吃。因为螃蟹死后，体内乳酸增多，僵硬期和自溶期缩短，蟹体内的寄生细菌迅速繁殖并扩散到蟹肉中，使蛋白质分解产生组织胺，摄入人体，容易引起过敏和中毒等症状。

鱼子

× 慎吃鱼子的原因

1. 鱼子虽然很小，但是很难煮熟透，对一般人而言，食用后不易被消化吸收。对贫血者而言，由于其长期贫血，其消化系统的消化腺会有一定程度的萎缩，消化功能有所降低，食用鱼子后显然会加重此类症状。

2. 鱼子中胆固醇的含量较高，长期过多地食用，容易出现高脂血症等心血管疾病。对贫血者来说，会加重病情。

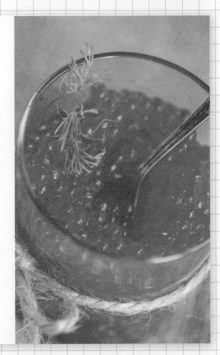

牛脑

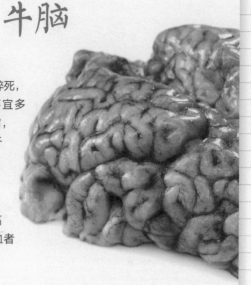

✕ 慎吃牛脑的原因

1. 牛脑有医书记载："牛盛热时猝死，其脑食之令生肠痈。"故不宜多食。牛脑中容易有寄生虫寄宿，对体质弱的贫血者而言，由于免疫力较差，食用后会危害其健康。

2. 动物内脏都含有较高的胆固醇，长期过多食用容易导致高脂血症、动脉硬化等症，贫血者更不宜食用。

干豆角

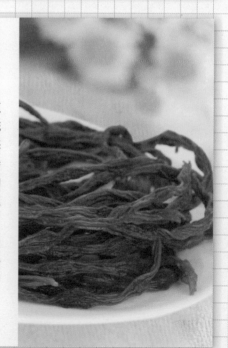

✕ 慎吃干豆角的原因

1. 市面上售卖的一些色泽鲜嫩的干豆角多用硫酸铜溶液漂染过。食用硫酸铜含量超标的干豆角会引起恶心、呕吐、胃灼热，严重的可能会有腹绞痛、呕血等，可造成严重的肾损害和溶血，这无疑会加重贫血患者的症状。

2. 干豆角属于腌制、风干食物，较为干枯，食用后会损耗胃肠的分泌液。贫血患者多胃肠虚弱，多事会加重该状况。

油饼

× **慎吃油饼的原因**

1. 油饼是经过高温油炸制作的，食物和油脂中原本的维生素A 、B 族维生素、维生素C 、维生素E 遭到破坏，食品营养价值较低，对因营养缺乏所致贫血者，食用后不利病情缓解。

2. 经过油炸后的食品，表面会变硬，有的还被烧焦。氨基酸被烧焦后，会产生一种较强的致癌物质，而贫血者常吃这类有毒物质，易增加胃肠道癌症的发病概率，对健康不利。

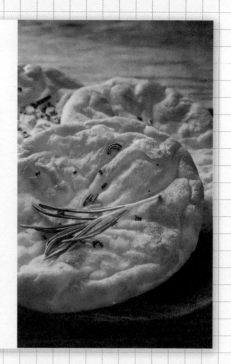

油条

× **慎吃油条的原因**

1. 油条在制作时，需加入一定量的明矾，明矾是一种含铝的无机物，被人体摄入后，虽然能经过肾脏排出一部分，但如过量摄入则很难排净。超量的铝会毒害人的大脑及神经细胞，对贫血者而言，过多食用油条对其不利。

2. 油条经过高温处理后，会产生丙烯酰胺，易诱发癌症，而贫血者体质较弱，过多食用会加大患病风险。

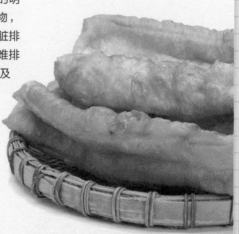

茶叶蛋

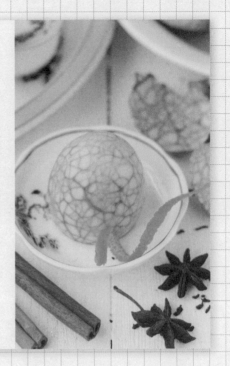

× 慎吃茶叶蛋的原因

1. 茶叶含有有酸性物质，在烧煮时会渗透到鸡蛋里，与鸡蛋中的铁元素结合。而这种结合体，对胃有很强的刺激性，若长期食用，会影响人体对营养物质的消化吸收。

2. 茶叶含有咖啡因成分，被摄入人体后，会兴奋大脑中枢神经，消耗人体较多的能量。而对贫血者而言，其本身就养分供应不足，多食茶叶煮过的鸡蛋，会加重病情。

鸡蛋黄

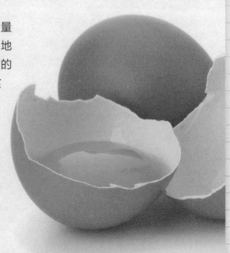

× 慎吃鸡蛋黄的原因

鸡蛋黄中胆固醇含量较高，适量食用能为人体提供胆固醇。而过多地食用则会导致动脉硬化，加重心脏的负荷。而对于贫血者而言，长期的贫血会使其血液循环系统受到影响，心脏处于超负荷工作且供氧不足的状态。长期地过食蛋黄会加重其心脏功能受损，诱发贫血性心脏病。

松花蛋

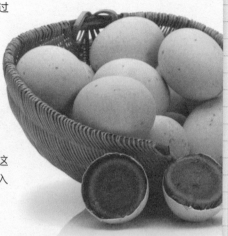

× 慎吃松花蛋的原因

1. 松花蛋即皮蛋，含有重金属铅，过多食用容易引起铅中毒，引发智能低下，反应迟钝，多动，注意力不集中，听力下降，学习困难，运动失调，贫血，食欲低下等症状，对贫血患者的健康极不利。

2. 松花蛋的蛋壳上含有大量的细菌，对于较脏的皮蛋更不用说，这些细菌若大量通过蛋壳的孔隙进入蛋内，被人体摄入会导致中毒。

咸蛋

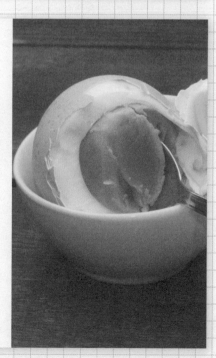

× 慎吃咸蛋的原因

1. 咸蛋是腌制产品的一种，在生产过程中，为了使咸蛋的保质期长和新鲜，会添加一些防腐剂，此类物质若被大量摄入人体，损害极大，而贫血者本身抵抗力较差，伤害会更大。

2. 咸蛋中盐分的含量很高，过多食用，容易使血浆容量增加，血红蛋白的浓度减少，易导致高血压，对贫血者而言，更不利于病情的缓解。

豆瓣酱

× 慎吃豆瓣酱的原因

1. 豆瓣酱是在无氧环境下腌制而成，
   而在无氧的环境下，很容易有肉毒
   杆菌的生存和繁殖，而其在繁殖过
   程中会产生一种毒性较强的蛋白
   质——肉毒毒素，此类物质若
   被人体摄入过多，易出现神经
   中毒症状。对贫血患者而言，
   出现贫血时，神经系统会受影
   响，食用豆瓣酱更会加重此类
   病情。

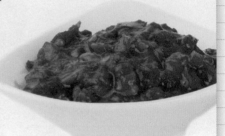

2. 豆瓣酱盐分含量较高，食后会增
   加血浆容量，对贫血者不利。

大蒜

× 慎吃大蒜的原因

1. 大蒜的挥发性成分——大蒜辣素，
   可使血液中的红细胞和血红蛋白
   含量降低，食用后会引起或加重
   贫血。

2. 长期贫血的患者多肝血亏虚，而大
   蒜性温味辛，过多会加重该状况，
   从而影响B族维生素的吸收。而B族
   维生素缺乏会影响某些铁的代谢吸
   收导致血红蛋白浓度降低，加重贫
   血症状。

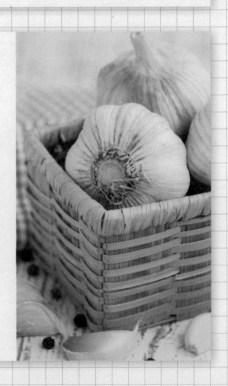

辣椒

× 慎吃辣椒的原因

1. 辣椒具有一定的刺激性，其含有的辣椒素可使心跳加快、循环血液量剧增，从而使血压升高，甚至还可出现严重的后果。而对贫血者来说，心脏功能有损伤，过多食用辣椒，会加重其损伤，严重者会出现心力衰竭等症。

2. 辣椒性热，并不是不能吃，但要适量，贫血者过量食用对身体不利。

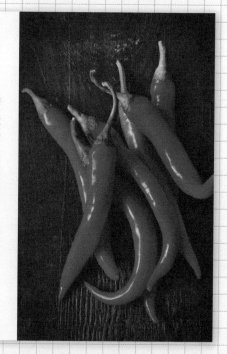

胡椒

× 慎吃胡椒的原因

1. 胡椒是热性食物，中医讲，过多食用胡椒容易"损肺、发疮、齿痛、目昏"。对贫血者而言，长期的贫血会有不良影响，所以过多地食用胡椒，不利身体健康。

2. 过多食用胡椒，易积热生燥、耗损阴液。从中医角度来讲，贫血者多有血虚，而血虚者的精、血、津液不足，食用胡椒更加不利。

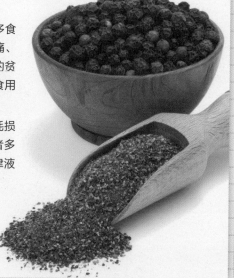

芥末

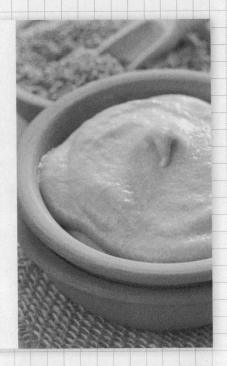

× 慎吃芥末的原因

1. 芥末是辛辣刺激性调料，食用后能使心跳加速、血压升高，对贫血者而言，心跳加快会使其头晕心慌、胸闷、面色苍白、身体无力等，加重贫血症状。

2. 适当食用芥末是有益的，能起到开胃消食的作用，但过多食用容易出现上火症状，而且还易耗损体内的津液，对贫血患者极为不利。

咖喱粉

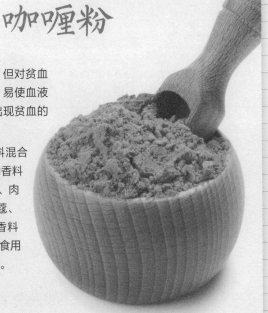

× 慎吃咖喱粉的原因

1. 咖喱粉能促进血液循环，但对贫血者而言，血液循环加快，易使血液养分消耗得更快，更易出现贫血的症状，对其不利。

2. 咖喱粉是由多种辛辣香料混合制作而成，组成咖喱粉的香料包括红辣椒、姜黄、丁香、肉桂、八角、小茴香、肉豆蔻、芥籽、黑胡椒等。这些香料具有一定的刺激性，过多食用容易上火，对贫血者不利。

桂皮

× 慎吃桂皮的原因

1. 桂皮是一种辛辣香料，含有的黄樟醚成分，能诱发肝癌。对贫血者而言，其体质较弱，抵抗力较差，长期食用桂皮，会增加其患病的风险。

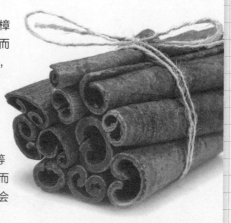

2. 桂皮本身有小毒，如用量过大，可发生头晕、眼花、眼胀、眼干、咳嗽、尿少、干渴、脉数大等毒性反应。对体质弱的贫血患者而言，过量食用桂皮后出现的症状会比一般人重，对其不利。

花椒

× 慎吃花椒的原因

1. 花椒是一种天然的香料，有研究显示，天然香料可能含有一种诱变物，加大癌症的发病率。所以贫血者食用花椒是不利的。

2. 花椒性热、味辛，食用后易耗损人体阴液。对于贫血患者而言，其本身血液养分供应不足，食用伤阴类物质会加重贫血症状。

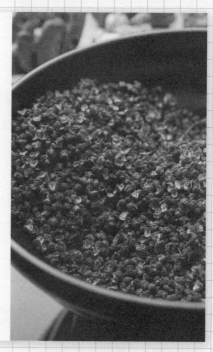

丁香

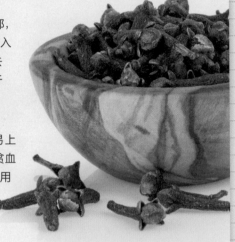

✗ 慎吃丁香的原因

1. 丁香是一种天然的香料，香气馥郁，味辛辣，既可作为食品调味也可入药。适当食用能暖胃、温肾、去除口臭等，但是过多食用，由于其独特的香味，容易恶心呕吐，不利于贫血患者的健康。

2. 丁香性质温热，过多食用容易上火、积热生燥、耗损阴液。而贫血者，其血液、津液相对不足，食用后显然会加重此类症状。

茴香

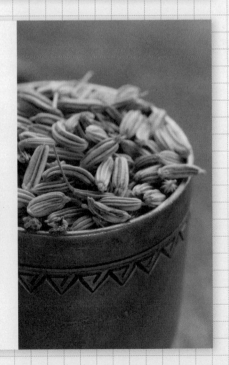

✗ 慎吃茴香的原因

1. 一般人过多地食用茴香，容易损伤视力，不利身体健康。对贫血者来说，由于其免疫力较差，食用茴香更为不利。

2. 茴香既是食物也是药材，为辛辣刺激之物，所含的主要成分都是茴香油，能刺激胃肠神经血管，促进消化液分泌，还会使心跳加速、血压升高。而贫血者，由于长期的贫血，其循环系统有所影响，心脏功能受损，食用茴香会加重其症状。

风干肉

× 慎吃风干肉的原因

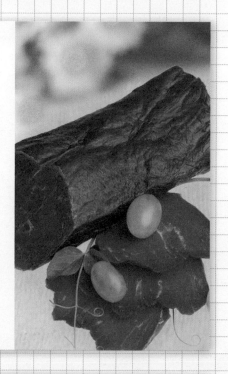

1. 风干肉是腊肉中的一种，经过腌制
   后自然风干而成。其中的盐分含量
   颇高，长期食用会使血浆容量增
   加、血红蛋白浓度降低；还会诱发
   失眠，造成易燥、易怒，无疑会加
   重贫血病情。

2. 风干肉质地坚硬，含有丰富的和脂
   肪。而长期贫血的患者脾胃较为虚
   弱，消化功能比较差，食用后会加
   重症状，更加不利于对于营养的消
   化和吸收。

猪油

× 慎吃猪油的原因

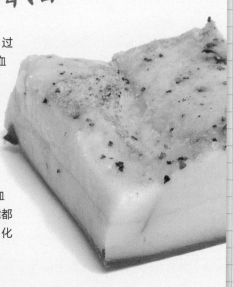

1. 猪油的热量和胆固醇含量很高，过
   多的食用容易导致肥胖、高脂血
   症、高血压等病症，对心血管
   系统造成一定影响。而贫血
   者，长期的贫血，心脏功能会
   有所损伤，高脂血症等会进一
   步加大心脏泵血负担，严重者
   会出现心力衰竭。

2. 猪油中脂肪酸含量高，而贫血
   者，其消化系统和泌尿系统功能都
   有所降低，食用后显然不利消化
   吸收。

羊油

× 慎吃羊油的原因

1. 一般人过多食用羊油，会滞湿酿痰。对再生障碍性贫血者而言，贫血的发生与体内痰湿有一定关系，食用能助湿生痰的食物，对其病情不利。

2. 羊油的脂肪酸含量较高，而且饱和脂肪酸的含量略高于其他脂肪酸，过多食用容易导致动脉硬化，对贫血者来说极其不利。另外，外感不清、痰火内盛者也要慎食羊油。

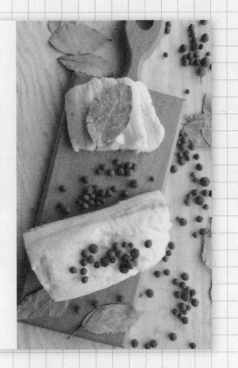

鱼肝油

× 慎吃鱼肝油的原因

1. 鱼肝油过量食用容易出现皮肤油光奇痒、头发脱落、胃肠消化功能低下等症状，对贫血者更为不利。

2. 对于贫血患者而言，经过长期的贫血后，容易出现泌尿生殖系统障碍，其肾脏功能有所降低，若长期大量地食用鱼肝油，会加重病情。另外，患有慢性肾功能衰竭、高钙血症、高磷血症伴肾性佝偻病的患者也须慎用。

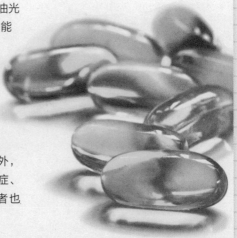

鱼露

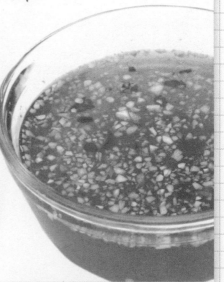

× 慎吃鱼露的原因

1. 经研究发现，鱼露中含有多种亚硝胺类物质，有致癌性。对贫血患者来说，其本身体质较差，免疫力低下，长期食用鱼露会增加其患病的风险。

2. 鱼露的含钠量极高，每100克鱼露中含有9.35克的钠，长期食用，容易使血容量增加，加重心脏负担。对贫血者而言，其本身循环系统较差、心脏代偿反应，长期食用鱼露会加重病情。

奶油

× 慎吃奶油的原因

1. 有医学期刊报道，过多食用奶油，容易导致男性前列腺肿大，影响泌尿生殖功能。对贫血者而言，经过长期的贫血后，其本身的泌尿生殖系统会受到一定程度的影响，食用奶油会加重这一症状。

2. 奶油含有多种饱和脂肪酸，而饱和脂肪酸是对血管有害的脂肪酸，对贫血者来说非但无益，反而会使其病情加重。

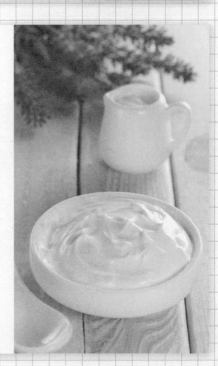

啤酒

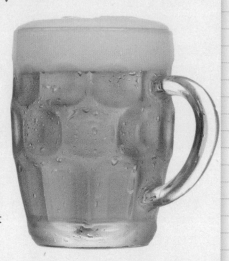

× 慎喝啤酒的原因

1. 啤酒中含有鞣酸，一方面会抑制人体对铁质的吸收；另一方面其有收敛作用，再搭上啤酒中的胀气因子，会导致腹胀，缺铁性贫血患者过量饮用无疑会加重病情。

2. 过多饮用啤酒，会造成酒精的大量堆积，可引发失眠和呼吸加快，这对于有睡眠障碍和呼吸障碍的重度贫血患者来说，也是不利的。

麦乳精

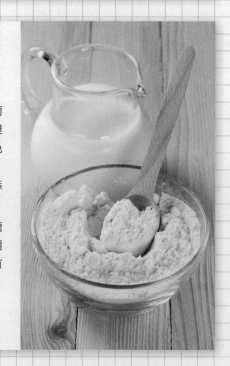

× 慎吃麦乳精的原因

1. 麦乳精是用牛奶、蛋粉、蔗糖、葡萄糖等成分调配的，营养丰富，但是和奶粉、牛奶比较还是会逊色些。因为麦乳精主要包括可可粉、奶油、饴糖等成分，多数是人工添加的，长期食用会对健康不利。

2. 麦乳精的含糖量较高，过多食用糖类物质，容易滞湿生痰。医学表明再生障碍性贫血与中医的痰湿有关，食用麦乳精对身体不利。

浓牛奶

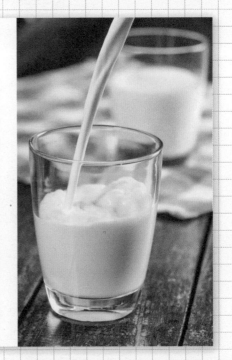

× 慎喝浓牛奶的原因

1. 缺铁性贫血患者不宜大量饮用浓牛奶，因为牛奶中的钙和磷能与亚铁离子结合，形成含铁的化合物，减少人体对铁的吸收。

2. 牛奶是寒性饮品，脾胃虚弱的患者不宜饮用。对贫血者本身而言，由于长期的贫血导致消化功能降低，其脾胃的功能也会受影响，过多饮用牛奶可能会增加脾胃的负担，故不宜多饮，少量饮用还是可以的。

咖啡

× 慎喝咖啡的原因

1. 咖啡里的多酚类物质会和铁形成难以分解的盐类，抑制人体对铁的吸收。对于贫血患者而言，若想要喝饮料，最好能将咖啡改为橘子汁。

2. 咖啡也并不是完全不能饮用，而是不能过量饮用，不适宜长期饮用。

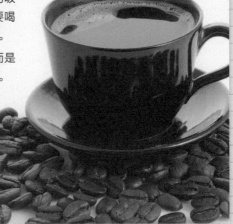

豆奶

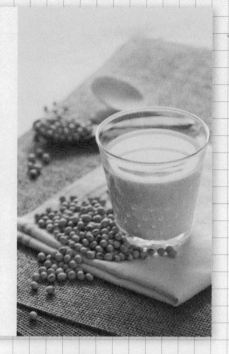

× 慎喝豆奶的原因

1. 豆奶含有植物雌激素，长期饮用，会增加患乳腺癌的风险，对有乳腺癌家族史的人群来说更不宜大量饮用，对贫血者而言，由于其免疫力低下，饮用后会大大增加其患病风险。

2. 对贫血者来说，豆奶并不是不能饮用，适量饮用是有好处的，但是在饮用时不能与鸡蛋、红糖、蜂蜜等同时食用，否则会发生不良反应。

苦丁茶

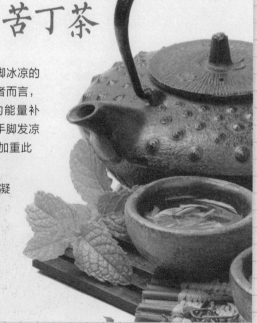

× 慎饮苦丁茶的原因

1. 苦丁茶是寒性的，对于手脚冰凉的寒性体质者不宜。对贫血者而言，由于其体内得不到足够的能量补充，常会出现面色苍白、手脚发凉等症状，饮用苦丁茶，会加重此类症状。

2. 苦丁茶性寒，中医认为寒凝血滞，对贫血患者的恢复不利。

红茶

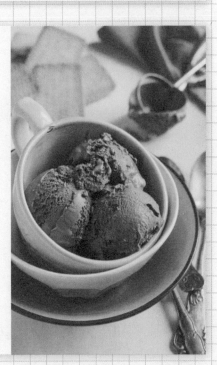

× 慎饮红茶的原因

1. 茶类一般含有茶多酚等成分，具有提神醒脑的作用，但是对贫血者和失眠患者来说，饮用红茶，反而会使病情加重，故不宜饮用。

2. 红茶可以帮助胃肠消化、促进食欲，可利尿、消除水肿，并强壮心脏功能。但红茶含有鞣酸成分，会影响对铁的吸收，而贫血者本身铁不足，营养不充分，大量饮用红茶会使病情更为严重。

冰激凌

× 慎吃冰激凌的原因

1. 冰激凌是寒凉之物，脾胃虚寒者不宜，对贫血者来说，其消化腺的功能较低，相应的脾胃功能较差，故不宜食用。

2. 冰激凌多数是由人工奶油加工制作，能增加血液的黏稠度，促进动脉硬化。其含有的反式脂肪酸还会降低高密度脂蛋白胆固醇，升高低密度脂蛋白胆固醇，增加患冠心病、高血压、糖尿病的风险，还能降低记忆力，对贫血者极其不利。

冷饮

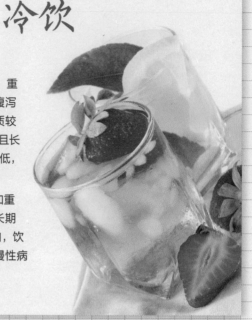

× 慎喝冷饮的原因

1. 饮用冷饮过量，轻则胃胀难受，重则导致消化不良或胃肠炎、腹泻等。对贫血患者而言，其体质较弱，不宜饮用过凉的饮品，而且长期的贫血使其消化系统功能降低，饮用冷饮会加重病情。

2. 冷饮水分较多，过多食用会加重肾脏负担。对贫血者来说，长期的贫血会使泌尿系统受到影响，饮用冷饮会加重病情。另外，慢性病患者不宜饮用冷饮。

可乐

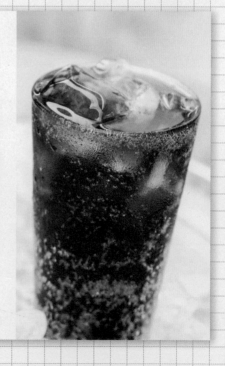

× 慎喝可乐的原因

1. 经研究发现，长期地饮用可乐，会损害人体健康。对贫血者而言，特别是溶血性贫血患者，其本身红细胞容易破裂，饮用后反而会使之更为严重。

2. 可乐属于碳酸饮料，长期饮用此类饮料可损害牙齿，导致骨质疏松，还会导致脏腑功能紊乱，对体质虚弱的贫血患者而言极为不利。

巧克力

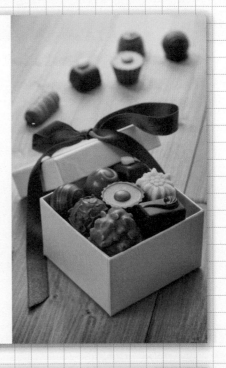

× 慎吃巧克力的原因

1. 巧克力中含有大量的磷酸盐，会抑制人体对钙铁的吸收，从而降低人体免疫力，并影响铁血蛋白的合成，若长期过量食用无疑会加重缺铁性贫血患者的病情。

2. 巧克力是高热量食品，过多食用会影响食欲，导致食欲不振，营养不良。对由于缺乏营养素所致贫血的患者而言，长期食用巧克力不利病情的缓解。

白酒

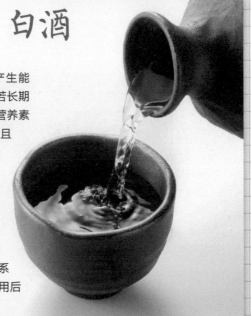

× 慎喝白酒的原因

1. 白酒是热能饮品，能分解产生能量，且不含任何的营养素。若长期过多地饮用，不但影响其他营养素的吸收，导致食欲下降，而且还易损伤胃肠黏膜。而对于营养缺乏的贫血者而言，饮用白酒不但无益，还会加重病症。

2. 白酒所含的酒精，要经过肝脏代谢才能解毒、经过肾脏排出，而贫血者本身消化系统、泌尿系统功能较弱，饮用后会使病情更加严重。

葡萄酒

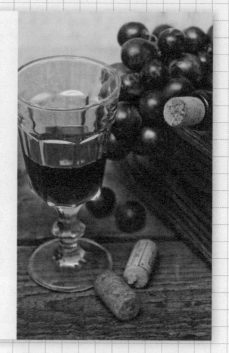

✗ 慎喝葡萄酒的原因

1. 葡萄酒虽说酒精成分不如其他酒类多，但是过多饮用同样会损伤肝脏，对健康不利。况且贫血者消化系统功能有所降低，大量饮用葡萄酒对其不利。

2. 少量饮用葡萄酒有镇静安神的保健功效，但过量饮用会造成大量的酒精堆积，刺激神经和呼吸系统，可引发失眠、呼吸加快等，会重度贫血的患者的症状，这无疑是不利的。

黄酒

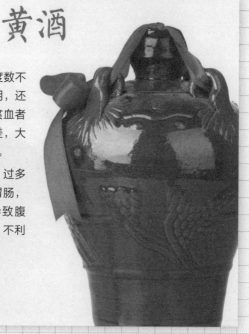

✗ 慎喝黄酒的原因

1. 黄酒是酒精类产品，虽酒精度数不如白酒高，但长期大量地饮用，还是会对肝脏造成一定伤害。贫血者本身消化功能及代谢功能较差，大量饮用黄酒会使病情更为严重。

2. 长期贫血的患者多胃肠虚弱，过多地饮用黄酒会过分地刺激其胃肠，造成消化功能紊乱，从而导致腹痛、腹泻等，身体更加虚弱，不利于贫血病情的改善。

碱性馒头

× 慎吃碱性馒头的原因

1. 馒头中碱含量较多，会影响铁的吸收。对贫血者而言，长期的贫血者体内铁缺乏，食用碱性馒头会加重病情。

2. 碱性馒头所用的原料是食用碱，可以使面团松软，适当食用有助于消化，若贫血患者过量食用，则不利身体健康。

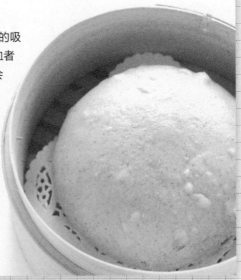

绿茶

× 慎喝绿茶的原因

1. 绿茶中含有大量的鞣酸成分，容易与体内的铁质结合形成沉淀物而被排出体外，从而降低人体对铁的吸收率。因此，缺铁性贫血患者不宜长期饮用。

2. 绿茶中的鞣酸成分具有收敛作用，可使肠道蠕动减慢，降低消化能力。而贫血患者多伴有消化不良，因此不宜过多饮用。

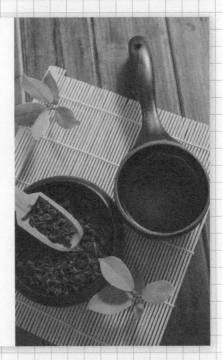

荞麦面

✕ 慎吃荞麦面的原因

1. 荞麦面属于碱性食物，在碱性环境下会降低人体对于体质的吸收。贫血患者若过多食用，无疑会加重贫血症状。

2. 荞麦面性寒，过量食用会伤脾胃，造成消化不良。而贫血患者多伴有消化不良，因此不宜过多食用。

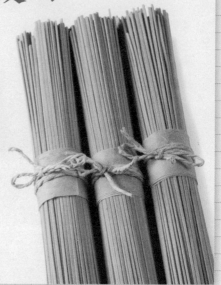

酒酿

✕ 慎吃酒酿的原因

1. 酒酿是糯制食物，而糯米腻滞，过多食用不利于消化吸收，易引起消化不良。贫血者体质较弱，消化功能较低，吃酒酿易出现消化不良，患病概率就会提高。

2. 酒酿中含有少量的酒精成分，过多食用也会是酒精量相对增加，会加速心跳，呼吸加快。而长期的贫血患者多有呼吸障碍，多过食用会加重气短的状况。

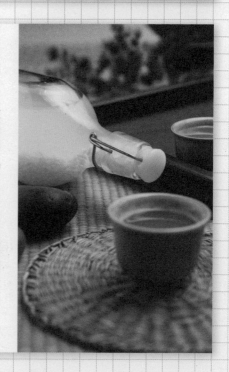

臭豆腐

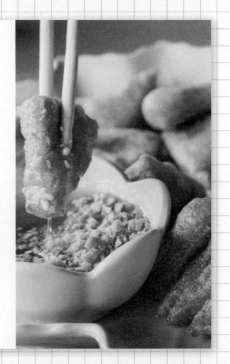

× **慎吃臭豆腐的原因**

1. 豆腐发酵过程中会产生甲胺、腐胺、色胺等胺类物质以及硫化氢，它们具有一股特殊的臭味和很强的挥发性，多吃对健康并无益处。

2. 臭豆腐是发酵的豆制食品，发酵前期是用毛霉菌种，发酵后期易受其他细菌污染，其中还有致病菌，过多食用容易引起胃肠道疾病。而贫血者抵抗力较差，长期食用臭豆腐易患病，患病后症状一般会加重，故不宜多食。

年糕

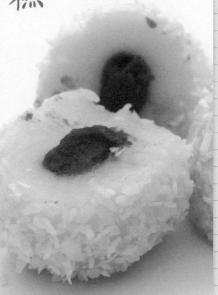

× **慎吃年糕的原因**

1. 年糕在生产制作过程中，可能有化学物添加滥用的现象，如漂白剂、防腐剂、杀菌抗氧化剂等，过多食用含此类物质较多的年糕，显然对身体不利。贫血者抵抗力相对较弱，过多食用年糕会加大其患病的风险。

2. 年糕是一种糯制食品，其黏度较高，过多食用对胃肠不利，不利于消化吸收。对于贫血患者而言，其自身的消化功能较差，所以不宜多食。

薯片

✕ 慎吃薯片的原因

1. 薯片中油脂的含量极高，而油脂中的成分主要是反式脂肪酸，能增加血液的黏稠度，增加低密度脂蛋白胆固醇的含量，从而促进动脉粥样硬化的发生。而贫血者，心脏功能有所代偿，一旦血管堵塞后心脏负担会加重，严重者会出现心力衰竭，因此过量食用薯片对其不利。

2. 薯片的味道主要靠盐来调制，过多的盐分摄入，会使血浆容量增加、血红蛋白浓度稀释，加重贫血者的相关症状。

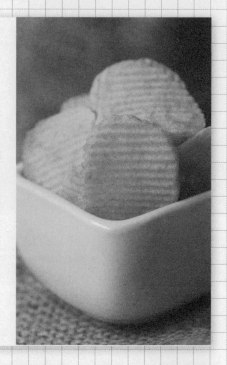

豆腐乳

✕ 慎吃豆腐乳的原因

1. 豆腐乳是经过发酵处理的，容易被微生物污染。豆腐乳毛坯中的蛋白质氧化分解后产生含硫的化合物，对于贫血患者而言，多吃无益。

2. 豆腐乳中盐和嘌呤含量较高，所以高血压、心血管疾病、痛风、肾病等患者及消化道溃疡患者，宜少吃或不吃。对重度贫血者来说，其心脏和肾脏的功能都较差，过多食用豆腐乳会使病情加重。

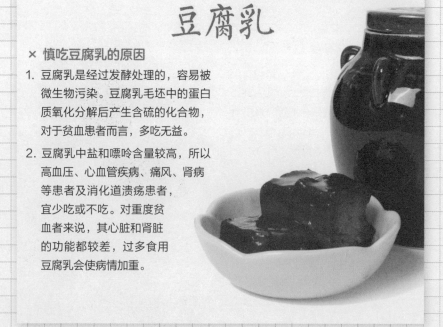

方便面

× **慎吃方便面的原因**

1. 方便面是一种高热量、高脂肪、高碳水化合物食品，若过多食用，很容易引起肥胖和高血糖。方便面在制作过程中大量使用棕榈油，其含有的饱和脂肪酸可加速动脉硬化的形成，贫血者食用对其健康不利。

2. 方便面含钠量极高，食用后可升高血压；还含有添加剂和防腐剂，贫血者多食无益。

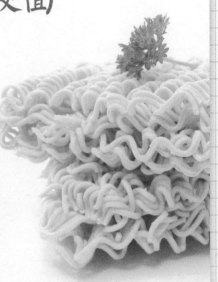

爆米花

× **慎吃爆米花的原因**

1. 双乙酰是爆米花中的一种常用配料，能让食物带有浓香的黄油味。而长期食用双乙酰会损害肺部，可引起呼吸困难和哮喘。而长期贫血患者多半有气短症状，过多食用爆米花无疑会加重病情。

2. 爆米机的铁罐内涂有一层含铅的合金，当给爆米机加热时，其中的一部分铅会变成铅蒸气进入爆米花中，铅就会随着爆米花进入人体。因此常吃爆米花极易发生慢性铅中毒，对健康无益。

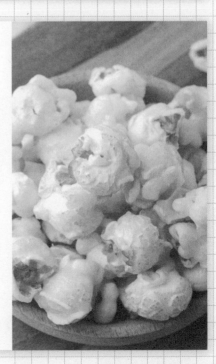

汉堡

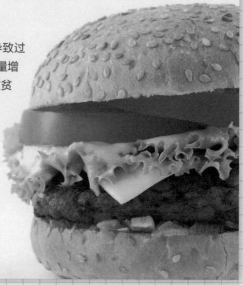

× 慎吃汉堡的原因

1. 汉堡属于高盐食物。常食会导致过多的盐分摄入，从而使血浆容量增加、血红蛋白浓度稀释，加重贫血症状。

2. 汉堡是高脂肪和高能量食物，食用后不利于其他营养物质的吸收，会导致营养单一。对因营养缺乏所致的贫血者，食用汉堡不利病情缓解。

炸麻花

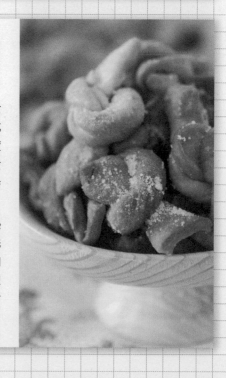

× 慎吃炸麻花的原因

1. 炸麻花属于油炸食物，食用油炸食品容易导致上火；油炸食品热量比较高，容易燥热伤津。从中医角度讲，贫血和血虚症状类似，过多食用耗损津液的食物，如炸麻花，会加重贫血症状。

2. 炸麻花在制作过程中一般都会加热到120℃以上，这时会产生丙烯酰胺，丙烯酰胺属中等毒类，对眼睛和皮肤有一定的刺激作用，在体内蓄积到一定量会影响神经系统。因此对本就抵抗力较弱的贫血患者而言，长期食用炸麻花不利身体健康。

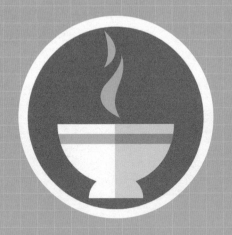

PART 5
贫血患者的
109 道补血营养汤

· · · · · · · · · · · · · · · · · ·

　　药食同源，贫血防治重在日常饮食。本章精选数百种补血
食材、中药材，运用最佳煲汤工艺，呈现营养、口感、色泽较
高的补血汤膳，让患者通过享受美食，改善多种贫血症状，最
终达到最佳调补功效，还原最健康身体状态。

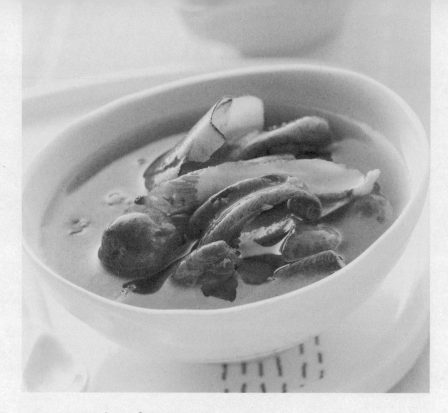

当归桂枝鳝鱼汤

材料
鳝鱼 100 克
蘑菇 100 克
当归 8 克
土茯苓 10 克
赤芍 10 克

调料
盐 2 小匙
米酒 1/2 大匙

做法

① 鳝鱼处理干净，切成小段；蘑菇洗净；当归、土茯苓、赤芍分别洗净。

② 将锅上火，加入适量清水，并将全部食材以及米酒同时放入锅中，以大火煮沸，转小火续煮 20 分钟。

③ 最后加入盐调味，拌匀即可。

专家点评

　　本品有补气养血的功效，常食可改善贫血症状。夜尿频多患者、瘙痒性皮肤病患者慎食。

核桃仁当归瘦肉汤

材料
猪瘦肉 500 克
核桃仁 30 克
当归 15 克
生姜适量
葱适量
水适量

调料
盐适量

做法

① 将猪瘦肉洗净，切片；核桃仁、当归分别洗净；生姜洗净，切片；葱洗净，切段。

② 将洗净的猪瘦肉入沸水中汆去血水，捞出。

③ 将汆烫好的猪瘦肉、核桃仁、当归、生姜片、葱段放入砂锅，加入清水，以大火慢炖 1 小时。

④ 调入盐，转小火炖熟，即可食用。

专家点评

本品适合贫血、月经不调、记忆力衰退、睡眠质量差、面色萎黄者食用。

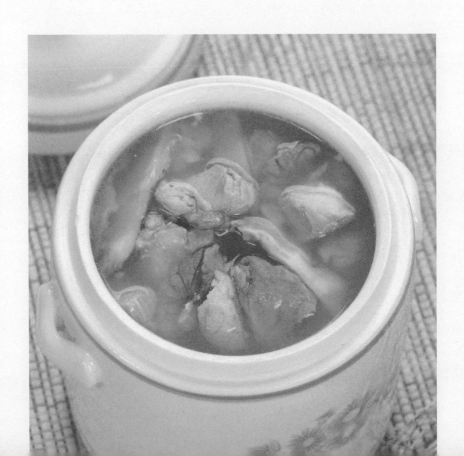

桂圆红枣猪腰汤

材料
猪腰 150 克
桂圆肉 30 克
红枣 2 颗
生姜适量
水适量

调料
盐适量

做法

1. 猪腰洗净，切开，除去白色筋膜；红枣、桂圆肉分别洗净。

2. 锅中注水烧沸，放入猪腰氽烫，去除血沫，捞出切块。

3. 将适量清水放入煲内，以大火煲沸后，加入所有材料，转小火继续煲 2 小时。

4. 最后加盐调味，即可食用。

专家点评

　　本品适合四肢不温、怕冷、腰膝酸痛、贫血，月经色暗、量少等患者食用。

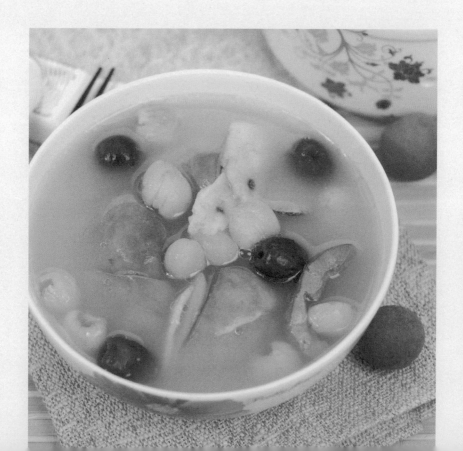

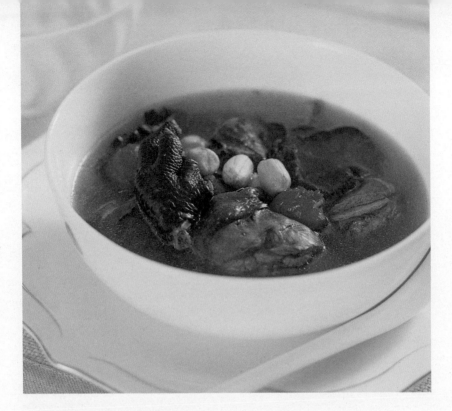

阿胶乌鸡汤

材料
乌鸡 1 只
花生 30 克
红枣 6 颗
阿胶适量
水 2000 毫升

调料
盐适量

做法

❶ 花生洗净；红枣洗净，去核；阿胶烊化。

❷ 将乌鸡处理干净，洗净，斩块，氽烫去血水，捞出沥干。

❸ 将水放入砂锅中，以大火煮沸后，放入花生、红枣、乌鸡，以大火再次煮开，转小火继续煲 3 小时。

❹ 倒入阿胶稍煮，最后加盐调味即可。

专家点评

　　本品适合血虚，血热，盗汗，腰痛，月经提前、量少者食用。

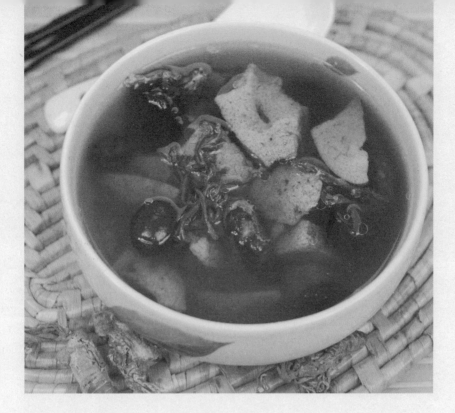

蝉花熟地猪肝汤

材料

猪肝 150 克
蝉花 10 克
熟地黄 12 克
红枣 6 颗
姜片适量
水适量

腌料

淀粉适量
胡椒粉适量
香油适量

调料

盐适量

做法

① 将蝉花、熟地黄、红枣洗净；猪肝洗净，切薄片，加淀粉、胡椒粉、香油腌渍。

② 将蝉花、熟地黄、红枣、姜片及水放入砂锅内，以大火煮沸，转中火煲 2 小时。

③ 放入猪肝滚熟，最后加盐调味即可。

专家点评

本品具有提高免疫力、抗疲劳、改善睡眠、补血的功效。

熟地炖甲鱼

材料
甲鱼1只
五指毛桃根适量
熟地黄适量
枸杞子适量
水适量

调料
盐3克

做法
① 将五指毛桃根、熟地黄、枸杞子均洗净,浸水10分钟。

② 甲鱼洗净,斩块,氽水。

③ 将浸泡好的五指毛桃根、熟地黄、枸杞子放入砂锅,注水烧开。

④ 放入氽烫好的甲鱼,转小火继续煲4小时,最后加盐调味即可。

专家点评
本品适宜腹泻、肺结核、贫血、子宫脱垂、崩漏带下等患者食用。

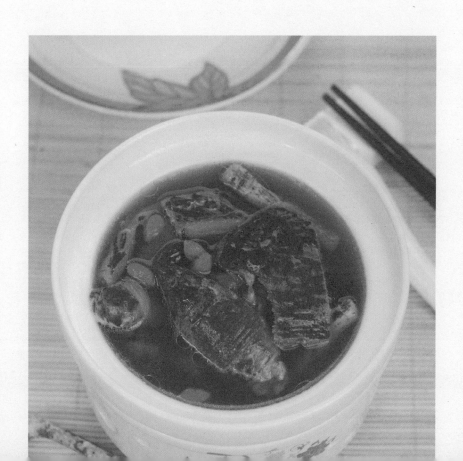

熟地鸡汤

材料
鸡腿 150 克
熟地黄 25 克
当归 15 克
川芎 5 克
枸杞子 5 克
炒白芍 10 克
水 1500 毫升

调料
盐适量

做法

1. 将鸡腿剁块，放入沸水中氽烫，捞出冲净；所有药材用清水快速冲净。

2. 将洗净的鸡腿块和所有药材放入砂锅，加水以大火煮开，转小火续炖 40 分钟。

3. 起锅前加盐调味即可。

专家点评

　　本品可调理血虚、肝肾亏虚所致的面色不华、心悸失眠、疲劳、眼花、脱发、贫血等症状。

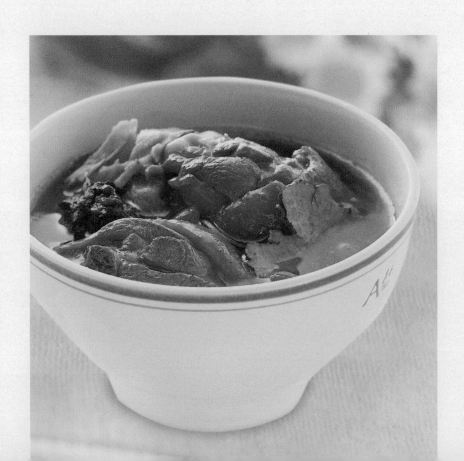

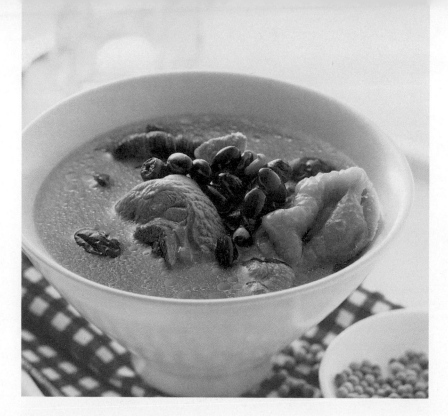

首乌黑豆鸡汤

材料
鸡腿 150 克
何首乌 15 克
胡椒 15 克
黑豆 100 克
红枣 2 颗
水适量

调料
盐 5 克

做法

1. 将鸡腿洗净，剁块，放入沸水中氽烫，捞出冲净；黑豆洗净，浸泡 3~4 小时；何首乌、胡椒洗净。

2. 将所有材料放入锅中，水量盖过材料。

3. 以大火煮开，转小火续炖 40 分钟，最后加盐调味即可。

专家点评

本品可调理肝肾亏虚、体质虚寒所致的贫血、面色苍白、脘腹冷痛、月经不调等症。

首乌红枣鸡腿汤

材料
香菇 2 朵
鸡腿 1 只
红枣 6 颗
何首乌 10 克
水适量

调料
盐适量

做法

1. 鸡腿洗净，入开水中氽烫，捞出沥干。

2. 香菇泡发洗净；何首乌洗净浮尘；红枣去核洗净。

3. 砂锅放入八分满的水烧开，将食材入锅煮沸，转小火续炖约 1 小时。

4. 最后加盐调味即可。

专家点评

　　本品可调理肝肾阴亏所致的发须早白、血虚头晕、腰膝酸痛、崩漏、带下、慢性肝炎等症。

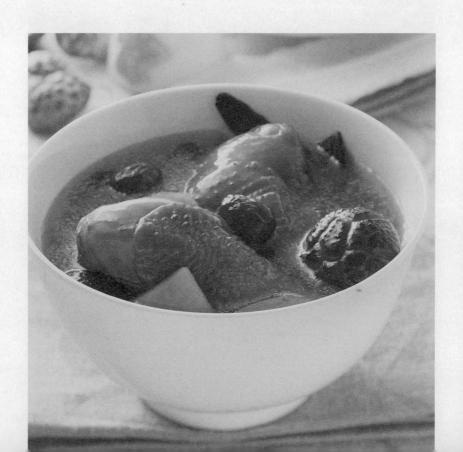

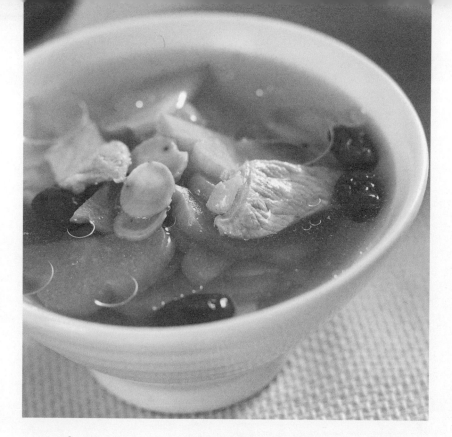

白芍红枣瘦肉汤

材料

鲜佛手瓜 200 克
白芍 20 克
猪瘦肉 400 克
红枣 5 颗
水 800 毫升

调料

盐 3 克

做法

① 佛手瓜洗净，切片，焯熟。

② 白芍、红枣洗净；猪瘦肉洗净，切片，氽烫去血水，沥干。

③ 将水放入砂锅内，煮沸后，加入食材，以大火再次煮沸，改用小火煲 2 小时。

④ 最后加盐调味即可。

专家点评

　　本品可养血柔肝、敛阴止汗，调理肝肾阴虚、潮热盗汗、失眠、心烦等症。

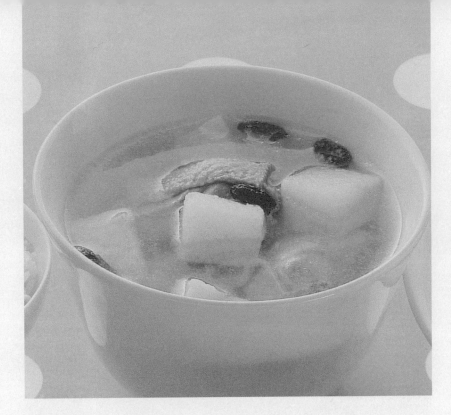

白芍山药鸡汤

材料

鸡肉 300 克
鲜山药 200 克
莲子 25 克
白芍 15 克
枸杞子 5 克
水适量

调料

盐适量

做法

① 山药去皮，洗净，切块；莲子、白芍、枸杞子分别洗净。

② 鸡肉洗净，切块，汆烫去血水，沥干。

③ 锅中加入所有材料，以大火烧沸，转文火煮至鸡肉熟烂。

④ 最后加盐调味即可。

专家点评

　　本品可健脾补虚，滋阴养血，适于贫血、脾胃湿热、身重疲倦、口干口苦者食用。

板栗桂圆炖猪蹄

材料

鲜板栗 200 克
猪蹄 2 只
桂圆肉 100 克
水适量

调料

盐适量

做法

1. 板栗加水煮 5 分钟，捞出去皮；猪蹄洗净，斩块，入沸水汆烫，捞出冲净；桂圆肉洗净，剥散。

2. 将去皮的板栗、猪蹄、桂圆肉、适量水放入砂锅中，以大火煮沸，改小火续炖 70 分钟。

3. 待猪蹄和板栗熟烂，加盐调味即可。

专家点评

本品可调理贫血、虚劳羸弱、消化不良、免疫力低下、失眠健忘、惊悸怔忡等症。

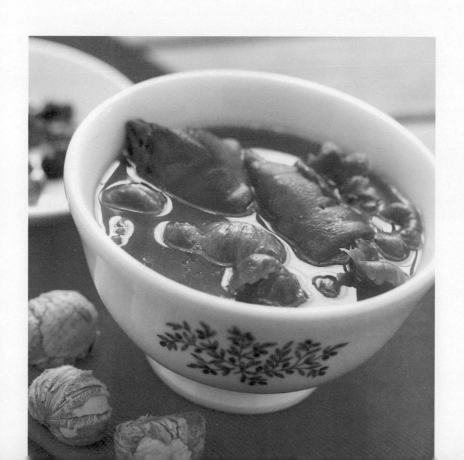

鲜人参炖鸡

材料
家鸡 1 只
鲜人参 10 克
猪瘦肉 200 克
火腿 30 克
姜片适量
水适量

调料
花雕酒 3 毫升
盐适量
鸡汁适量

做法

1. 家鸡收拾干净，洗净；猪瘦肉洗净，切粒；火腿洗净，切粒；鲜人参洗净。

2. 将所有材料放入砂锅，倒入花雕酒、鸡汁，隔水炖 4 小时。

3. 最后加盐调味即可。

专家点评

　　本品可调理贫血、体虚多汗、肢冷脉微、脾虚食少、肺虚喘咳、津伤口渴、惊悸失眠、阳痿、宫冷等症。

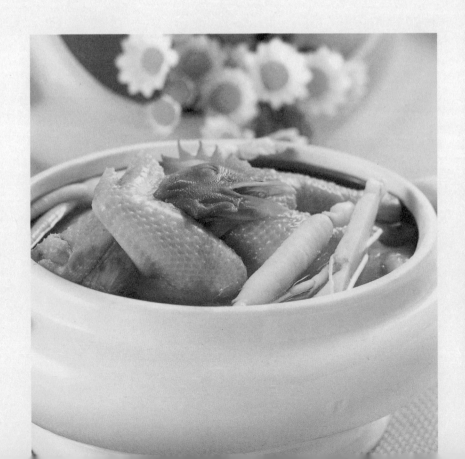

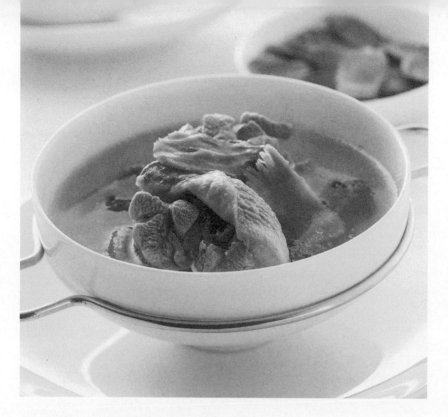

红枣人参鸡汤

材料
人参片 15 克
鸡腿 1 只
红枣 8 颗
水 1000 毫升

调料
盐 4 克

做法

❶ 将人参片、红枣洗净；鸡腿洗净，剁块，放入沸水中汆烫后捞出，冲净。

❷ 将洗净的鸡腿块和人参片、红枣放入锅中，加水，以大火煮开，转小火续炖 30 分钟。

❸ 起锅前加盐调味即成。

专家点评

　　本品适合气血两虚、睡眠质量差、多汗自汗、阳痿、宫寒痛经、久病或手术后体质虚弱者食用。

北杏党参老鸭汤

材料
老鸭 300 克
北杏 20 克
党参 15 克
水适量

调料
盐 4 克
鸡精 3 克

做法

1. 老鸭洗净，斩块，汆烫去血水；北杏洗净，浸泡；党参洗净，切段，浸泡。

2. 锅中放入老鸭肉、北杏、党参，加入适量清水，以大火烧沸，转小火慢炖 2 小时。

3. 调入盐和鸡精稍炖，关火出锅即可。

专家点评

　　本品可调理贫血、阴虚内热、气短心悸、食少便溏、虚喘咳嗽、内热消渴等症。

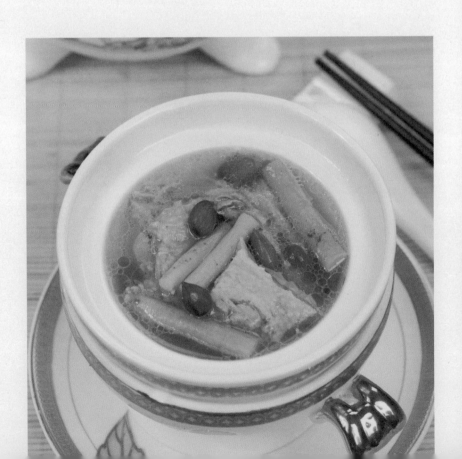

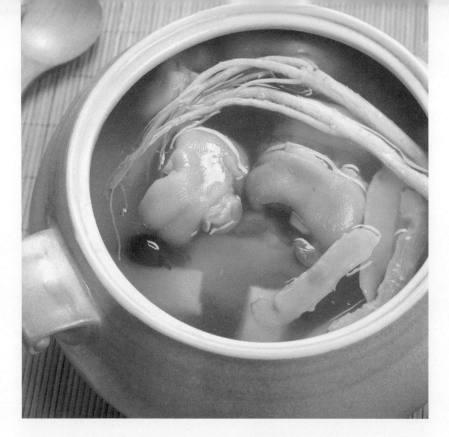

党参猪蹄汤

材料
猪蹄 300 克
猪瘦肉 150 克
枸杞子适量
红枣适量
党参适量
姜片 4 克
水适量

调料
盐 3 克

做法

① 将除水外的所有材料分别洗净，再将洗净的红枣去核，猪蹄、猪瘦肉切块。

② 将猪蹄块、猪瘦肉块入沸水氽烫，捞出冲净，沥干。

③ 将所有材料放入砂锅内，以大火煮沸，改小火继续煲 2 小时。

④ 最后加盐调味即可。

专家点评

　　本品可调理气血亏虚、疲乏无力、多汗、气短心悸、内热消渴、月经量少或闭经等症。

党参排骨汤

材料
排骨 250 克
党参 15 克
柴胡 10 克
茯苓 5 克
炙甘草 5 克
枳壳 5 克
干姜 4 克
水适量

调料
盐 4 克

做法
1. 将所有药材洗净，放入锅中，加 1200 毫升水熬汁，熬至约剩 600 毫升，取汁去渣。
2. 排骨斩件，入沸水汆烫，捞起冲净，放入砂锅，加入熬好的药汁和干姜，再加水至盖过材料，以大火煮开。
3. 转小火炖约 30 分钟，最后加盐调味即可。

专家点评
本品适宜贫血、肝气郁结、气滞血淤者食用。

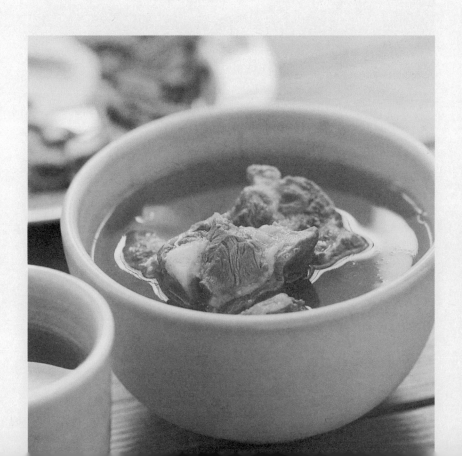

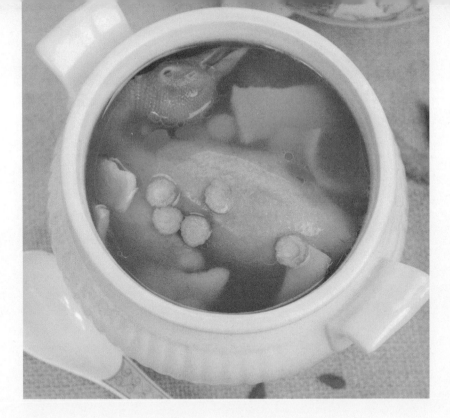

西洋参山药乳鸽汤

材料
乳鸽 1 只
西洋参 4 克
山药 10 克
枸杞子 10 克
水适量

调料
盐 3 克

做法

❶ 乳鸽洗净，入沸水汆烫去血水，捞出沥干；西洋参、山药、枸杞子均洗净，入清水浸泡 15 分钟，西洋参切片。

❷ 砂锅注入水，放入乳鸽、西洋参、山药、枸杞子，以大火烧开，改小火炖煮 2 小时。

❸ 最后加盐调味即可。

专家点评
　　本品适宜贫血、失血、咽干口渴、阴虚内热、烦躁疲倦者食用。

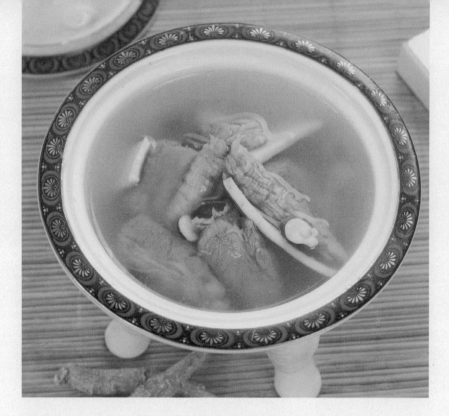

西洋参芡实排骨汤

材料
排骨 200 克
西洋参适量
芡实适量
水适量

调料
盐 3 克

做法

1. 西洋参、芡实均洗净，泡发 15 分钟。

2. 排骨洗净，斩块，汆水。

3. 砂锅注水，放入排骨块、西洋参、芡实，以大火烧开，转小火续炖 3 小时。

4. 最后加盐调味即可。

专家点评

　　本品可健脾和胃，补益气血，有助于调理多汗、心烦、燥热、睡眠不安、遗精早泄、崩漏带下等症。

西洋参红枣乌鸡汤

材料
乌鸡 50 克
红枣 4 颗
西洋参 2 克
高汤适量

调料
盐 3 克
鸡精 2 克

做法

① 将乌鸡洗净，斩块，入沸水汆烫去血水，捞出沥干；红枣洗净；西洋参洗净，切片。

② 将乌鸡块和高汤入锅煮开，放入红枣、西洋参，转小火续炖 60 分钟。

③ 最后调入盐、鸡精即可。

专家点评

本品适宜阴虚、血虚者食用，可调理心烦、燥热、月经提前或量少等症状。

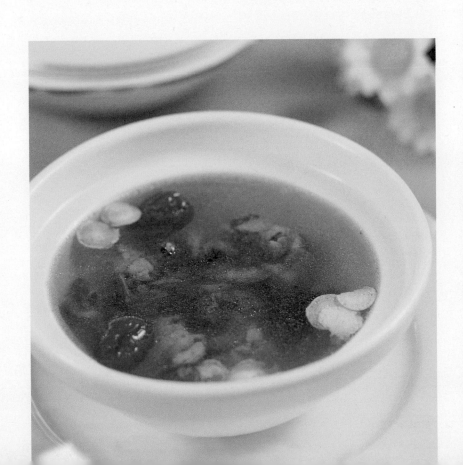

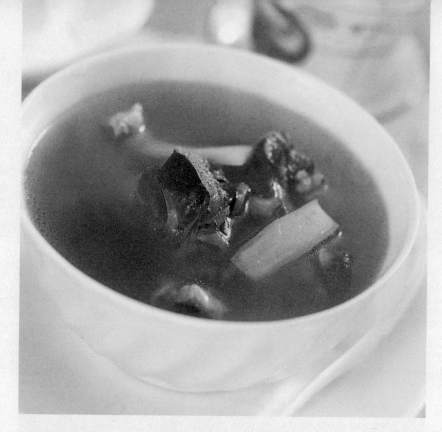

丹参田七炖鸡

材料
乌鸡1只
丹参30克
田七10克
姜丝适量
水适量

调料
盐4克

做法

① 乌鸡洗净，切块；丹参、田七洗净。

② 将田七、丹参装入纱布袋中扎紧。

③ 将药袋、乌鸡块、姜丝放于砂锅中，加水烧开，转小火炖1小时。

④ 最后加盐调味即可。

专家点评

　　本品可调理贫血、心绞痛、月经不调、痛经、经闭、血崩带下、淤血腹痛、关节疼痛、惊悸不眠、恶疮肿毒等症。

灵芝炖鹌鹑

材料
鹌鹑 1 只
灵芝适量
党参 10 克
枸杞子 10 克
红枣适量
水适量

调料
盐 3 克

做法

1. 灵芝洗净，切片；党参洗净，切薄片；枸杞子、红枣分别洗净，入清水浸软。

2. 鹌鹑宰杀，去毛、内脏，洗净，入沸水氽烫去血水。

3. 将所有材料放入砂锅，以大火煲沸，转小火续炖 3 小时。

4. 最后加盐调味即可。

专家点评

　　本品可调理睡眠不安、体虚乏力、贫血头晕、心悸气短、皮肤过敏等症。

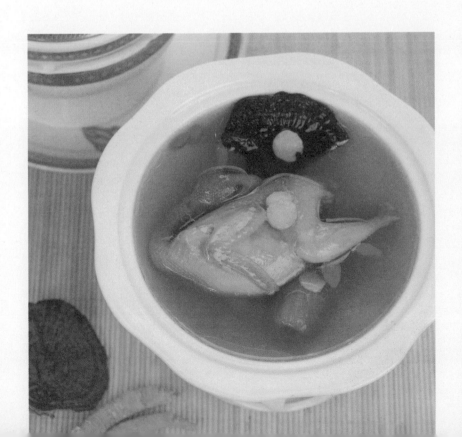

灵芝石斛鱼胶猪肉汤

材料
猪瘦肉 300 克
灵芝适量
石斛适量
鱼胶适量
枸杞子适量
水适量

调料
盐 4 克
鸡精 2 克

做法

① 将猪瘦肉洗净，切件，氽水；灵芝、鱼胶洗净，浸泡；石斛洗净，切片。

② 将猪瘦肉块、灵芝、石斛片、鱼胶、枸杞子放入锅中，加入水慢炖。

③ 炖至鱼胶变软、散开后，调入盐和鸡精，即可食用。

专家点评

　　本品可调理阴虚燥热、气血亏虚、眩晕、失眠、心悸气短、咳喘等症。

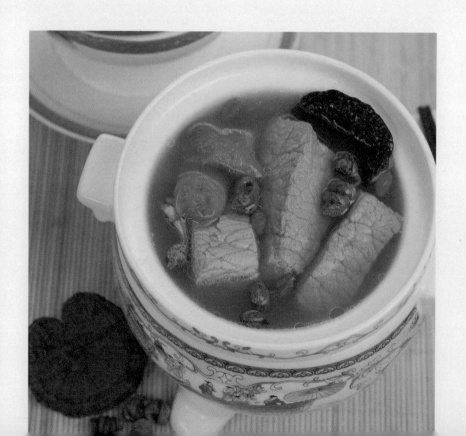

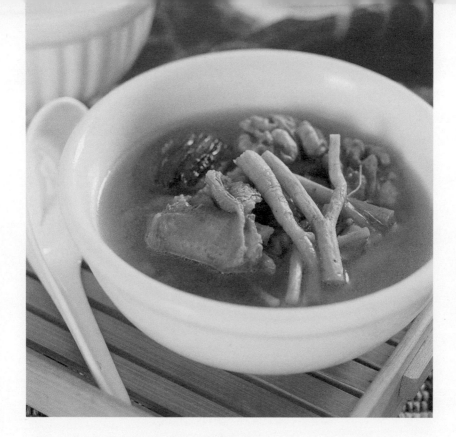

灵芝核桃乳鸽汤

材料
乳鸽 1 只
党参 20 克
核桃仁 80 克
灵芝 40 克
蜜枣 6 颗
水适量

调料
盐 4 克

做法

1. 将核桃仁、党参、灵芝、蜜枣分别用水洗净。
2. 将乳鸽洗净，斩块，汆烫，沥干。
3. 锅中加水，以大火烧开，放入准备好的材料，转小火续炖 3 小时。
4. 最后加盐调味即可。

专家点评

  本品可调理气血亏虚、身体乏力、皮肤干燥、睡眠不佳、记忆力下降等症。

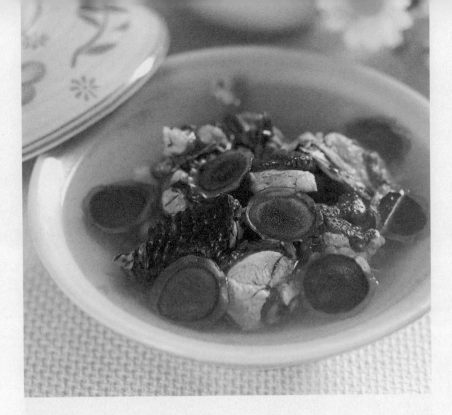

鹿茸炖乌鸡

材料
乌鸡 250 克
鹿茸 5 克
开水适量

调料
盐适量

做法

① 乌鸡洗净，切块，入沸水汆烫，捞出冲净，沥干。

② 将乌鸡块与鹿茸一同放入砂锅，加适量开水，以小火隔水炖熟。

③ 最后加盐调味，即可食用。

专家点评

　　本品可调理肾阳不足、精血亏虚所致的畏寒肢冷、阳痿早泄、宫冷不孕、小便频数、腰膝酸软、筋骨无力等症。

虫草炖甲鱼

材料
甲鱼 1 只
冬虫夏草 5 克
红枣 10 颗
葱段 5 克
姜片 5 克
鸡汤适量
水适量

调料
料酒少许
盐 4 克
鸡精 2 克

做法
1. 甲鱼处理干净，洗净，切成 4 块；虫草洗净；红枣洗净，去核；葱段、姜片洗净。

2. 将洗净的甲鱼块放入沸水中氽熟，捞出，割开四肢，剥去腿油，洗净。

3. 将所有材料放入砂锅中，倒入料酒，以大火炖沸，转小火续炖 2 小时。

4. 最后调入盐、鸡精即可。

专家点评
　　本品适宜肾虚、气血虚、疲劳、自汗盗汗、阳痿遗精等患者食用。

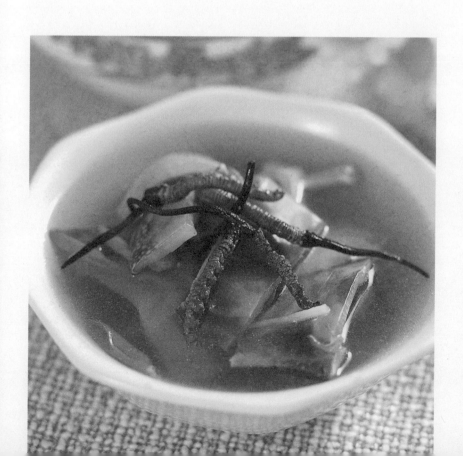

鹿茸煲鸡

材料
土鸡 500 克
猪瘦肉 200 克
鹿茸片 3 克
黄芪 10 克
生姜适量
水适量

调料
盐适量
鸡精适量

做法

1. 土鸡洗净，切块，入沸水氽烫，捞出沥干；猪肉洗净，切大块，入沸水氽烫，捞出沥干；黄芪、鹿茸片洗净。

2. 另起锅，放入所有材料，隔水炖熟。

3. 最后加盐、鸡精调味，即可食用。

专家点评

本品能调理气血两虚、面色暗淡、疲乏困倦、多汗、月经不调等症。

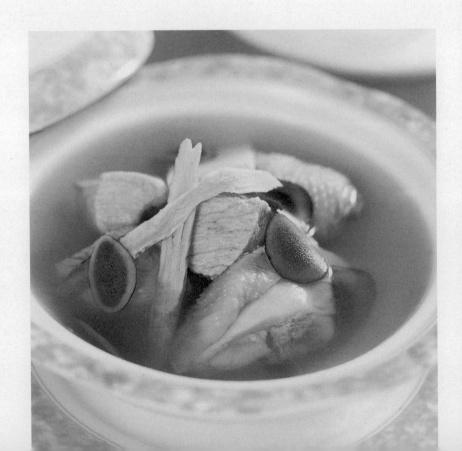

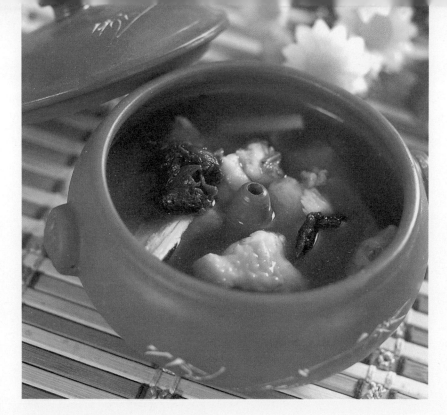

鹿茸黄精蒸鸡

材料
鸡肉 400 克
鲜山药 300 克
黄精 15 克
党参 10 克
鹿茸 3 克
生姜适量
水适量

调料
盐适量

做法

① 将鹿茸、黄精、党参、山药分别洗净；生姜洗净，切片。

② 将鸡肉洗净，切大块，入沸水汆烫。

③ 将所有材料放入砂锅内，以大火隔水炖 1 小时。

④ 最后加盐调味即可。

专家点评

　　本品可补肾壮阳、益精生血、强筋壮骨，适宜免疫力低下、贫血、冠心病患者食用。

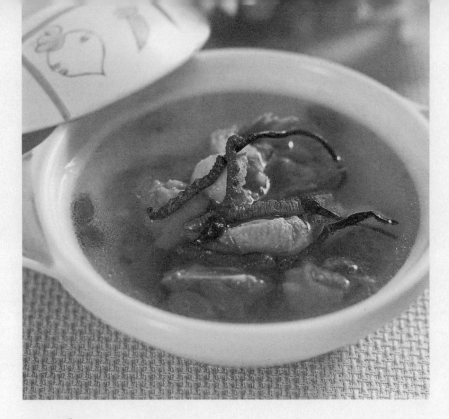

虫草炖公鸭

材料
公鸭 1 只
冬虫夏草 5 克
姜片适量
葱花适量
陈皮末适量
枸杞子适量
水适量

调料
胡椒粉适量
盐 4 克
鸡精 1 克

做法

① 将虫草用温水洗净；公鸭洗净，斩块，入沸水氽烫去血水，捞出沥干。

② 将公鸭块与虫草放入锅中，加适量水，以大火煮开。

③ 加入姜片、葱花、陈皮末、枸杞子，改小火炖至公鸭肉熟烂。

④ 最后加胡椒粉、盐、鸡精调味即可。

专家点评

　　本品可补虚损、益精气，适宜体虚、贫血、疲劳者食用。

虫草炖乳鸽

材料
乳鸽 1 只
冬虫夏草 5 克
生姜 20 克
蜜枣 10 克
红枣 10 克
水适量

调料
盐 4 克
鸡精 2 克

做法

① 乳鸽洗净；蜜枣、红枣洗净，去核；生姜洗净，去皮，切片。

② 将所有材料装入砂锅内，以中火炖 1 小时。

③ 最后调入盐、鸡精即可。

专家点评

　　本品可调理肺肾两虚、精气不足、咳嗽气短、自汗盗汗、腰膝酸软、阳痿遗精、病后虚弱等症，适合贫血患者食用。

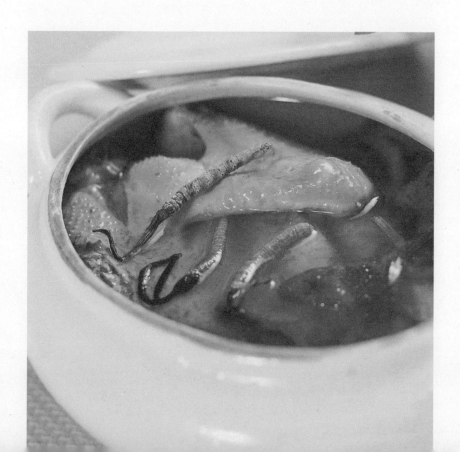

双枣莲藕炖排骨

材料
排骨 250 克
莲藕 600 克
红枣 10 颗
黑枣 10 颗
水适量

调料
盐 4 克

做法

1. 排骨洗净，斩件，入沸水汆烫，捞出冲净。
2. 莲藕去皮，洗净，切块；红枣、黑枣洗净，去核。
3. 将所有材料入锅，以大火煮沸后，转小火炖煮约 60 分钟。
4. 最后加盐调味即可。

专家点评

本品可健脾补血、清热、通利肠胃，适宜脾胃虚弱、消化不良、贫血、便秘患者食用。

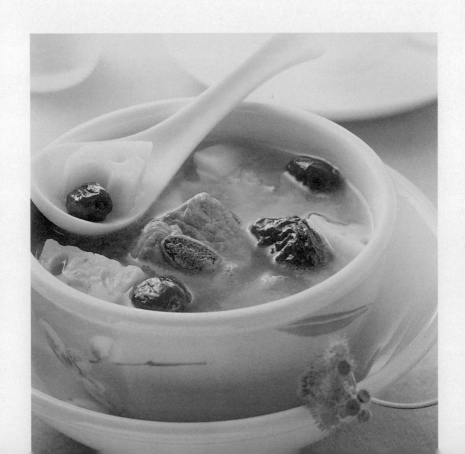

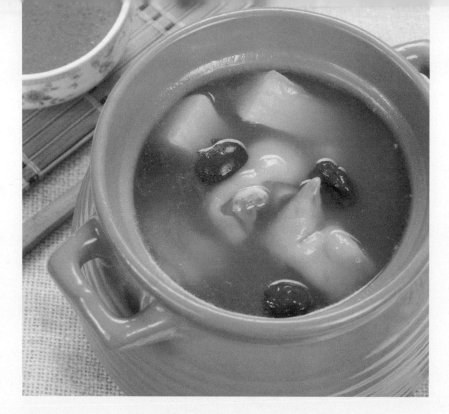

红枣山药猪蹄汤

材料
猪蹄 200 克
山药 300 克
红枣适量
水适量

调料
盐 3 克

做法

1. 猪蹄洗净，斩块；山药去皮，洗净，切厚片；红枣洗净，浸软，去核。

2. 锅入水烧沸，将猪蹄放入，氽去血水，捞起冲净，沥干。

3. 将氽烫好的猪蹄、红枣放入砂锅，注入水，用大火烧开。

4. 放入山药，改小火煲 2 小时。

5. 最后加盐调味即可。

专家点评

　　本品适宜脾胃虚弱、消化不良、体形消瘦、贫血者食用。

红枣香菇排骨汤

材料
排骨 150 克
红枣 3 颗
香菇适量
水适量

调料
盐 3 克

做法

① 排骨洗净，斩件；红枣去核，洗净，泡发；香菇洗净，泡发 10 分钟。

② 锅注水烧开，下入排骨块汆透，捞起洗净。

③ 砂锅注水，放入红枣、香菇、排骨块，用大火煲沸，改小火煲 2 小时。

④ 最后加盐调味即可。

专家点评

　　本品可健脾胃、养气血，调理食欲不振、气血亏虚、便秘等问题。

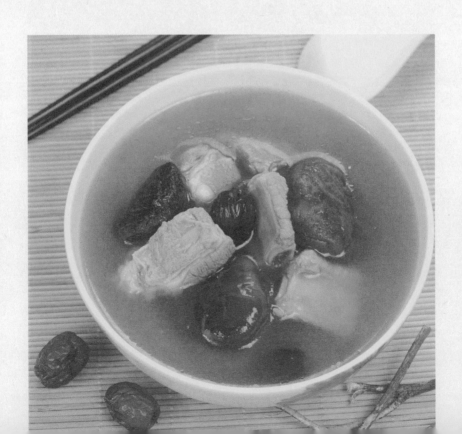

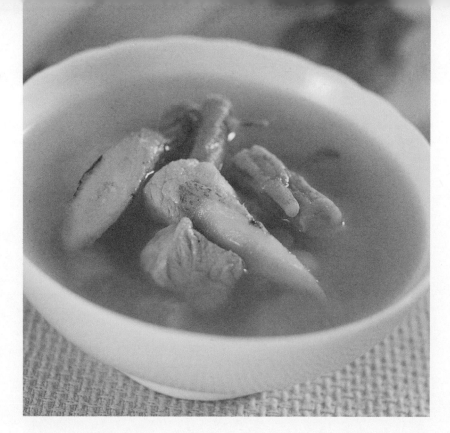

黄芪瘦肉汤

材料

猪瘦肉 300 克
紫河车 5 克
党参 10 克
黄芪 15 克
水适量

调料

盐适量
香油适量
鸡精少许

做法

① 将猪瘦肉洗净，切大块；紫河车洗净。

② 将党参、黄芪洗净，加水煎取汁。

③ 将洗净的猪瘦肉块、紫河车放入锅内，加水适量，以小火炖 2 小时。

④ 加入党参黄芪汤，调入盐、香油、鸡精，煮沸即成。

专家点评

　　本品适宜贫血、体质虚弱、多汗、盗汗、咳嗽气喘、阳痿遗精、不孕少乳患者食用。

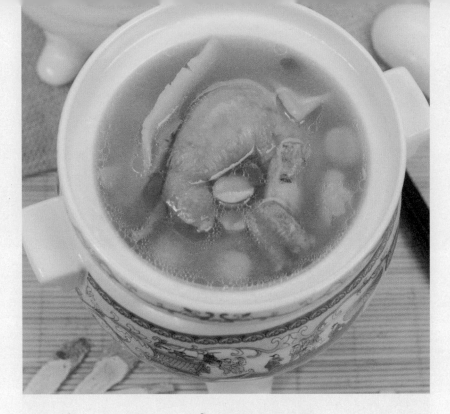

黄芪桂圆山药鸡肉汤

材料

鸡肉 400 克

黄芪 15 克

山药 15 克

枸杞子 15 克

桂圆肉 10 克

水适量

调料

盐 4 克

做法

1. 鸡肉洗净，切块，入沸水汆烫，捞出冲净，沥干；黄芪、桂圆肉、山药、枸杞子分别洗净。

2. 将鸡肉、黄芪、桂圆肉、山药、枸杞子放入锅中，加水以大火炖开，转小火慢炖 2 小时。

3. 最后加入盐调味，即可食用。

专家点评

　　本品适宜气血亏虚、体虚乏力、肢寒畏冷、月经不调、脾虚腹泻者常食。

枸杞子山药汤

材料

山药 100 克
薏米 50 克
枸杞子 10 克
生姜 3 片
水适量

调料

冰糖适量

做法

1. 山药去皮，洗净，切块；薏米洗净，入清水浸泡；枸杞子洗净，浸软。

2. 将山药、薏米、枸杞子放入锅中，加水和姜片，以大火煮沸，转小火煲约 1.5 小时。

3. 最后加入冰糖调味。

专家点评

    本品适于调理阴虚内热、耗伤阴血所致的贫血、心悸失眠、盗汗、五心烦热等症。

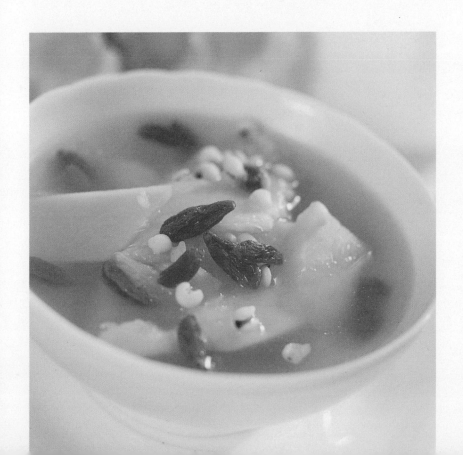

枸杞子白菜心汤

材料
白菜心 50 克
枸杞子 10 克
姜 5 克
水适量

调料
色拉油少量
盐 1 克
鸡精 2 克

做法

1. 白菜心洗净，掰开；枸杞子洗净；姜洗净，切片。

2. 锅置火上，加入色拉油烧热，注水，放入白菜心、枸杞子、姜片焖煮。

3. 煮至沸腾时，加入盐、鸡精调味即可。

专家点评

　　本品适于调理肝肾阴虚、腰膝酸软、头晕目眩、目昏多泪、虚劳咳嗽、遗精、贫血等症。

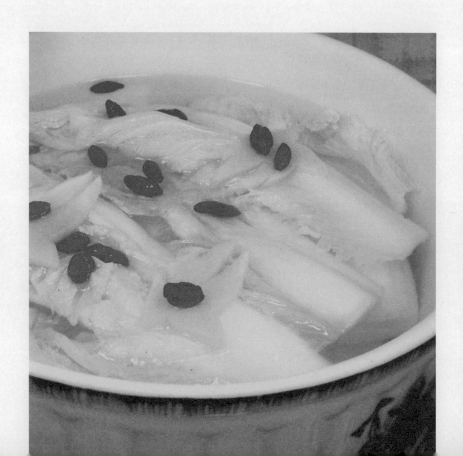

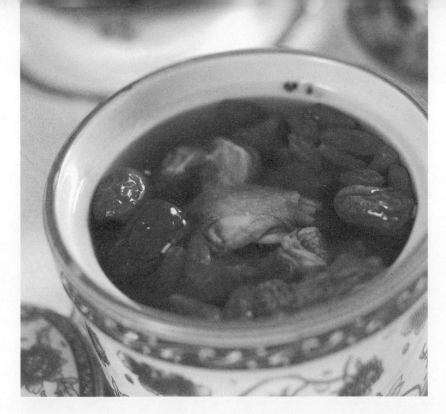

红枣枸杞子炖鹌鹑

材料

鹌鹑 2 只
枸杞子 10 克
红枣 8 颗
开水 400 毫升

调料

料酒 10 毫升
盐适量
鸡精适量

做法

① 鹌鹑洗净，斩块，氽烫去血水；枸杞子、红枣分别洗净，入温水浸透。

② 将鹌鹑、红枣、枸杞子，连同开水，一起倒入砂锅，加入料酒，盖上盅盖。

③ 以大火隔水炖 30 分钟，转小火续炖 1 小时。

④ 最后加盐、鸡精调味即可。

专家点评

　　本品适于调理睡眠不安、体虚乏力、贫血头晕、心悸气短、皮肤过敏等症。

天门冬生地炖龙骨

材料
猪脊骨 250 克
天门冬 10 克
麦冬 10 克
熟地黄 15 克
生地黄 15 克
人参 5 克
开水适量

调料
盐适量
鸡精适量

做法
1. 将天门冬、麦冬、熟地黄、生地黄、人参洗净。
2. 猪脊骨入沸水中汆去血水，捞出沥干，备用。
3. 将所有材料一同放入砂锅内，隔水炖 3 小时。
4. 最后调入盐和鸡精即可。

专家点评
　　本品适于调理气血亏虚、面色萎黄、疲劳、失眠、心悸、便秘等症。

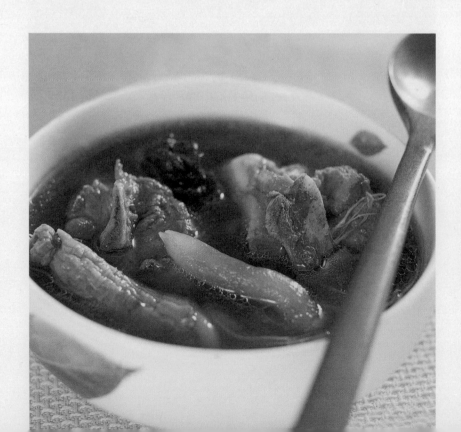

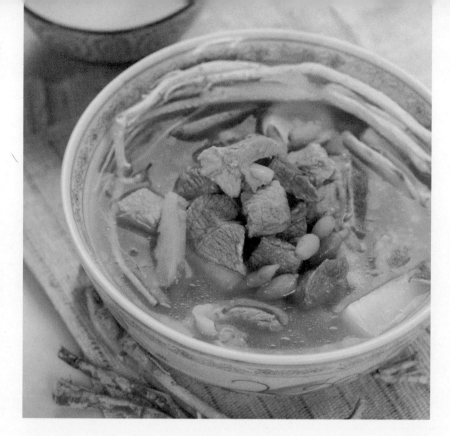

党参天门冬瘦肉汤

材料

猪瘦肉 300 克
党参 15 克
山药 15 克
天门冬 10 克
姜片适量
水适量

调料

盐适量
鸡精适量

做法

① 将猪瘦肉洗净，切块，氽烫，捞出沥干；党参、天门冬分别洗净；山药去皮，洗净，切片。

② 锅中注水烧沸，放入所有材料，用大火炖，待山药变软，改小火炖至猪肉熟烂。

③ 最后加入盐和鸡精调味即可。

专家点评

　　本品适于调理阴虚所致的肺燥干咳、津伤口渴、心烦失眠、消渴、便秘、贫血、结核病等。

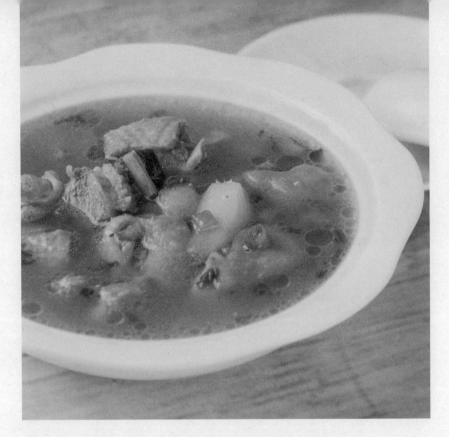

天门冬益母草老鸭汤

材料

鸭肉块 600 克
天门冬 15 克
益母草 10 克
姜片 45 克
葱花少许
水适量

调料

料酒 20 毫升
鸡精 2 克
盐 3 克
胡椒粉少许

做法

1. 将鸭块洗净，氽水，备用。

2. 砂锅中注入适量水烧开，放入天门冬、益母草、姜片、鸭块，淋入料酒，烧开后用小火炖 1 小时。

3. 加入鸡精、盐、胡椒粉调味，撒入葱花即可。

专家点评

　　本品具有滋阴润肺、益气养血、增强免疫力的功效，适宜贫血患者食用。

山楂山药鲫鱼汤

材料
鲫鱼 1 条
山楂 20 克
山药 20 克
姜片适量
葱段适量
水适量

调料
色拉油适量
盐适量
鸡精适量

做法

① 将鲫鱼去鳞、鳃及内脏，洗净，切块；山楂、山药洗净，山药去皮。

② 起油锅，放入姜片爆香，下鱼块稍煎，取出备用。

③ 将全部材料放入锅内，以大火煮沸，转小火煮 1~2 小时。

④ 最后加盐和鸡精调味即可。

专家点评

本品可健脾胃，消积滞，活血生血，调理血淤、高脂血症、消化不良等症。

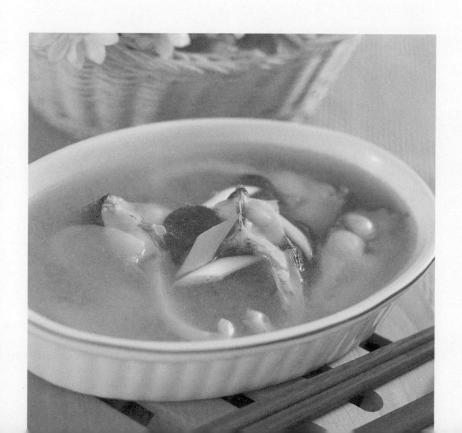

花生猪骨汤

材料
猪骨 300 克
花生 50 克
砂仁适量
水适量

调料
盐 3 克

做法
1. 将花生、砂仁洗净，入水稍泡；猪骨洗净，斩块。
2. 锅注水烧沸，下猪骨，汆烫去血水，捞起洗净。
3. 将猪骨、花生、砂仁放入砂锅内，注入水，以大火烧沸，改小火煲 2 小时。
4. 最后加盐调味即可。

专家点评
本品可益气补虚、行气活血、改善记忆力、通便。

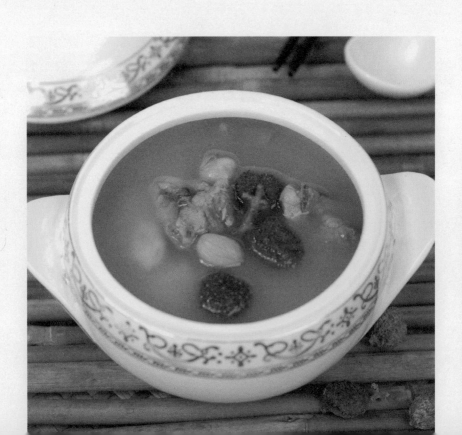

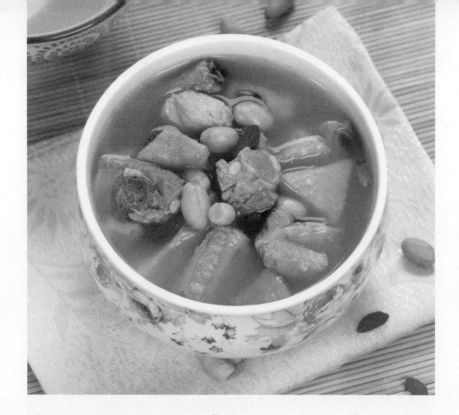

木瓜花生排骨汤

材料
排骨 200 克
木瓜 200 克
花生 80 克
枸杞子少许
水适量

调料、
盐 3 克

做法

1. 排骨洗净，斩块；木瓜去皮，洗净，切大块；花生、枸杞子均洗净，浸泡 15 分钟。

2. 锅入水烧开，下排骨块汆透，捞出洗净。

3. 砂锅注水烧开，放入全部食材，转小火煲 2.5 小时。

4. 最后加盐调味即可。

专家点评

　　本品适宜体质虚弱、消化不良、贫血、胃炎、胃溃疡轻症者食用。

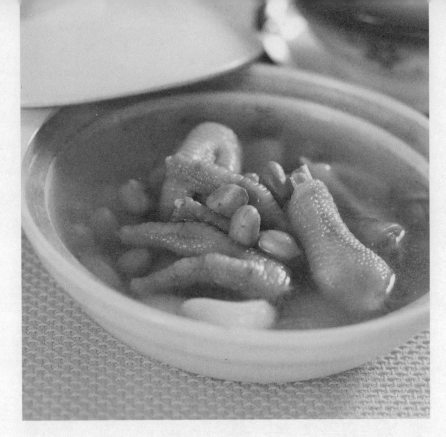

花生鸡爪汤

材料
鸡爪 300 克
花生 150 克
水适量

调料
盐 3 克
鸡精 2 克

做法

❶ 鸡爪洗净去指甲，入沸水氽烫，捞出沥干；花生洗净，入清水稍浸泡。

❷ 将花生、鸡爪放入锅中，加适量水，以大火炖煮 45 分钟。

❸ 加盐、鸡精调味即可。

专家点评

　　花生可益气补虚，改善记忆力，促进血小板的生成；鸡爪富含胶原蛋白，有一定润肤、延缓衰老功效。

苦瓜黄豆排骨汤

材料
排骨 150 克
苦瓜适量
黄豆适量
水适量

调料
盐 3 克

做法

1. 排骨洗净，剁块；苦瓜去皮，洗净，切大块；黄豆洗净，浸泡 20 分钟。

2. 热锅上水烧开，将排骨块放入，汆烫去血水，捞出洗净。

3. 砂锅注水烧开，放入汆烫好的排骨块、黄豆，以大火煲沸。

4. 放入苦瓜块，改慢火煲煮 2 小时，最后加盐调味即可。

专家点评

　　本品有益气补血、润燥、清热、解暑等功效，尤其适于夏季食用。

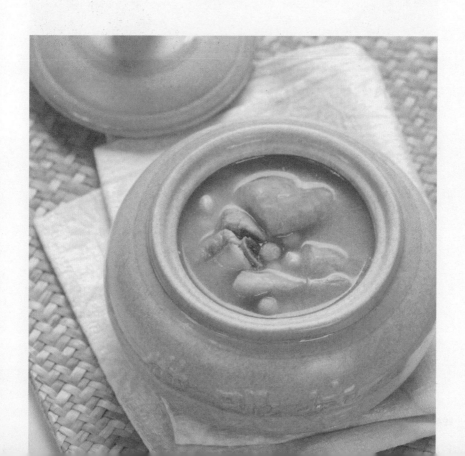

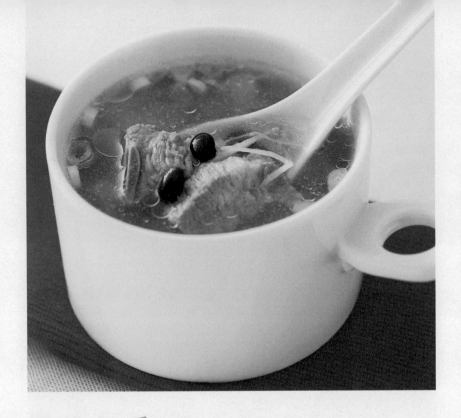

黑豆排骨汤

材料
猪小排 100 克
黑豆 10 克
葱花少许
姜丝少许
水适量
调料
盐 2 克

做法

1. 黑豆洗净，浸泡；猪小排洗净，斩块，汆烫去血水，捞出冲净，沥干。

2. 将适量水放入锅中，开中火，待水开后，放入黑豆及猪小排、姜丝熬煮。

3. 煮至黑豆、猪肉软烂时，加盐调味，撒上葱花即可。

专家点评

　　本品可调理肾虚、气血虚所致的贫血、面色无华、疲劳、小便不利等症。

黑豆益母草瘦肉汤

材料

猪瘦肉 250 克
黑豆 50 克
益母草 20 克
枸杞子 10 克
水适量

调料

盐 3 克
鸡精 2 克

做法

1. 将猪瘦肉洗净，切件，汆水；黑豆、枸杞子洗净，浸泡；益母草洗净。
2. 将猪瘦肉块、黑豆、枸杞子放入锅中，加入水慢炖 2 小时。
3. 放入益母草稍炖，最后调入盐和鸡精即可。

专家点评

　　本品适宜肾亏、血虚、免疫力差、月经不调、痛经、闭经者食用。

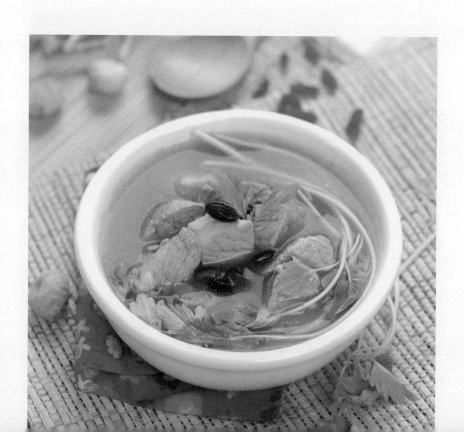

黑豆墨鱼瘦肉汤

材料
猪瘦肉 300 克
墨鱼 150 克
黑豆 50 克
水适量

调料
盐 3 克
鸡精 2 克

做法

❶ 将猪瘦肉洗净，切块，汆烫去血水；墨鱼洗净，切段；黑豆洗净，入水浸泡。

❷ 锅中放入猪瘦肉块、墨鱼段、黑豆，加入水，以慢火炖 2 小时。

❸ 最后调入盐和鸡精即可。

专家点评

　　本品可调理肝肾阴虚、贫血、面色萎黄、心烦失眠、盗汗、耳鸣、疲乏、腰膝无力、遗精、带下、须发早白等症。

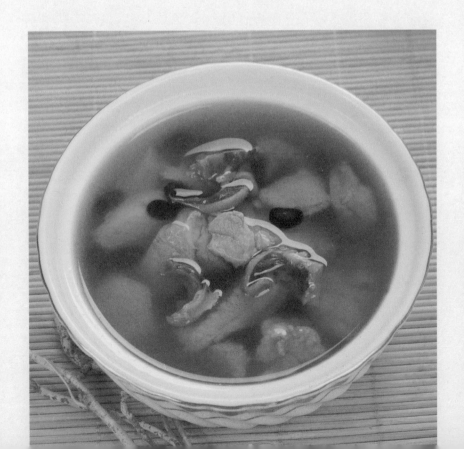

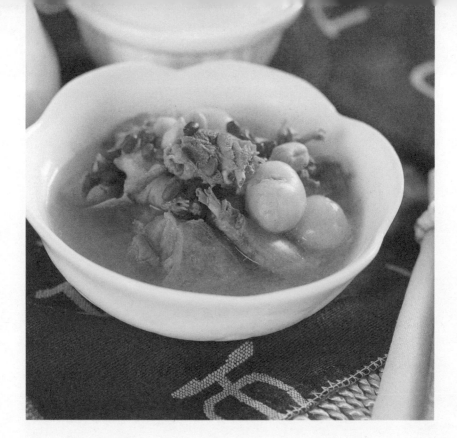

红豆花生乳鸽汤

材料

乳鸽 200 克
红豆 50 克
花生 50 克
桂圆肉 30 克
水 1800 毫升

调料

盐 4 克

做法

1. 红豆、花生、桂圆肉洗净，浸泡；乳鸽洗净，切大块，入沸水中汆烫去血水，捞出冲净，沥干。

2. 将水放入砂锅，煮沸后，加入全部食材，以大火再次煲沸。

3. 转文火煲 2 小时，最后加盐调味即可。

专家点评

本品适宜体质虚寒、气滞血淤、贫血、小便不利、跌打损伤者食用。

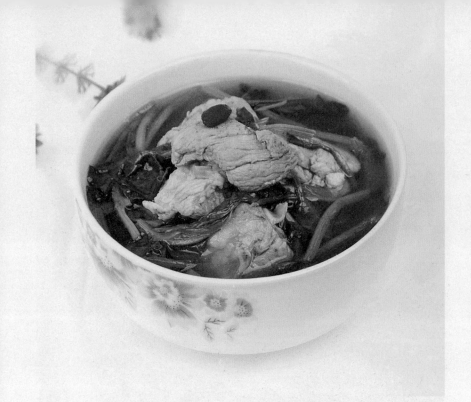

猪骨菠菜汤

材料
猪骨 200 克
菠菜 50 克
水适量

调料
盐 4 克
鸡精适量

做法

1. 将猪骨洗净，斩块，氽烫去血水，捞出冲净，沥干；菠菜洗净，切段，备用。

2. 净锅上火，倒入水，下入猪骨烧开，打去浮沫，煮至肉熟烂时，下入菠菜稍煮。

3. 最后加盐、鸡精调味即可。

专家点评

此汤可补益气血、养血生津，菠菜、猪肉、猪骨中都含有较多的铁，有助于调理缺铁性贫血。

荠菜干丝汤

材料

荠菜 100 克
豆腐干 100 克
小白菜少许
枸杞子少许
虾仁少许
水适量

调料

盐适量
鸡精适量
香油适量

做法

① 荠菜洗净，切段；豆腐干切丝；小白菜洗净，切段；枸杞子洗净，浸软。

② 将荠菜段、小白菜段、豆腐干丝、虾仁入水煮沸。

③ 放入枸杞子，加入盐、鸡精调味，淋入香油稍煮即可。

专家点评

　　本品适宜气血亏虚、贫血、食欲不振、消化不良、肠燥便秘者食用。

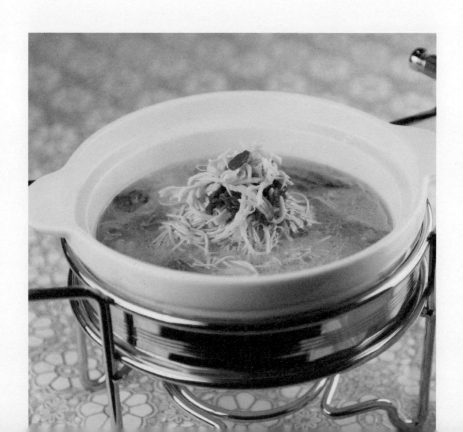

荠菜虾仁汤

材料
虾仁 50 克
荠菜 100 克
鸡蛋 2 个
鸡丁 50 克
草菇适量
淀粉适量
水适量

调料
盐 3 克
鸡精 2 克
黄酒适量

做法
① 将鸡蛋蒸成水蛋；荠菜、草菇洗净，切丁。

② 将虾仁、鸡丁用盐、鸡精、黄酒、淀粉上浆后，入四成热油中滑油，备用。

③ 锅中加入水，放入滑油后的虾仁、鸡丁及草菇丁、荠菜丁，以大火烧沸。

④ 加入少许盐、鸡精调味，加入水淀粉勾芡，浇在蒸蛋上。

专家点评
本品可调理气血亏虚、面色萎黄、疲乏无力等症。

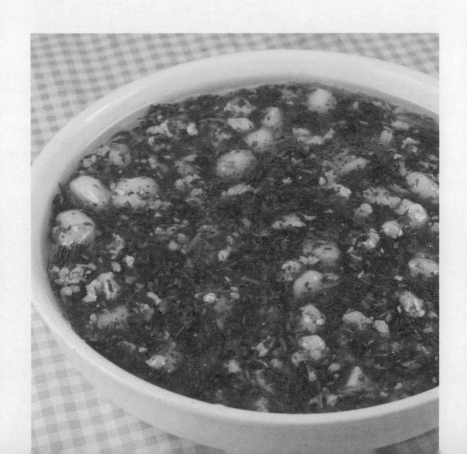

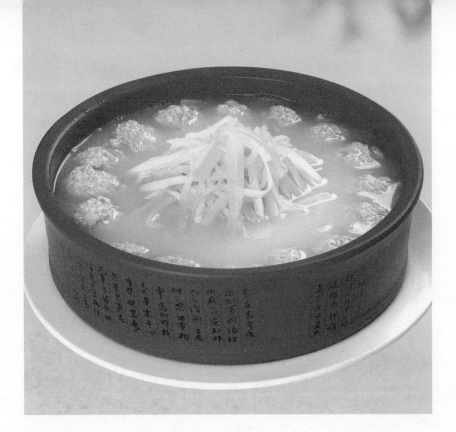

莴笋丸子汤

材料
猪肉 500 克
莴笋 300 克
淀粉 10 克
水适量

调料
盐 5 克
五香粉适量
香油适量

做法
1. 猪肉洗净，剁成肉馅；莴笋去皮，洗净，切丝。
2. 猪肉加淀粉、盐、五香粉搅拌上劲，捏成肉丸子。
3. 锅中注水烧开，放入肉丸子煮沸。
4. 继续煮至肉丸浮起，放入莴笋丝、少许盐稍煮，淋入香油即可。

专家点评
　　此汤可健脾和胃、养气血、润肠，适宜食欲不振、肠燥便秘者食用。

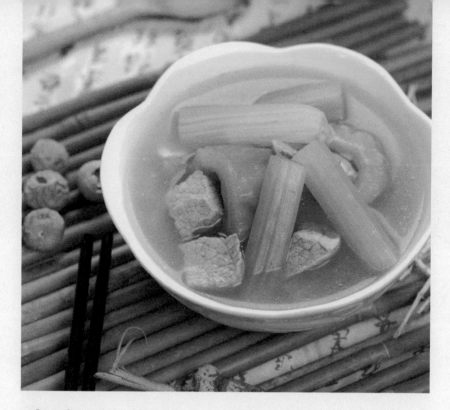

芹菜西洋参汤瘦肉汤

材料

猪瘦肉 150 克
芹菜 150 克
西洋参 20 克
苦瓜 100 克
水适量

调料

盐 3 克

做法

① 芹菜洗净，切段；苦瓜洗净，切块；猪瘦肉洗净，切块；西洋参洗净，切丁，入温水浸泡。

② 将猪瘦肉块放入沸水中氽烫去血水，捞出冲净，沥干，备用。

③ 将芹菜段、苦瓜块、猪瘦肉块、西洋参放入沸水锅中，以小火慢炖 2 小时，再改为大火，调入盐拌匀，即可出锅。

专家点评

本品适宜阴虚内热、气血妄行所致的月经先期、崩漏、贫血患者食用。

胡萝卜玉米煲猪胰

材料
猪胰 120 克
胡萝卜 50 克
玉米 30 克
鸡骨草 5 克
姜片适量
水适量

调料
盐 3 克
鸡精适量

做法
1. 将猪胰刮洗干净；胡萝卜洗净，去皮，切滚刀块；玉米洗净，切块；鸡骨草泡洗干净。
2. 锅内注水，烧开后，放入猪胰汆烫去腥，捞出冲净。
3. 砂锅注水烧开，放入全部食材煲煮 2 小时，最后加入盐、鸡精调味即可。

专家点评
本品可健脾胃、助消化、养肺润燥，贫血患者可常食。

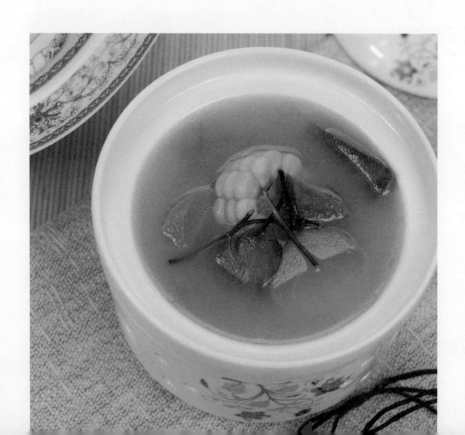

胡萝卜红枣猪肝汤

材料
猪肝 200 克
胡萝卜 300 克
红枣 10 颗
水适量

调料
盐 4 克
料酒适量
食用油适量

做法

1. 胡萝卜洗净，去皮，切块，放入热油中略炒，盛出；红枣洗净。

2. 将猪肝洗净，切片，用盐、料酒腌渍，放入热油中略炒，盛出。

3. 将胡萝卜块、红枣放入锅内，加适量水，以大火煮沸，转小火煲至胡萝卜熟软。

4. 放入猪肝再煲沸，最后加少许盐调味。

专家点评

本品中的猪肝含有丰富的铁，有助于防治缺铁性贫血。

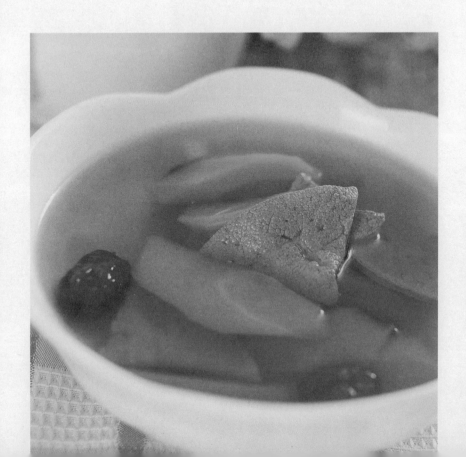

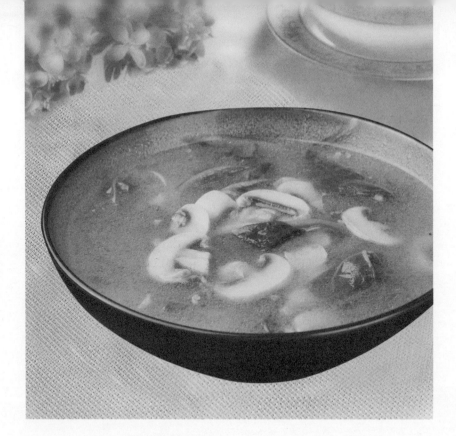

木耳菜蘑菇汤

材料

木耳菜 100 克
口蘑 100 克
水淀粉适量
水适量

调料

盐 3 克
胡椒粉适量
香油适量

做法

1. 口蘑洗净，切片；木耳菜择去老叶，洗净，切段。

2. 锅内加适量水煮沸，放入蘑菇片、木耳菜煮熟，加入盐、胡椒粉调味，用水淀粉勾薄芡，淋上少许香油，即可出锅。

专家点评

　　本品可调理缺铁性贫血、免疫力差、消化不良、食欲不佳、便秘等症。

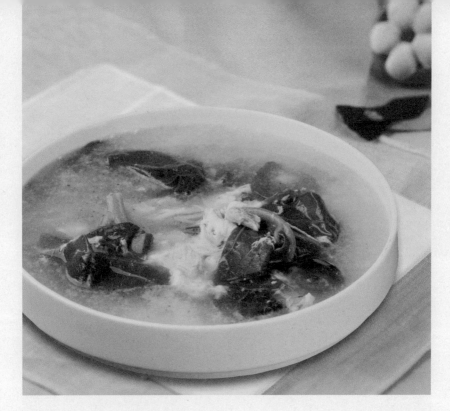

木耳菜鸡蛋汤

材料
鸡蛋 2 个
木耳菜 100 克
水淀粉适量
水适量

调料
盐 3 克
胡椒粉适量
香油少许

做法

① 木耳菜择去老叶，洗净，切段。

② 锅内加适量水煮沸，放木耳菜煮软，打入 2 个鸡蛋。

③ 待鸡蛋熟后，加入盐、胡椒粉调味，用水淀粉勾薄芡，淋入香油，即可出锅。

专家点评

　　本品可补充丰富的蛋白质、维生素和铁等营养物质，促进新陈代谢，调节、改善造血功能。

藕节排骨汤

材料

排骨 150 克
胡萝卜 100 克
莲藕适量
红枣适量
熟地黄适量
水适量

调料

盐 3 克

做法

1. 排骨洗净,斩块,入沸水汆烫,捞出冲净;胡萝卜、莲藕洗净,切块;红枣去核,洗净;熟地黄洗净。

2. 砂锅内放入排骨、莲藕、红枣、胡萝卜、熟地黄,倒入水,以大火煲沸,改小火煲 3 小时。最后加盐调味即可。

专家点评

本品可补血养血、润燥补虚,适宜贫血、体质虚弱者食用。

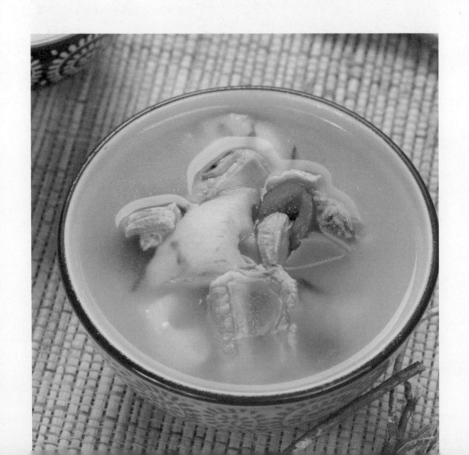

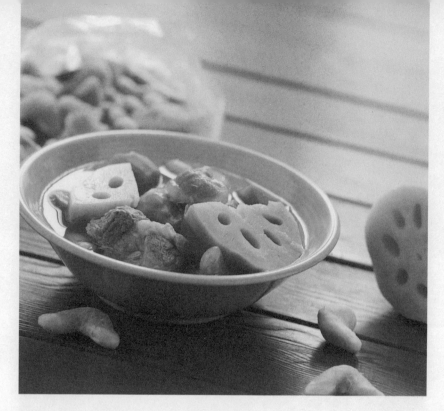

莲藕菱角排骨汤

材料

排骨 600 克
莲藕 300 克
菱角 300 克
胡萝卜适量
水适量

调料

盐适量
白醋适量

做法

1. 排骨洗净，入沸水汆烫，捞出冲净；莲藕去皮，洗净，切片；胡萝卜洗净，切块；菱角汆烫熟，剥去外表皮膜。

2. 将所有材料放入砂锅，水量需盖过材料，加入白醋，以大火煮开。

3. 转小火炖 35 分钟，最后加盐调味即可。

专家点评

本品适宜贫血、阴虚内热、心烦、失眠、月经不调者食用，夏秋季节食用最好。

西红柿猪肝汤

材料
猪肝 150 克
西红柿 1 个
金针菇 50 克
鸡蛋 1 个
水适量

调料
食用油适量
盐 3 克
酱油 5 毫升
鸡精 3 克

做法

1 猪肝洗净，切片；西红柿去皮，切块；金针菇洗净，撕散；鸡蛋打散。

2 猪肝入沸水氽烫，捞出沥干。

3 热油下入猪肝片、金针菇、西红柿块稍翻炒，加入适量水煮 10 分钟。

4 淋入蛋液，调入盐、酱油、鸡精即可。

专家点评

本品可调理缺铁性贫血、食欲不振等症。

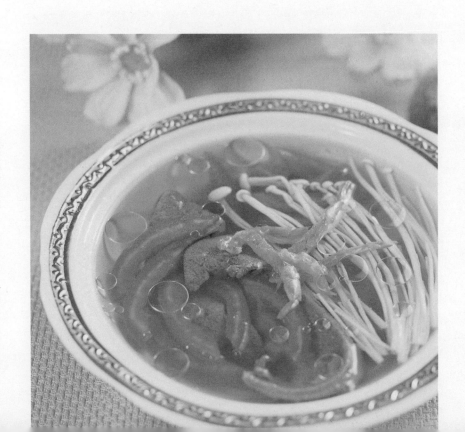

猪骨黄豆芽汤

材料
猪骨 200 克
黄豆芽 50 克
水适量

调料
盐 3 克

做法

① 猪骨洗净，斩块；黄豆芽洗净。

② 锅入水烧开，放入猪骨，氽烫去血水，捞出洗净。

③ 将洗净的猪骨放入砂锅内，注入水，以大火烧开。

④ 转小火炖煮 2 小时，放入黄豆芽煮片刻，最后加盐调味即可。

专家点评

　　本品可降血脂、润泽皮肤，对脾胃湿热、气血亏虚、便秘、高脂血症等症有食疗作用。

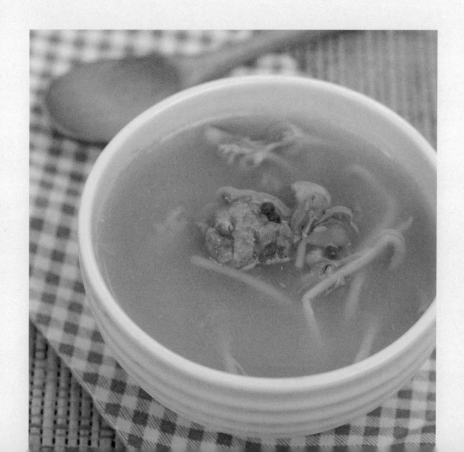

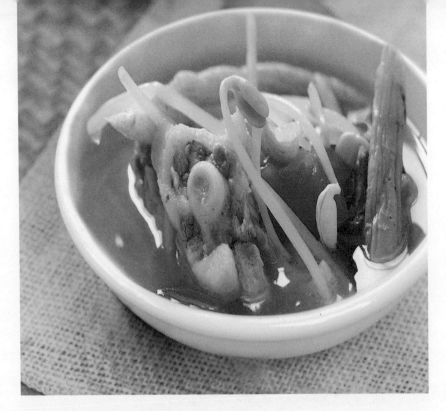

党参豆芽骶骨汤

材料
猪尾骶骨 1 副
党参 15 克
黄豆芽 200 克
西红柿 1 个
水适量

调料
盐 4 克

做法
① 将猪尾骶骨切段，入沸水汆烫，捞起，洗净。

② 将黄豆芽、党参冲洗干净；西红柿洗净，切块。

③ 将猪尾骶骨、黄豆芽、西红柿和党参放入锅中，加适量水以大火煮开，转小火炖 30 分钟。

④ 最后加盐调味即可。

专家点评
　　本品可补气、补血、活血，改善脾胃功能、贫血，还能增进食欲。

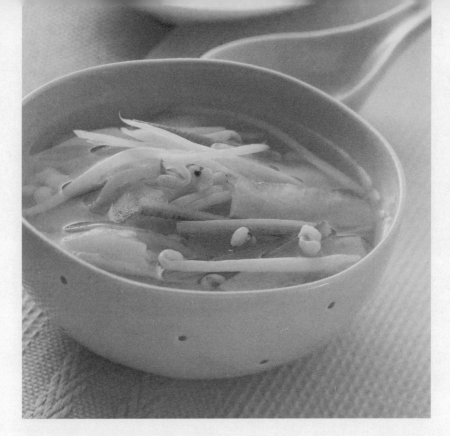

黄豆芽蔬菜汤

材料
西瓜皮 100 克
丝瓜 100 克
黄豆芽 30 克
天门冬 10 克
薏米 30 克
板蓝根 8 克
嫩姜丝适量
水适量

调料
盐 3 克

做法
1. 将西瓜皮洗净，切片；丝瓜去皮，洗净，切丝；黄豆芽洗净。

2. 将板蓝根、天门冬放入砂锅，加水煎取汁，弃渣。

3. 将药汁和薏米放入锅中加热，加入西瓜皮块、丝瓜丝和黄豆芽、姜丝煮沸。

4. 最后加盐调味即可。

专家点评
本品可清热、解暑、凉血、降血脂，还能辅助调理贫血，夏季食用最好。

白萝卜猪肉汤

材料

猪瘦肉 100 克
白萝卜 150 克
香菜适量
姜片适量
水适量

调料

盐 2 克

做法

1. 白萝卜洗净、切块；猪瘦肉洗净，切成小块，入沸水汆烫去血水，捞出冲净，备用；香菜洗净。

2. 将白萝卜块、猪肉块、姜片一同放入锅中，加水以大火煮沸，改小火炖煮 2 小时。

3. 加盐调味后盛出，放上香菜，稍搅拌，即可食用。

专家点评

本品可调理食后腹胀、肺热咳喘、贫血等症。

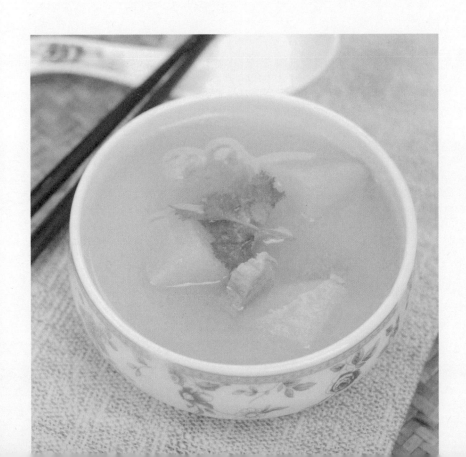

白萝卜排骨汤

材料
排骨 250 克
白萝卜 250 克
红枣 10 颗
炙甘草 15 克
水 2400 毫升

调料
盐 4 克

做法

① 红枣洗净，去核；炙甘草洗净。

② 将排骨洗净，斩件，氽水，捞起洗净；白萝卜削皮，洗净，切块。

③ 将所有材料放入锅中，以大火煮沸后，转小火炖约40 分钟。

④ 最后加盐调味即可。

专家点评

　　本品可调理脾胃虚弱、气血亏虚、倦怠乏力、心悸气短、咳嗽痰多、脘腹疼痛等症。

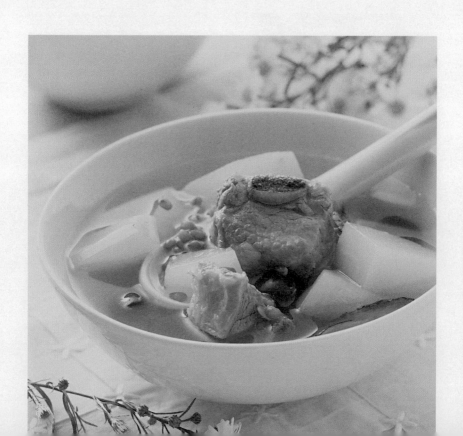

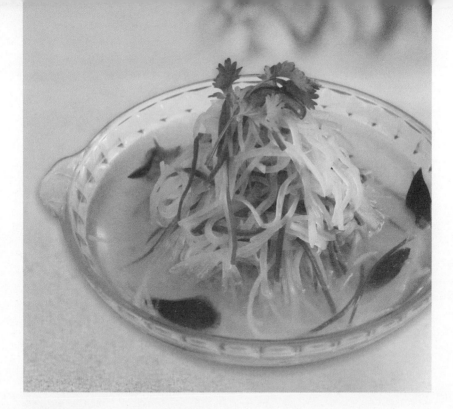

鸡汤白萝卜丝

材料

白萝卜 200 克
胡萝卜 100 克
红椒 20 克
香菜叶少许
鸡汤适量

调料

色拉油少许
盐 3 克

做法

① 将白萝卜、胡萝卜去皮，洗净，切丝；红椒去蒂，洗净，切片；香菜叶洗净，备用。

② 锅下油烧热，放入白萝卜丝、胡萝卜丝、红椒片滑炒片刻，加盐炒匀，倒入鸡汤煮熟，装盘，用香菜叶点缀即可。

专家点评

本品可调理脾胃虚弱、气血亏虚、倦怠乏力、心悸气短等症。

南瓜猪肉汤

材料
猪瘦肉 100 克
南瓜 200 克
姜片适量
红枣适量
鸡汤适量
水适量

调料
盐 4 克
鸡精适量

做法

① 南瓜洗净，去皮，切成方块；猪瘦肉洗净，切成块；红枣洗净，去核。

② 锅中注水烧开，加入猪肉块，汆去血水后捞出。

③ 另起砂锅，将南瓜块、猪瘦肉块、姜片、红枣放入锅内，注入鸡汤，以小火煲煮 1.5 小时后，调入盐、鸡精即可。

专家点评
　　本品适宜贫血、食欲不振者食用。

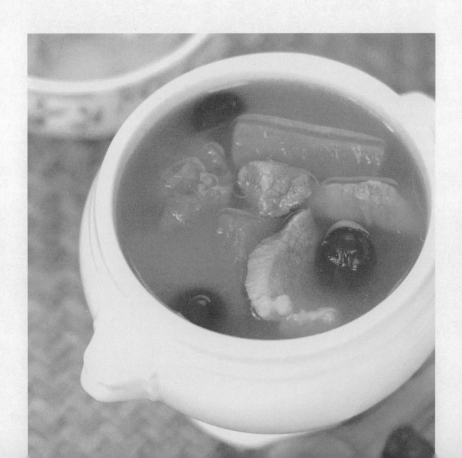

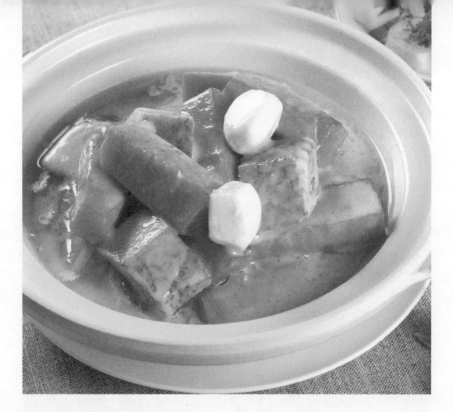

香芋南瓜煲

材料
香芋 200 克
南瓜 200 克
大蒜适量
水适量

调料
色拉油适量
盐 3 克

做法

① 南瓜、香芋均去皮，洗净，切块；大蒜去皮洗净，剥瓣。

② 油烧热，放入香芋块、南瓜块炸至金黄色，捞出沥油。

③ 锅中加适量水，煮沸后放入油炸后的南瓜块、香芋块及大蒜，煮至香芋块、南瓜块熟软时，加盐调味即可。

专家点评

　　本品可调理贫血、消化不良、胃炎、胃溃疡、十二指肠溃疡等症。

红薯鸡腿汤

材料
鸡腿 1 个
红薯 250 克
月桂叶 1 片
洋葱适量
高汤适量
水适量

调料
色拉油适量
番茄酱 50 克
胡椒粉适量
盐 3 克

做法

1. 红薯洗净，切块；洋葱洗净，切片；鸡腿洗净，切块，加胡椒粉、盐腌渍片刻。

2. 热油，炒香洋葱，下鸡腿块炒熟，加入红薯块翻炒，放入月桂叶、高汤、水、番茄酱，以大火煮沸后转中火。

3. 煮至鸡肉熟烂，加少许盐、胡椒粉调味即可。

专家点评
本品适宜气虚、血虚、贫血者食用。

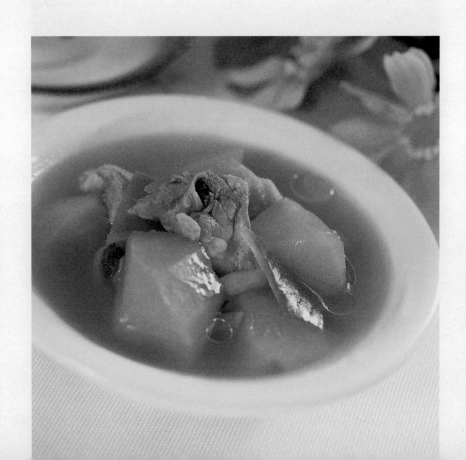

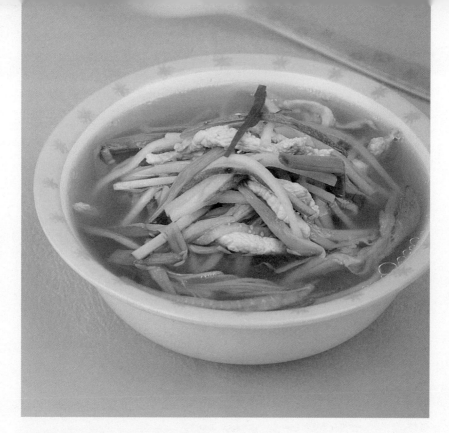

黄花菜黄瓜片汤

材料
黄花菜 150 克
黄瓜 100 克
鸡脯肉 50 克
葱花 5 克
水适量

调料
色拉油适量
鸡精 3 克
香油 3 毫升
盐适量

做法

❶ 将黄瓜洗净，切丝；黄花菜洗净；鸡脯肉洗净，切丝，备用。

❷ 净锅上火，倒入油，将葱花炝香，下入鸡脯肉丝煸炒，倒入水烧开，加入黄花菜、黄瓜丝，调入盐、鸡精，淋入香油即可。

专家点评

　　本品适于调理燥热、情志不畅、健忘失眠、气虚、血虚、心慌气短、便秘等症。

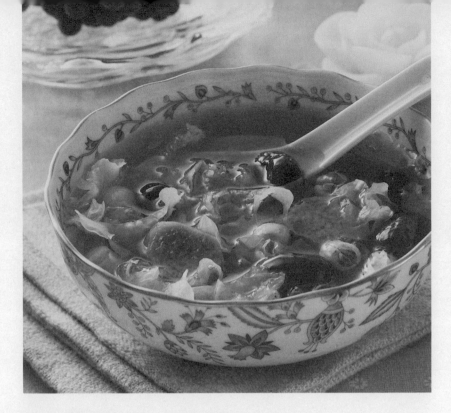

银耳红枣甜汤

材料

水发银耳 100 克
紫薯 100 克
莲子 50 克
百合 50 克
红枣 6 颗
水适量

调料

冰糖适量

做法

① 银耳充分泡发，去蒂，撕成小块，备用；红枣洗净，掰开去核；紫薯去皮，洗净，切成块。

② 将银耳、莲子、百合、红枣放入锅中，添水以大火煮沸，转文火煮至莲子、银耳熟软。

③ 放入紫薯块煮至熟透，最后加入冰糖调味即可。

专家点评

本品适于贫血、燥热、心烦失眠者食用。

猪肚银耳汤

材料
猪肚 250 克
银耳 100 克
西洋参 25 克
乌梅 3 颗
水适量

调料
盐 4 克

做法

1 银耳以冷水泡发，去蒂，撕小块；西洋参洗净，切片备用；乌梅洗净，去核。

2 将猪肚刷洗干净，入沸水氽烫至熟，捞出切片。

3 将猪肚片、银耳、西洋参、乌梅、水放入砂锅内，以大火烧沸后，转小火煲 2 小时。

4 最后加盐调味即可。

专家点评

本品可健脾胃、养气血、清热润燥，对阴虚、血虚者有调理作用。

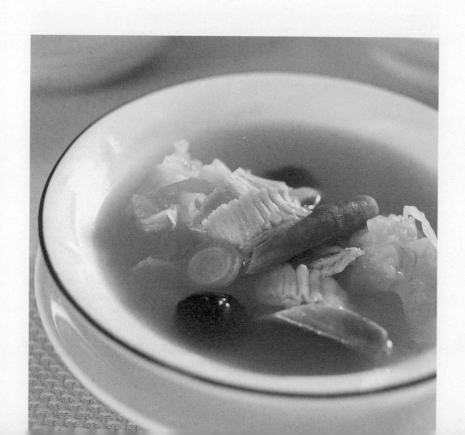

银耳椰子盅

材料
大壳椰子 1 个
水发银耳 150 克
葱花适量

调料
冰糖适量

做法

① 将椰子剥去外皮，凿穿，倒出椰汁，自蒂部约 1/5 处锯下，做椰盖，剩下即椰盅。

② 水发银耳洗净，撕碎。

③ 将椰汁、银耳、冰糖倒入椰盅，加椰盖，蒸约 1 小时，打开椰盖撒入葱花即可。

专家点评

本品可强精补肾、润肠益胃、补气和血、滋阴清热，适于阴虚、血亏者食用，尤其适合夏秋天气燥热时食用。

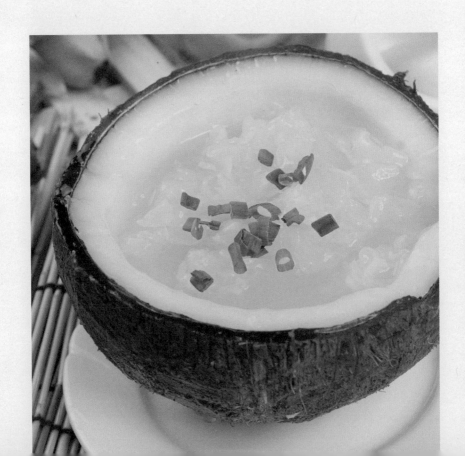

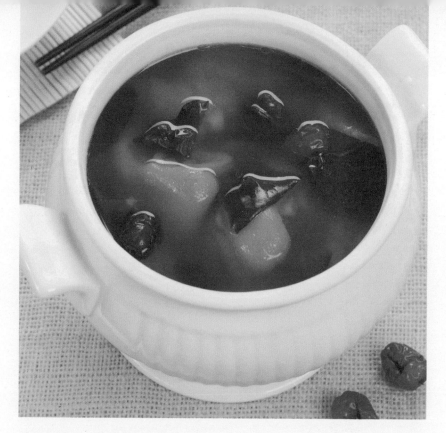

黑木耳猪蹄汤

材料
猪蹄 350 克
黑木耳 10 克
红枣 2 颗
姜片适量
水适量

调料
盐适量

做法

① 猪蹄洗净，斩件；黑木耳泡发后洗净，撕成小朵；红枣洗净。

② 锅注水烧开，下猪蹄煮尽血水，捞出洗净。

③ 砂锅注水烧开，下入姜片、红枣、猪蹄块、黑木耳，以大火烧开后，改用小火煲煮 2 小时。

④ 最后加盐调味即可。

专家点评

　　本品适于缺铁性贫血、便秘、脸色失华等患者食用。

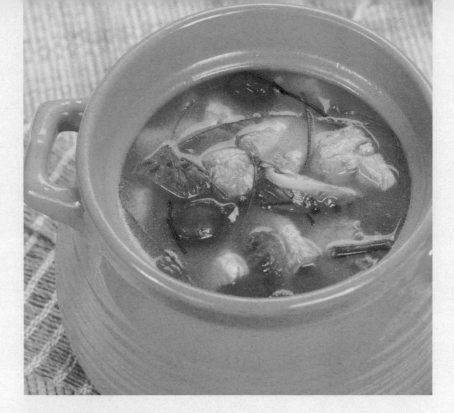

香菇排骨汤

材料
排骨 300 克
香菇 50 克
红枣适量
水适量

调料
盐 3 克
鸡精 2 克

做法

1. 排骨洗净，斩块；香菇泡发，洗净，撕片；红枣洗净。

2. 热锅注水烧开，下排骨，氽烫去血渍，捞出洗净。

3. 将氽烫后的排骨、红枣放入砂锅，注入水，以大火烧开。

4. 放入香菇片，改为小火煲煮 2 小时，最后加盐、鸡精调味即可。

专家点评

　　本品适用于消化不良、便秘、贫血、免疫力低下患者食用。

花生香菇煲鸡爪

材料
鸡爪 250 克
花生米 45 克
香菇 4 朵
葱花适量
枸杞子少量
高汤适量

调料
盐 4 克

做法

❶ 将鸡爪洗净去指甲；花生米洗净，浸泡；香菇洗净，切片，备用。

❷ 净锅上火，倒入高汤，下入鸡爪、花生米、香菇片煲至熟，调入盐，撒入葱花、枸杞子即可。

专家点评

　　本品适于贫血、营养不良、脾胃失调、便秘等患者食用。

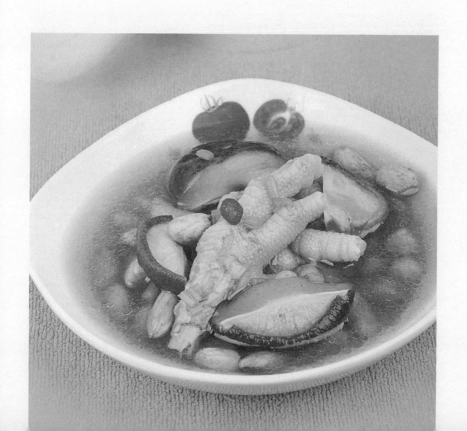

香菇煲猪肚

材料
猪肚 180 克
香菇 30 克
红枣 8 颗
枸杞子适量
生姜适量
淀粉适量

调料
盐 3 克

做法

1. 猪肚洗净，翻转去脏杂，擦入淀粉，反复搓擦后，用清水冲净；香菇泡发洗净；红枣、枸杞子洗净，略泡。

2. 砂锅内注水烧沸，加入材料，以大火煮沸后，改小火煲 2 小时。

3. 最后加盐调味即可。

专家点评
　　本品适于食欲不振、贫血、身体虚弱、脾胃不好等患者食用。

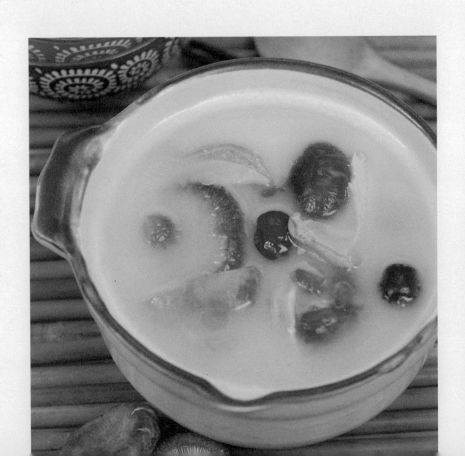

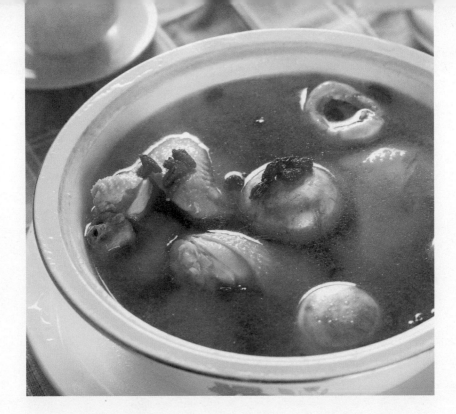

口蘑炖鸡

材料
鸡肉 350 克
口蘑 80 克
枸杞子 10 克
姜 5 克
水适量

调料
盐 4 克
香油适量
胡椒粉适量
料酒少许

做法

1 将鸡肉洗净，剁块；口蘑去蒂，洗净；姜洗净，切片。

2 鸡块入沸水汆烫，捞出，沥干。

3 锅中加水，放入香油、姜片煮沸后，下入鸡块、口蘑，调入胡椒粉、料酒，继续炖煮约 40 分钟。

4 放入枸杞子煮 20 分钟，最后加盐调味即可。

专家点评

　　本品适于肥胖、便秘、失眠、贫血、心神不安等患者食用。

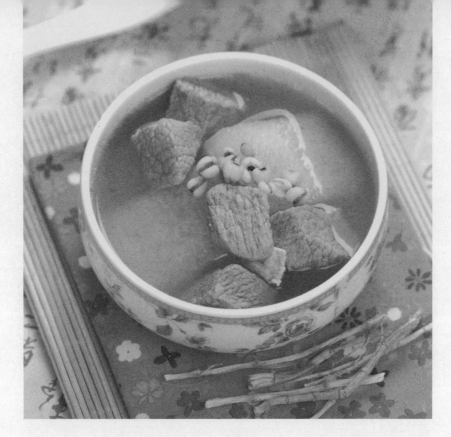

冬瓜薏米瘦肉汤

材料
冬瓜 300 克
猪瘦肉 100 克
薏米 20 克
姜 10 克
水适量

调料
盐 3 克
鸡精 2 克

做法

① 猪瘦肉洗净，切件，氽水；冬瓜去皮，洗净，切块。

② 薏米洗净，浸泡；姜洗净，切片。

③ 将所有材料放入锅中，以大火烧沸。

④ 调入盐和鸡精，转小火稍炖即可。

专家点评

　本品适于脾胃虚弱、内有湿热、贫血等患者食用。

红枣猪肝香菇汤

材料
猪肝 220 克
香菇 30 克
红枣 6 颗
枸杞子适量
生姜适量
水适量

调料
盐 3 克
鸡精 3 克

做法

1. 猪肝洗净，切片；香菇洗净，用温水泡发；红枣、枸杞子分别洗净；生姜洗净，去皮，切片。

2. 锅中注水烧沸，入猪肝片氽去血沫。

3. 砂锅注水，放入全部食材，上蒸笼蒸 3 小时。

4. 调入盐、鸡精，即可食用。

专家点评
本品适于贫血、脾胃虚弱、眼干患者食用。

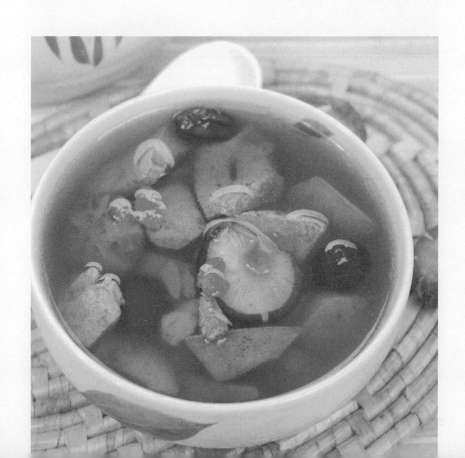

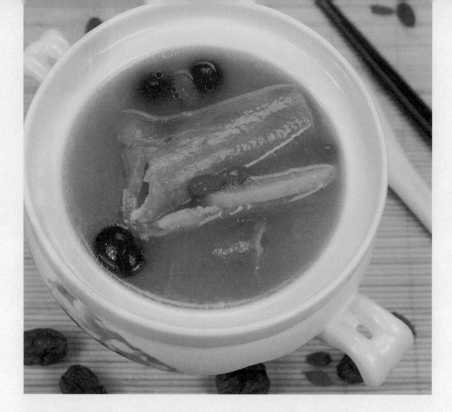

猪皮枸杞子红枣汤

材料
猪皮 80 克
红枣 15 克
枸杞子适量
姜适量
高汤适量

调料
盐 1 克
鸡精适量

做法

① 将猪皮洗净，切块；生姜洗净，去皮，切片；红枣、枸杞子分别用温水略泡，洗净。

② 净锅注水，烧开后，加入猪皮块汆透，捞出。

③ 砂锅注入高汤，加入猪皮块、枸杞子、红枣、姜片，以小火煲 2 小时。

④ 最后调入盐、鸡精即可。

专家点评

本品适合贫血、阴虚内热、皮肤干燥等患者食用。

红枣桂圆猪皮汤

材料
红枣 15 颗
当归 20 克
桂圆肉 30 克
猪皮 500 克
水 2000 毫升

调料
盐 4 克

做法

① 红枣去核,洗净;当归、桂圆肉洗净。

② 将猪皮切成块,洗净,入沸水中氽烫。

③ 将水放入砂锅内煮沸,加入全部食材,以大火煲开,改用文火煲 3 小时。

④ 最后加盐调味即可。

专家点评

本品适于贫血、脾胃虚弱、体虚、食欲不振患者食用。

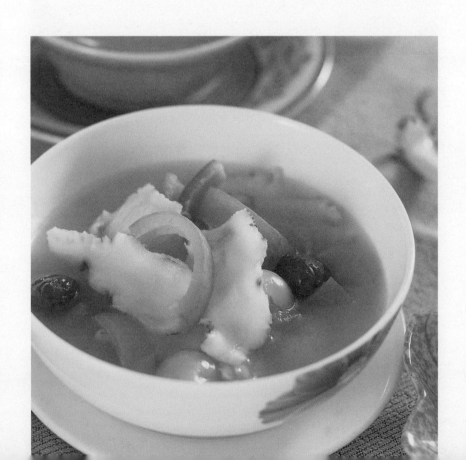

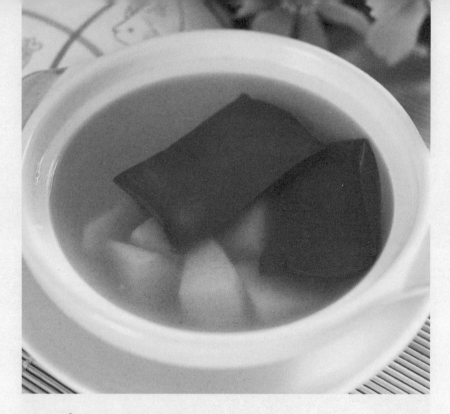

山药炖猪血

材料
猪血 100 克
鲜山药适量
水适量

调料
色拉油适量
盐 3 克
鸡精 2 克

做法

1 鲜山药洗净，去皮，切片。

2 猪血切片，放开水中焯一下，捞出。

3 将猪血片与山药片一同放入另一锅内，加入油和适量水烧开。

4 改用小火炖 15～30 分钟，最后加入盐、鸡精即可。

专家点评
　本品适于脾虚、气血虚弱、食欲不振患者食用。

韭菜花炖猪血

材料
韭菜花 100 克
猪血 150 克
红椒 1 个
高汤 2000 毫升
水适量

调料
色拉油少许
辣椒酱 30 克
豆瓣酱 20 克
盐 4 克
鸡精 2 克

做法

1 猪血洗净，切块；韭菜花洗净，切段；红椒洗净，切块。

2 锅加水烧开，放入猪血焯烫，捞出，沥干。

3 另取锅，加油烧热，爆香红椒块。

4 加入猪血块、高汤及辣椒酱、豆瓣酱、盐、鸡精煮入味，再加入韭菜花稍煮即可。

专家点评

本品适于缺铁性贫血、食欲不振、面色苍白等患者食用。

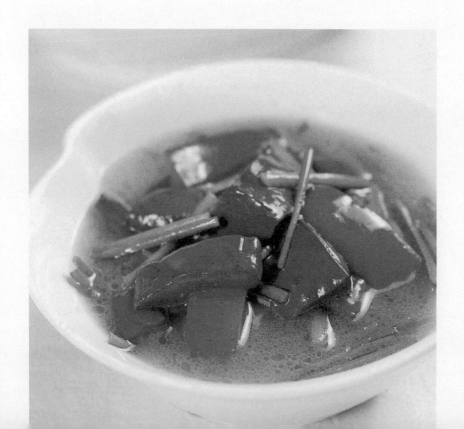

红枣猪血汤

材料
党参 30 克
山药 30 克
红枣 3 颗
猪血 200 克
猪瘦肉 150 克
水 2000 毫升

调料
盐 4 克

做法
1. 党参洗净、山药去皮洗净，浸泡。
2. 红枣洗净；猪血、猪瘦肉洗净切块，氽水。
3. 将水放入砂锅中煮沸，加入剩余材料，以大火煲开后。
4. 改用小火煲 3 小时，最后加盐调味即可。

专家点评
本品适于贫血、脾胃虚弱、食欲不振等患者食用。

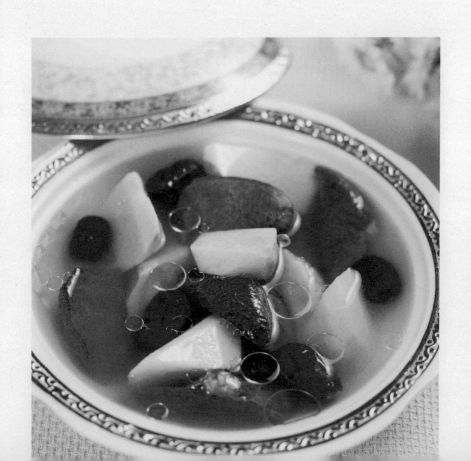

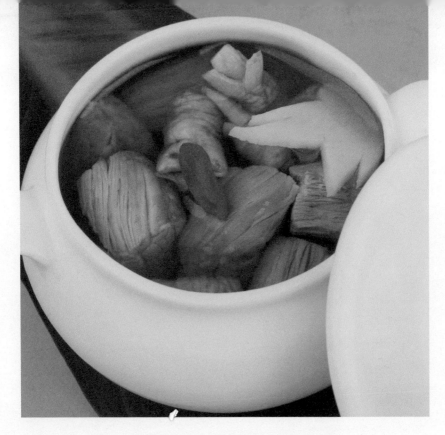

西洋参清汤牛肉

材料
牛肉 100 克
桂圆肉 15 克
西洋参 30 克
枸杞子适量
生姜适量
水适量

调料
盐适量
鸡精适量

做法

1. 牛肉洗净，切块；桂圆肉、西洋参分别用清水洗净；生姜洗净，去皮，切片。

2. 将牛肉块、桂圆肉、西洋参、枸杞子、姜片放入砂锅内，加水适量。

3. 以武火煮沸后，改用文火煲 25 分钟，最后调入盐，鸡精即可。

专家点评
　　本品适于心神不宁、失眠、贫血等患者食用。

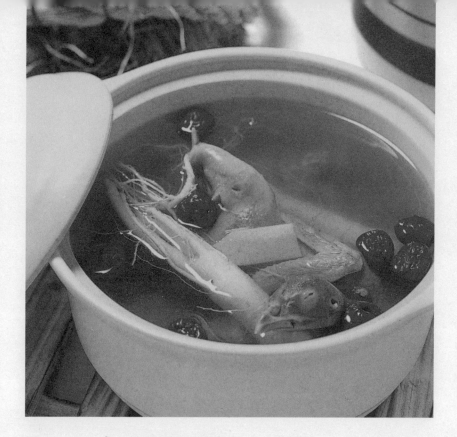

鲜人参煲乳鸽

材料
乳鸽 1 只
鲜人参 30 克
红枣 10 颗
生姜 5 克
水适量

调料
盐 3 克
鸡精 2 克

做法
① 乳鸽洗净；人参洗净；红枣洗净，去核；生姜洗净，去皮，切片。

② 乳鸽入沸水中汆去血水，捞出洗净。

③ 将乳鸽、人参、红枣、姜片一起装入砂锅中，再加适量水，以大火炖煮 2 小时。

④ 最后加盐、鸡精调味即可。

专家点评
本品适于气虚乏力、贫血、食欲不振等患者食用。

清补乳鸽汤

材料
乳鸽 200 克
党参适量
红枣适量
枸杞子适量
芡实适量
蜜枣适量
水适量

调料
盐适量

做法

1 乳鸽洗净，剁大块；党参洗净，泡发，切段；芡实洗净；红枣、枸杞子均洗净，泡发；蜜枣洗净，切片。

2 水烧开，放入乳鸽，煮尽血水，捞起，洗净。

3 将所有药材、乳鸽块、蜜枣放入砂锅，注水，以大火煲沸后，改小火炖煮 2 小时。

4 最后加盐调味即可。

专家点评
本品适于精气不足、贫血、体虚等患者食用。

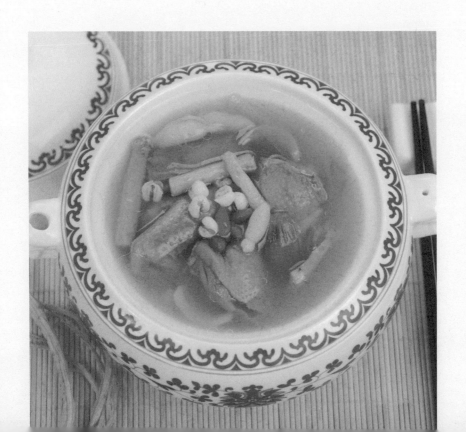

椰子鹌鹑汤

材料
鹌鹑 1 只
椰子 1 个
银耳 15 克
红枣适量
枸杞子适量
水适量

调料
盐 2 克

做法

① 鹌鹑洗净；椰子洗净，取肉；银耳、红枣、枸杞子分别洗净，泡发。

② 锅注水烧开，放入鹌鹑，煮去血水，捞出洗净。

③ 砂锅注水，下入鹌鹑、椰子肉、红枣、枸杞子、银耳，以大火煲沸后改小火煲 2 小时。

④ 最后加盐调味，盛入椰壳即可。

专家点评
本品适于气虚乏力、贫血、面色失华等患者食用。

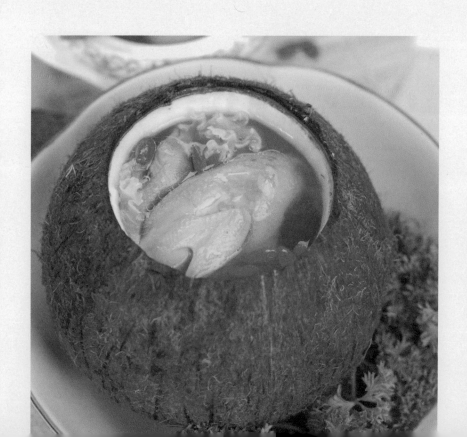

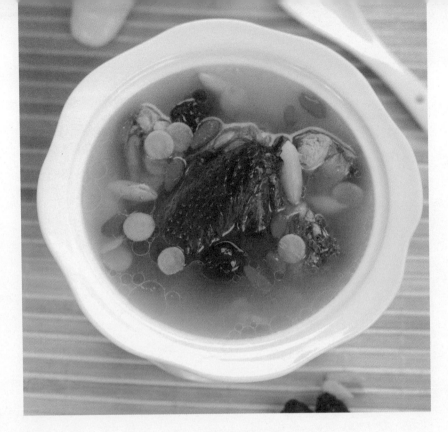

参麦黑枣乌鸡汤

材料
乌鸡 400 克
人参 20 克
麦冬 20 克
黑枣 15 克
枸杞子 15 克
水适量

调料
盐 4 克
鸡精 2 克

做法

1. 乌鸡洗净，斩件，汆水；人参、麦冬洗净，切片；黑枣洗净，去核，浸泡；枸杞子洗净，浸泡。

2. 锅中注水，放入乌鸡块、人参、麦冬、黑枣、枸杞子，盖好盖。

3. 以大火烧沸后，转小火慢炖 2 小时。

4. 最后调入盐和鸡精，即可食用。

专家点评

本品适于贫血、体虚乏力、腰膝酸软等患者食用。

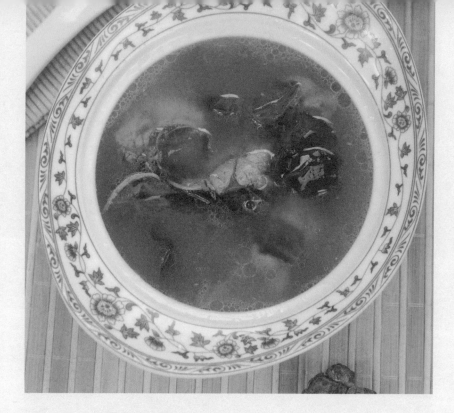

田七木耳乌鸡汤

材料
乌鸡 150 克
田七 5 克
黑木耳 10 克
水适量

调料
盐 2 克

做法

1. 乌鸡洗净，斩件；田七浸泡，洗净，切成薄片；黑木耳泡发，洗净，撕成小朵。

2. 锅中注入适量水烧沸，放入乌鸡，汆去血沫后，捞出洗净。

3. 砂锅注入水，煮沸后，加入乌鸡块、田七片、黑木耳，以大火煲沸。

4. 改用小火煲 3 小时，最后加盐调味即可。

专家点评
本品适于气血虚弱、便血、贫血等患者食用。

椰盅乌鸡汤

材料
乌鸡 300 克
板栗适量
山药适量
枸杞子适量
椰子 1 个
水适量

调料
盐 4 克
鸡精 2 克

做法

1. 乌鸡洗净，斩件，汆水；板栗去壳；山药洗净，去皮，切块；枸杞子洗净，浸泡。

2. 椰子洗净，顶部切开，倒出椰汁，留壳备用。

3. 将乌鸡块、板栗、山药块、枸杞子放入锅中，加椰汁及适量水，慢炖 2 小时。

4. 最后调入盐和鸡精，盛入椰盅即可。

专家点评

　　本品适于食欲不振、贫血、脾虚、腰膝酸软等患者食用。

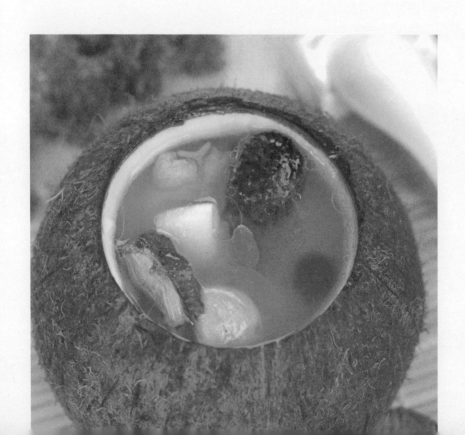

西洋参红枣甲鱼汤

材料

甲鱼 500 克
西洋参 10 克
无花果 20 克
红枣 3 颗
生姜 5 克
水适量

调料

盐 4 克

做法

1. 西洋参、无花果、红枣洗净，西洋参切片；生姜洗净，切片。

2. 将甲鱼的血放尽，再用热水煮过，捞出，去表皮，去内脏，洗净。

3. 将水放入砂锅内，煮沸后，加入全部食材，以大火煲沸后，改用小火煲 3 小时。

4. 最后加盐调味即可。

专家点评

本品适于贫血、腰酸腿疼、脾胃虚弱等患者食用。

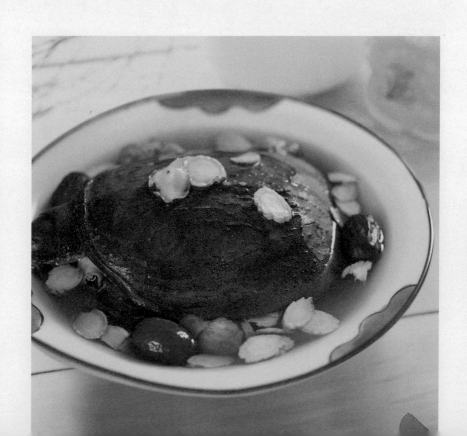

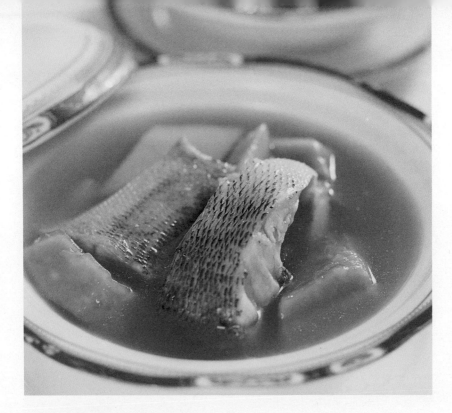

木瓜鲈鱼汤

材料
木瓜 450 克
鲈鱼 500 克
火腿 100 克
姜 4 片
水适量

调料
色拉油适量
盐 5 克

做法

1. 鲈鱼洗净，切段；木瓜取肉洗净，切块；火腿切片。

2. 炒锅下油、姜片，将鲈鱼两面煎至金黄色。

3. 另取锅，加入油烧热，放入余下姜片，将木瓜片爆炒 5 分钟。

4. 砂锅加水煮开，加入木瓜片、鲈鱼段和火腿片，武火煲沸后，改用文火煲 100 分钟。

5. 最后加盐调味。

专家点评

本品适于贫血、腰膝酸软、脾弱体虚等患者食用。

芪枣鳝鱼汤

材料

鳝鱼 500 克
黄芪 75 克
生姜 5 片
红枣 10 克
水适量

调料

油适量
盐 4 克
鸡精 2 克
料酒少许

做法

1 鳝鱼洗净，用盐腌去黏液，宰杀去其肠，洗净切段，入开水汆去血水。

2 起油锅，爆香姜片，加入料酒，放入鳝鱼段炒片刻，取出。

3 将黄芪、红枣洗净，与鳝鱼一起放入砂锅内，加适量水，以大火煮沸后，改小火煲 1 小时，加入盐、鸡精调味即食。

专家点评

本品适于气血不足、身体虚弱等患者食用。

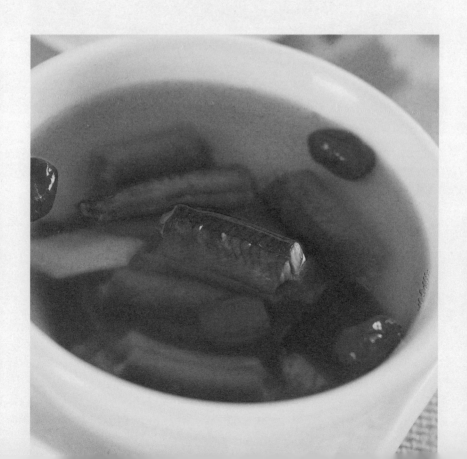

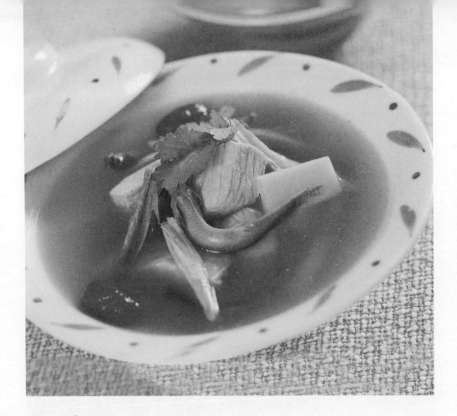

参芪泥鳅汤

材料

泥鳅 250 克
猪瘦肉 100 克
党参 20 克
北芪 10 克
红枣 3 颗
香菜叶少许
水适量

调料

花生油适量
盐适量

做法

1. 泥鳅用沸水略烫，洗净表面的黏液；炒锅下花生油，将泥鳅煎至金黄色。

2. 猪瘦肉洗净，切块，氽水；党参、北芪、红枣洗净。

3. 将水放入砂锅内，煮沸后，加入全部食材，以大火煲沸后，改用小火煲 2 小时。

4. 最后加盐调味，用香菜叶点缀即可。

专家点评

　　本品适于贫血、营养不良、身体虚弱等患者食用。

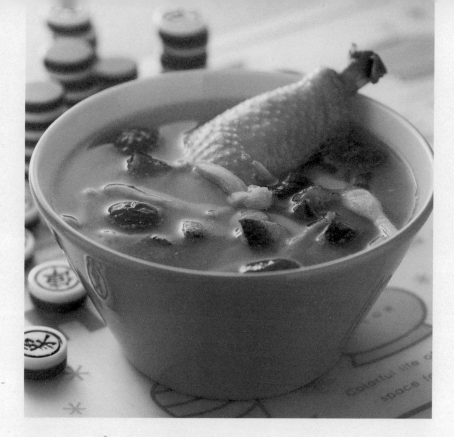

黄花菜海参鸡汤

材料

干黄花菜 10 克
海参 200 克
鸡腿 1 个
当归 10 克
黄芪 15 克
枸杞子 15 克
红枣适量
水适量

调料

盐适量

做法

① 当归、黄芪、枸杞子洗净，用棉布袋包起，扎紧袋口，制成药袋。

② 将药袋加水熬取汤汁，备用。

③ 干黄花菜洗净，泡软；海参洗净泡软，切小块；鸡腿洗净，切块；将海参块、鸡腿块分别用热水汆烫，捞起。

④ 将黄花菜、海参块、鸡腿块、红枣一起放入锅中，加入药材汤汁、盐，煮至熟即可。

专家点评

本品适于贫血、脾虚、身体虚弱等患者食用。

淡菜枸杞子煲乳鸽

材料
乳鸽 1 只
淡菜 50 克
枸杞子适量
红枣适量
水适量

调料
盐 3 克

做法

① 乳鸽宰好，去毛及内脏，洗净；淡菜、枸杞子均洗净，泡发；红枣洗净。

② 锅上水烧热，将乳鸽放入煮沸 5 分钟，捞起。

③ 将乳鸽、枸杞子、红枣放入砂锅内，注入水，以大火煲沸。

④ 放入淡菜，改为小火煲 2 小时，最后加盐调味即可。

专家点评

本品适于贫血、体虚、肝肾不足等患者食用。

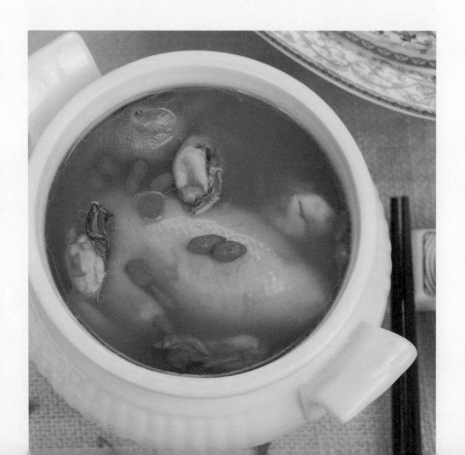

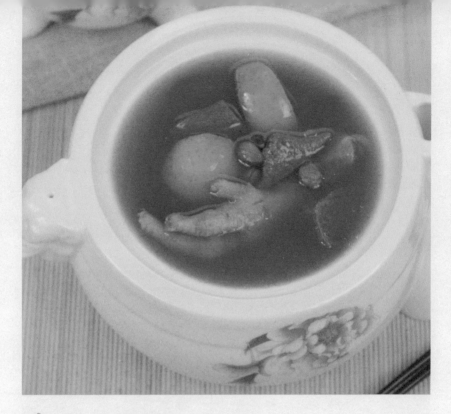

苹果鸡爪炖猪胰

材料

猪胰 80 克
苹果 40 克
鸡爪 1 个
花生适量
姜适量
水适量

调料

盐适量
鸡精适量

做法

1. 苹果洗净去皮，切块；鸡爪洗净；猪胰洗净，切块；姜洗净，去皮，切片。

2. 锅内加水烧开，放入猪胰、鸡爪，汆出血水后捞出。

3. 将砂锅内注入水，烧开后加入苹果块、鸡爪、猪胰块、花生、姜片，以小火煲煮 2 小时。

4. 最后调入盐、鸡精即可。

专家点评

本品适于消化不良、缺铁性贫血、脾胃虚弱等患者食用。

银耳荸荠汤

材料

水发银耳 200 克
荸荠 12 个
枸杞子少许
水适量

调料

冰糖适量

做法

1 将银耳放入冷水充分泡发，去蒂，撕成小块；荸荠去皮，洗净；枸杞子洗净，稍浸泡。

2 锅中加水烧开，下入银耳、荸荠煲 30 分钟。

3 待熟后，再加入枸杞子，下入冰糖煮至溶化即可。

专家点评

　　本品适于阴虚燥热、五心烦热、盗汗、贫血者食用，尤其适宜中暑者及夏秋季食用。

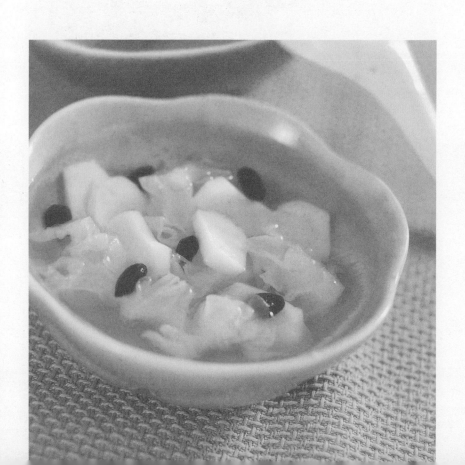

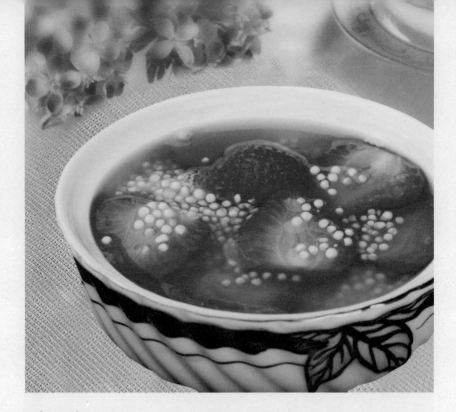

草莓西米甜汤

材料
草莓 50 克
西米 30 克
水约 900 毫升

调料
冰糖 35 克

做法
① 草莓洗净，去蒂，对切；西米洗净。
② 锅中加水烧开，倒入西米拌匀，煮至西米熟透。
③ 倒入草莓煮至沸腾，放入冰糖，搅拌至冰糖完全溶化即可。

专家点评
　　本品适于咽喉肿痛、脾胃虚弱、消化不良等患者食用。

金橘菠萝羹

材料
菠萝1个
金橘10个
香菜叶少许
水适量

调料
白糖适量

做法

① 锅内放入白糖，加水烧开，放凉，再放入冰箱内冰镇。

② 将菠萝和金橘分别去皮，切成1厘米厚的块状。

③ 将菠萝块、金橘块分别放入锅中，加水熬煮成汤。

④ 将两种汤合在一起，与水果块一同分装在8个碗内。

⑤ 将冰镇糖水取出，溶化后，平均倒入8个碗内，拌匀撒上香菜叶即可。

专家点评

本品适于消化不良、便秘、气虚、血虚等患者食用。

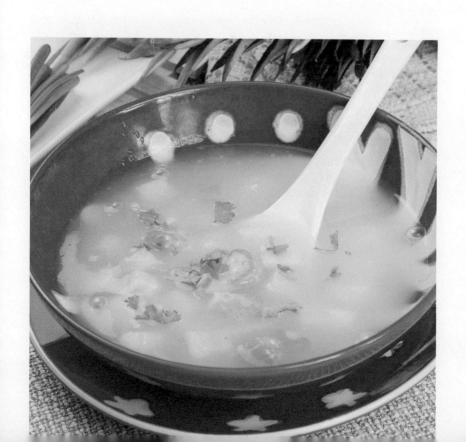

果味玉米羹

材料
玉米罐头 150 克
菠萝 50 克
苹果 50 克
香蕉 50 克
李子 50 克
蛋清适量
葱花适量
香菜叶少许
水适量

调料
白糖适量

做法
1. 将香蕉、菠萝去皮、洗净，切丁；苹果、李子洗净，去核，切成丁。
2. 玉米粒从罐头中取出，沥干备用。
3. 锅内加水，放入玉米粒烧开，放入水果丁煮熟。
4. 加蛋清勾芡，调入适量白糖拌匀，撒入葱花、香菜叶，装盘即成。

专家点评
本品适于消化不良、便秘、食欲不振等患者食用。

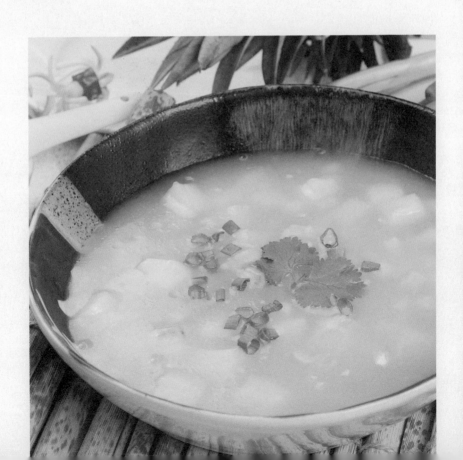

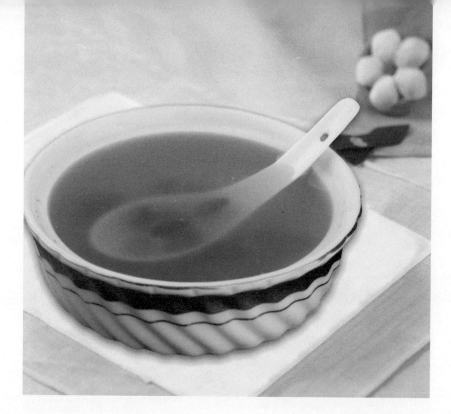

枸杞子藕粉汤

材料
枸杞子 10 克
藕粉适量
水适量

调料
冰糖 20 克

做法

① 枸杞子泡好后洗净，放进锅中，加适量水，用大火煮开，转小火煮 10 分钟。

② 将藕粉用少许水调匀，倒进枸杞子汤中，搅拌均匀。

③ 加入冰糖，待之溶化，即可饮用。

专家点评

本品适于贫血、便秘、体虚等患者食用。

柠檬乳鸽汤

材料
乳鸽 1 只
猪瘦肉 150 克
柠檬适量
党参适量
姜片少许
水适量

调料
盐 3 克

做法

① 乳鸽洗净；猪瘦肉洗净，切块；柠檬洗净，切薄片；党参洗净，浸泡。

② 锅入水烧开，将乳鸽、猪瘦肉块放入，氽烫去血水，捞出，用清水冲洗。

③ 将氽烫好的乳鸽、猪瘦肉块、姜片、党参放入砂锅，注水后以大火烧开。

④ 放入柠檬，改小火煲 2 小时，最后加盐调味即可。

专家点评

　　本品适于营养不良、食欲不振、体虚、皮肤干燥等患者食用。

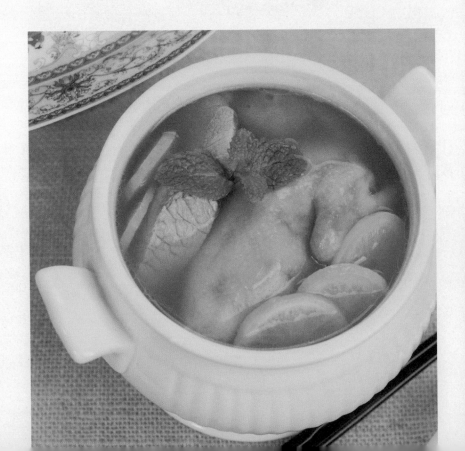

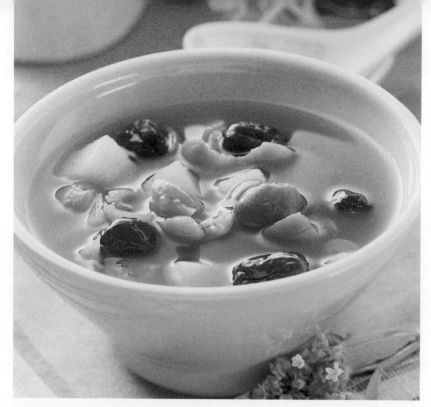

桂圆山药红枣汤

材料
桂圆肉 100 克
新鲜山药 150 克
红枣 6 颗
水 900 毫升

调料
冰糖适量

做法

① 山药削皮，洗净，切小块；红枣洗净；锅内加水煮开，放入山药块煮沸，再放入红枣。

② 待山药熟透、红枣松软，将桂圆肉剥散，放入。

③ 待桂圆肉的香甜味渗入汤中，即可熄火，最后加冰糖提味。

专家点评

　　本品适宜脾胃虚寒、消化不良、肢寒畏冷、贫血、腰膝冷痛、月经不调者食用。

人参糯米鸡汤

材料
人参 15 克
糯米 20 克
鸡腿 1 只
红枣 10 克
水适量

调料
盐 3 克

做法

① 糯米淘净，入清水浸泡 1 小时；人参洗净，切片；红枣洗净，去核。

② 鸡腿洗净，剁块，入沸水汆烫，捞出冲净。

③ 将浸泡好的糯米、鸡腿块和人参片、红枣入锅，加水适量，以大火煮沸，转小火炖至肉熟米烂。

④ 最后加盐调味即可。

专家点评

　　本品适宜气血两虚、脾胃虚弱、食欲不振、津伤口渴、多汗、睡眠不佳者食用。

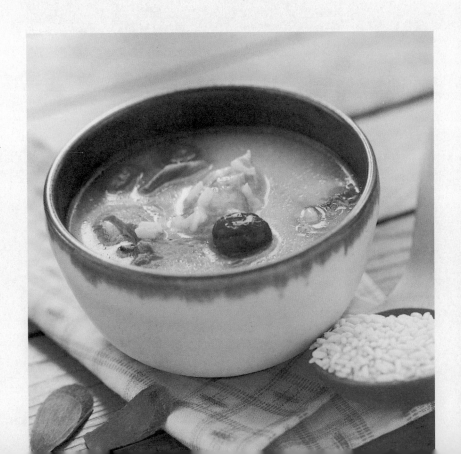

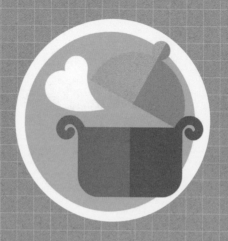

PART 6
贫血患者的
17 道补血养生粥

· · · · · · · · · · · · · · · ·

粥味道鲜美，润喉易食，营养丰富又易于消化吸收，是大众百吃不厌的滋补佳品。本章介绍具有补血、强身、滋养五脏功效的食材、中药材，按照科学配比加入大米一同熬煮成养生粥，工艺虽简单，但有较强的补血功效，对头晕、头痛、面色苍白、口唇发白、头发干枯、精神萎靡、容易疲倦、消化功能减退等贫血症状，均有改善作用。

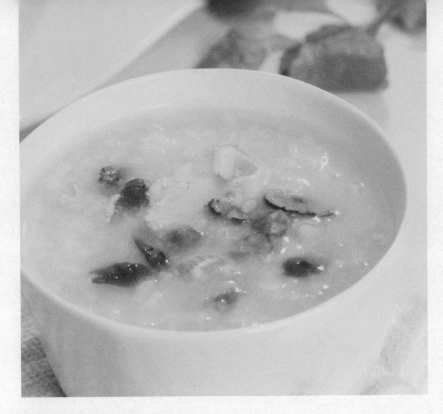

白芍红枣粥

材料
大米 100 克
红枣适量
白芍适量
葱花少量
水适量

调料
白糖 10 克

做法

① 红枣洗净，去核；白芍入锅，倒入一碗水熬至半碗；大米洗净，泡发。

② 锅内注水煮沸，放入大米，煮至米粒开花，放入红枣同煮。

③ 倒入白芍药汁，改用小火煮至粥熟，加白糖搅拌均匀，撒入葱花即可。

专家点评

　　本品适于阴虚、血虚体质者食用。体质虚寒、腹泻者不宜食用。

黄芪鸡汁粥

材料
母鸡 1 只
黄芪 15 克
大米 100 克
水适量

调料
盐少许

做法

1 将母鸡处理干净，斩成大块，入锅加水，煎取鸡汁，备用。

2 黄芪洗净，加水煎汁。

3 大米放入锅中，加水，加入黄芪药汁煮粥。

4 放入鸡汁和少量鸡块，续煮至熟。

5 最后加入盐调味即可。

专家点评

本品适用于体虚、气血双亏、营养不良的贫血患者。

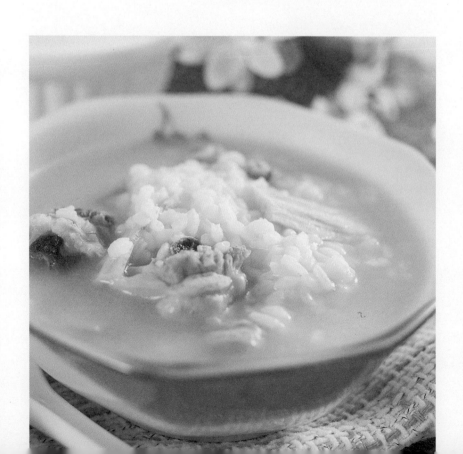

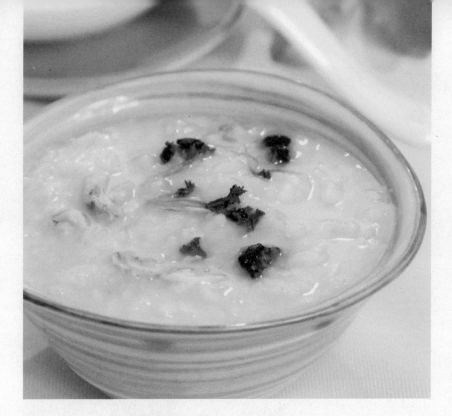

当归红花补血粥

材料

大米100克
当归适量
川芎适量
黄芪适量
红花适量
水适量

调料

白糖10克

做法

① 当归、川芎、黄芪、红花分别洗净，入砂锅，加水煎。

② 大米泡发，洗净。

③ 锅置火上，注入水煮沸，放入大米，用大火煮至米粒开花。

④ 倒入药汁，改用小火煮至粥成，调入白糖即可。

专家点评

　　本品可补气活血，调理头昏耳鸣、失眠多梦、记忆减退等症。

燕麦枸杞粥

材料
燕麦 30 克
大米 80 克
枸杞子 15 克
水适量

调料
白糖 3 克

做法

1. 将枸杞子、燕麦洗净，稍浸泡。
2. 锅内添适量水煮沸，放入燕麦、大米、枸杞子煮 30 分钟至粥熟。
3. 加入白糖拌均匀，煮至白糖溶化，即可食用。

专家点评

　　本品可滋阴养血、促进胃肠蠕动、调节血脂，适于调理气血两虚、消化不良、便秘、肥胖、动脉硬化、冠心病等症。

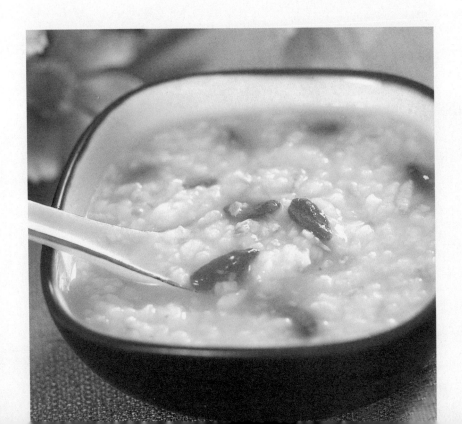

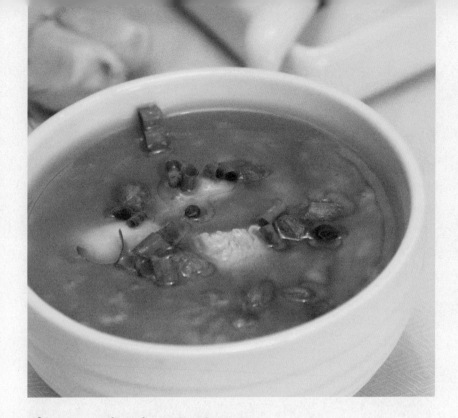

麦仁花生鸡肉粥

材料
麦仁 80 克
花生 60 克
鸡肉 150 克
葱花适量
水适量
调料
料酒 5 毫升
盐 3 克
鸡精 2 克

做法

① 鸡肉洗净，切块，用料酒腌渍；花生、麦仁洗净，浸泡。

② 锅中注水，下入麦仁，以大火烧沸，再下鸡肉块、花生，转中火熬煮至麦仁软散。

③ 转小火熬煮至粥熟，加盐、鸡精调味，撒入葱花即可。

专家点评

本品可调理气血亏虚、体质虚弱、多汗、疲劳等症。

核桃黑米红糖粥

材料
黑米 80 克
莲子适量
核桃仁适量
水适量

调料
红糖 4 克

做法

❶ 黑米泡发，洗净；莲子去心，洗净；核桃仁洗净。

❷ 锅置火上，倒入水，放入黑米、莲子煮开。

❸ 加入核桃仁，同煮至浓稠状，调入红糖拌匀即可。

专家点评

此粥具有滋阴补肾、健脾和胃、改善记忆力等功效，可调理贫血、食欲不佳、腰膝无力、失眠、健忘、须发早白等症。

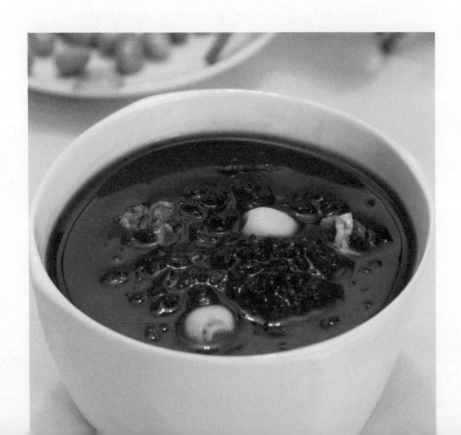

芝麻糯米粥

材料
黑芝麻 50 克
糯米 300 克
花生 30 克
水适量

调料
冰糖适量

做法

① 糯米洗净，浸泡；将黑芝麻、花生分别下锅，以小火炒香，碾碎。

② 将糯米加水下锅，以大火煮 10 分钟。

③ 转中火，放入黑芝麻慢慢搅拌。

④ 20 分钟后，放入冰糖煮化，最后撒入花生碎即可。

专家点评

本品有健脾和胃、补益肝肾、补气血、润肠、增强免疫力、抗衰老等功效。

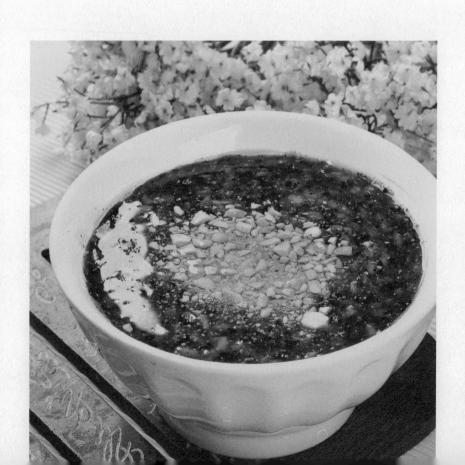

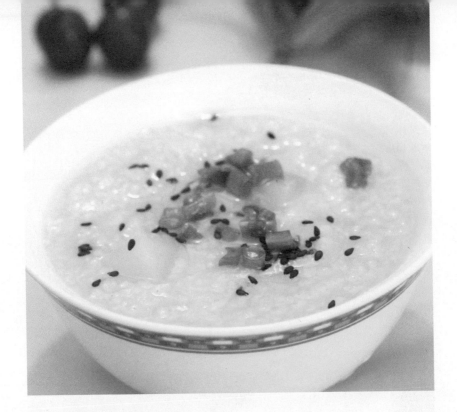

山药芝麻粥

材料
小米 70 克
山药 100 克
黑芝麻 10 克
葱花适量
水适量

调料
盐适量

做法

① 小米洗净，用清水稍浸泡；山药去皮，洗净，切丁；黑芝麻碾碎。

② 锅中注水烧开，放入小米、山药煮开。

③ 加入黑芝麻，同煮至浓稠状，调入盐拌匀，撒入葱花即可。

专家点评

　　本品可健脾和胃、促进气血生化，可用于调理食欲不振、体质虚弱、贫血、疲劳、心悸失眠等症。

木瓜芝麻粥

材料
大米 80 克
木瓜 50 克
熟芝麻少许
葱少许
水适量

调料
盐 2 克

做法

1 大米泡发，洗净；木瓜去皮，洗净，切小块；葱洗净，切成葱花。

2 锅置火上，注入适量水煮沸，放入大米煮至熟后，加入木瓜块同煮。

3 转小火煮至粥呈浓稠状时，调入盐，撒入葱花、熟芝麻即可。

专家点评

本品适于脾胃不和、消化不良、体质虚弱者食用。

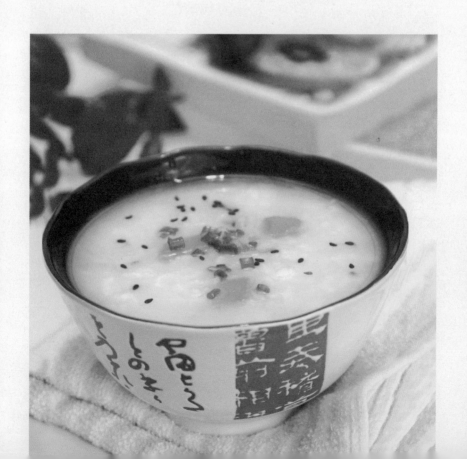

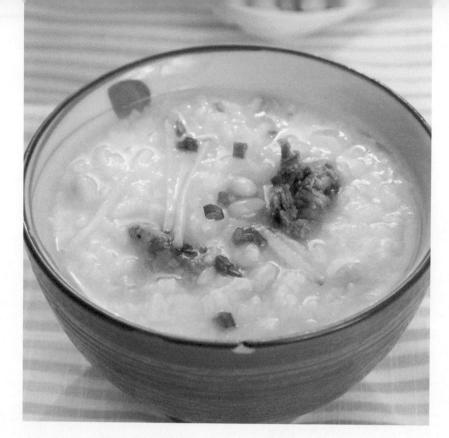

猪骨黄豆粥

材料
黄豆 20 克
猪骨 50 克
糯米 50 克
姜丝 10 克
葱花少许
水适量

调料
盐适量
鸡精适量
生抽 6 毫升

做法
1 糯米、黄豆分别洗净,浸泡; 猪骨洗净,斩块,加入盐、鸡精、生抽腌渍入味。

2 猪骨入锅,加水、少许盐、姜丝煮沸,下入糯米、黄豆,转中火煮至豆熟。

3 再改小火熬煮成粥,最后加入盐、鸡精调味,撒入葱花即可。

专家点评
本品适于脾胃虚寒、贫血、免疫力低者食用。

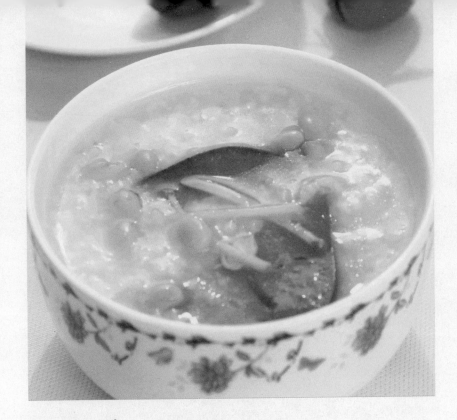

猪肝黄豆粥

材料
黄豆 100 克
猪肝 100 克
糯米 80 克
姜丝适量
水适量

调料
盐适量
鸡精适量

做法

① 黄豆拣去杂质,洗净,浸泡 1 小时;猪肝洗净,切片;糯米淘净,泡发。

② 锅中注入适量水,下入糯米、黄豆,开旺火煮至米粒开花。

③ 下入猪肝片、姜丝,熬煮成粥。

④ 最后加鸡精、盐调味即可。

专家点评

本品可理气,补气,补铁,辅助治疗缺铁性贫血。

油菜枸杞子粥

材料
鲜油菜叶适量
枸杞子适量
大米 100 克
水适量

调料
盐 2 克
鸡精 1 克

做法
1. 油菜叶洗净，切碎片；枸杞子洗净；大米泡发，洗净。
2. 锅置火上，注入水，放入大米，用旺火煮至米粒绽开。
3. 放入油菜叶、枸杞子，转文火慢慢煮至粥浓稠时，加入盐、鸡精调味即可。

专家点评
　　此粥具有补血、活血化淤、解毒消肿、宽肠通便、强身健体的功效。

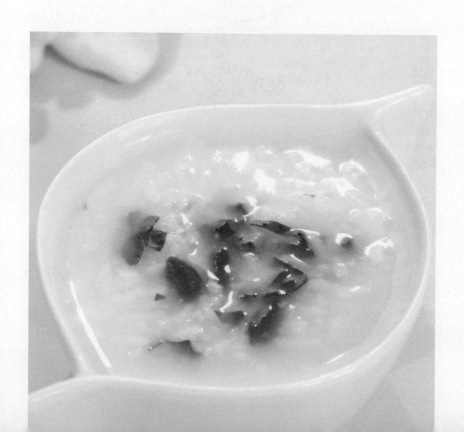

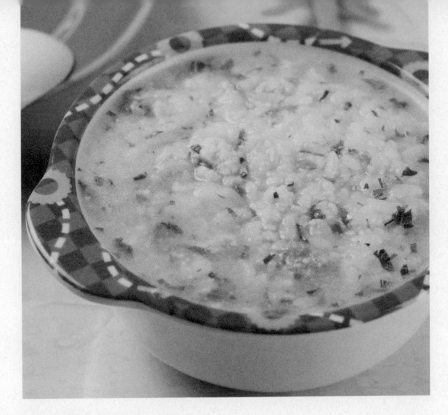

鱼肉荠菜粥

材料
水发大米 85 克
草鱼肉 60 克
荠菜 50 克
水适量

调料
盐少许
生抽 2 毫升
色拉油适量

做法

❶ 将洗净的荠菜切成末；洗好的草鱼肉去皮去刺，切丁，再绞成肉末。

❷ 起锅加油烧热，倒入鱼肉末翻炒，放入生抽、盐，炒至入味，盛出待用。

❸ 将大米加水熬煮成粥，加入炒好的鱼肉末、荠菜末，稍煮即可。

专家点评

　　本品可健脾利湿、调节免疫力，适于阴虚、贫血、便秘者食用。

银鱼苋菜粥

材料
小银鱼 50 克
苋菜 10 克
稠粥 1 碗
枸杞子适量
水适量

调料
盐 2 克
鸡精 2 克
料酒适量
香油适量
胡椒粉适量

做法

1. 小银鱼洗净，用料酒腌渍去腥；苋菜洗净。
2. 锅置火上，放入小银鱼，加适量水煮熟。
3. 倒入稠粥，放入枸杞子、苋菜稍煮，加盐、鸡精、香油、胡椒粉调匀便可。

专家点评

本品有健脾润肺、补肾壮阳、补铁生血的功效。

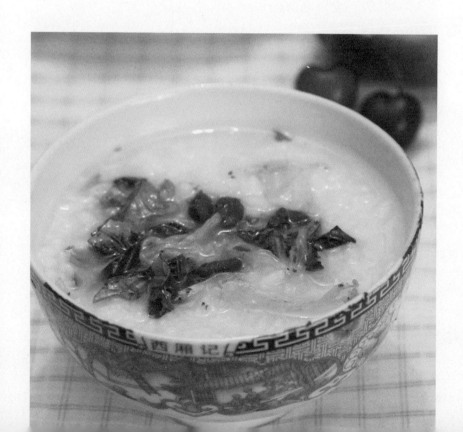

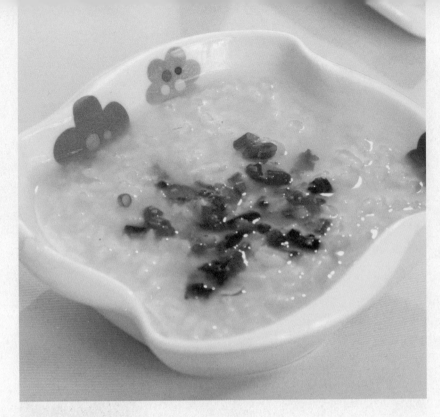

枸杞苋菜糯米粥

材料
枸杞子 15 克
苋菜 20 克
糯米 100 克
葱花少许
水适量

调料
盐 3 克
鸡精 1 克
香油适量

做法

1. 苋菜洗净，切碎；枸杞子洗净；糯米淘净，稍浸泡。

2. 锅内注入水煮沸，放入糯米、枸杞子，用旺火煮至米粒开花。

3. 放入苋菜末，改文火煮至粥浓稠时，调入盐、鸡精，淋入香油，撒入葱花即可。

专家点评

此粥有滋阴养血、补益肝肾、润肺明目等功效。

莲子葡萄萝卜粥

材料
莲子 25 克
葡萄 25 克
胡萝卜少许
大米 100 克
葱花少许
水适量

调料
白糖 5 克

做法

① 大米、莲子洗净，放入清水中浸泡；胡萝卜去皮、洗净，切丁；葡萄去皮，去核，洗净。

② 锅置火上，放入大米、莲子，加水煮至七成熟。

③ 放入葡萄、胡萝卜丁，煮至粥成，加白糖调匀撒上葱花便可。

专家点评

本品适于贫血、失眠、便秘、营养不良等患者食用。

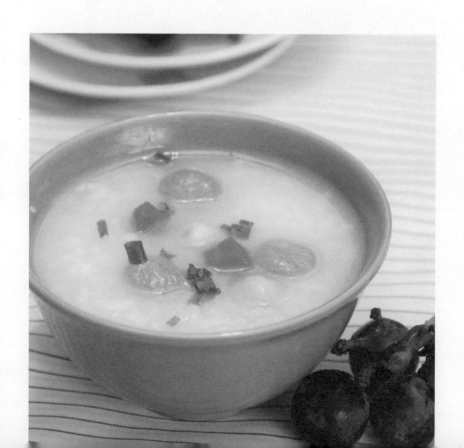

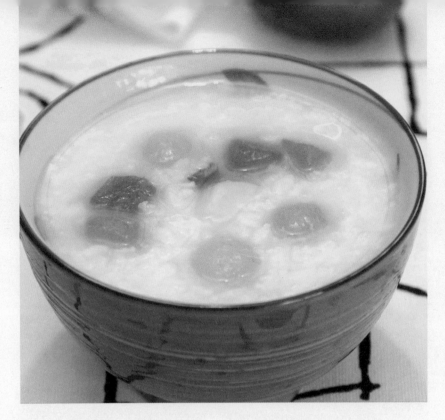

什锦水果粥

材料
梨 10 克
芒果 10 克
西瓜 10 克
苹果 10 克
葡萄 10 克
金橘 10 克
大米 100 克
水适量

调料
冰糖 5 克

做法

1. 大米洗净，入清水浸泡片刻；梨、苹果洗净，切块；芒果、西瓜切块；葡萄、金橘洗净。

2. 锅置火上，放入大米，加适量水煮至粥将成。

3. 放入所有水果，继续煮至米粒开花，最后加冰糖煮至溶化便可。

专家点评

本品适于贫血、消化不良、食欲不振、胃腹胀痛等患者食用。

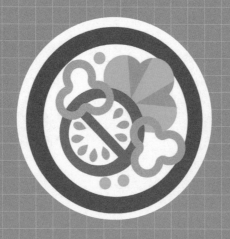

PART 7
贫血患者的
67 道补血健体菜

······························

  将具有补益功效的食物或中药材搭配入菜，可以达到强身健体、祛百病的作用。贫血从现代医学角度讲，是因为人体内的血红蛋白运输氧气和养分的能力下降或不足，从而导致人体出现缺血、缺氧等症状。而从中医角度来讲，其与血虚的表现差不多。因此贫血患者需注重补足营养、补虚强身。本章精选67 种具有补血益气、强身健体功效的家常菜，能帮助贫血患者早些恢复健康，远离贫血困扰。

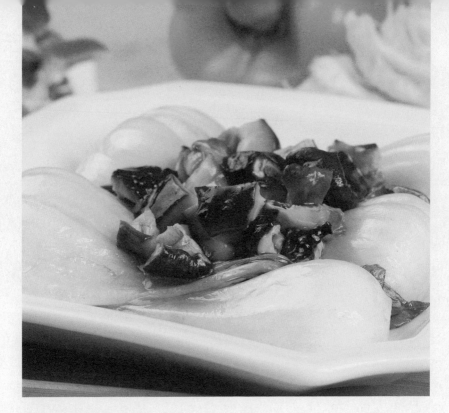

油菜香菇

材料
油菜 500 克
香菇 10 朵
高汤半碗
水淀粉适量

调料
盐适量
白糖适量
鸡精适量
食用油适量

做法

① 油菜洗净，对切成两半；香菇泡发，洗净，去蒂，
   一切为二。

② 热油，放入香菇翻炒，再放入油菜、盐、白糖、鸡精，
   加入高汤，加盖焖约 2 分钟。

③ 最后以水淀粉勾一层薄芡，即可出锅装盘。

专家点评

　　此品可活血化淤、促进气血生成，调理贫血、食后
腹胀、消化不良、便秘等症。

油菜炒猪肝

材料
猪肝 100 克
油菜 80 克
淀粉适量
生姜 5 克
大蒜 5 克

调料
食用油适量
酱油 5 毫升
料酒 5 毫升
盐适量
香油适量
白糖适量

做法

① 猪肝洗净，切片，用淀粉拌匀上浆；油菜去叶，洗净，切片；生姜洗净，切末；大蒜洗净，切片。

② 将蒜片、姜末、酱油、料酒、盐、白糖及淀粉放在碗内，加适量水，调成芡汁，备用。

③ 锅中注油烧热，放入猪肝片、油菜片炒熟，淋入芡汁，炒拌入味，出锅撒入香油即可。

专家点评

猪肝中富含血红素铁，可调理缺铁性贫血，因此本品适合贫血患者食用。

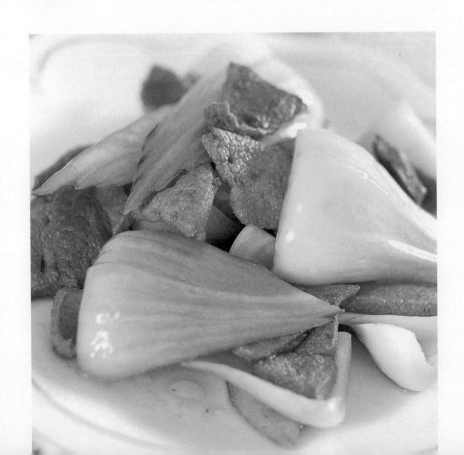

菠菜拌核桃仁

材料
菠菜 400 克
核桃仁 50 克

调料
蚝油适量
香油适量
盐适量
鸡精适量

做法

① 菠菜洗净，焯熟，装入盘中。

② 核桃仁洗净，入沸水锅中焯熟，捞出沥干，倒在菠菜上。

③ 用香油、蚝油、盐、鸡精调成调味汁，淋在菠菜和核桃仁上，搅拌均匀，即可食用。

专家点评

　　本品可益气养血，增强免疫力，提高记忆力，安神助眠，还可辅助治疗肠燥便秘。

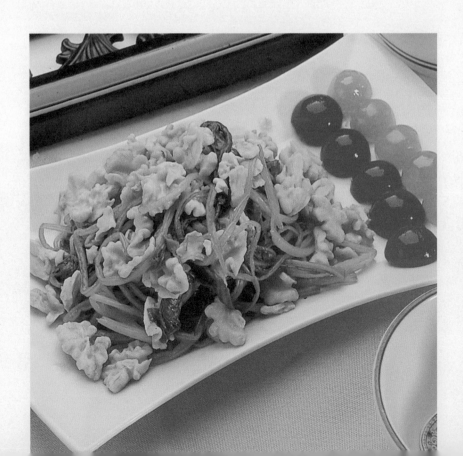

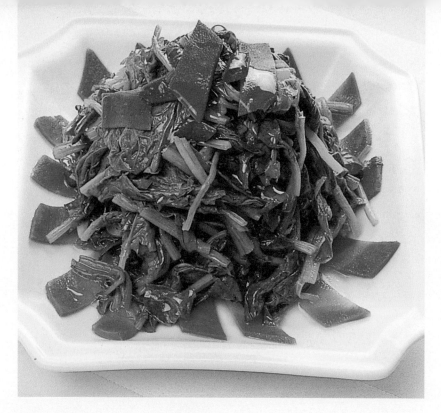

胡萝卜拌菠菜

材料
菠菜 350 克
胡萝卜 150 克
干辣椒 10 克

调料
盐 3 克
鸡精 1 克
食用油适量

做法

1. 将菠菜洗净，切段，焯水，装盘待用；胡萝卜洗净，切片，焯水，摆盘；干辣椒洗净，切段。

2. 炒锅注油烧热，放入干辣椒爆香，盛出，倒在菠菜和胡萝卜上。

3. 最后加盐和鸡精调味，搅拌均匀即可。

专家点评

　　菠菜中含有丰富的铁，是缺铁性贫血者日常食补的常用蔬菜，因此本品适合贫血患者食用。

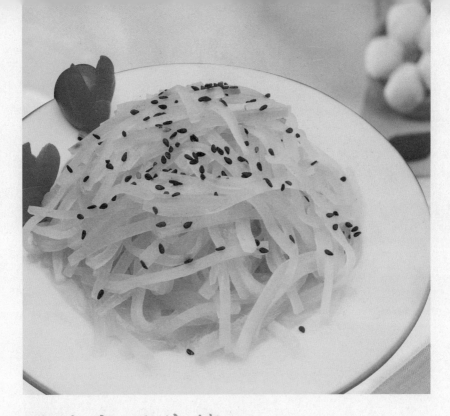

黑芝麻拌莴笋丝

材料
莴笋 300 克
黑芝麻 5 克

调料
醋 6 毫升
生抽 5 毫升
盐 2 克
鸡精 1 克

做法

1. 莴笋去皮，洗净，切丝；黑芝麻用小火炒熟，碾碎。

2. 锅内注水烧沸，放入莴笋丝焯熟后，捞起沥干，装入盘中。

3. 加入盐、鸡精、醋、生抽拌匀，撒上熟芝麻即可。

专家点评

　　本品可补益肝肾、生津养血、润肠通便，常用来调理贫血、便秘、心烦失眠等症。

莴笋炒木耳

材料
莴笋 200 克
水发木耳 80 克

调料
盐 2 克
鸡精 1 克
生抽 5 毫升
食用油适量

做法

❶ 莴笋去皮，洗净，切片；木耳洗净，与莴笋同焯水后，捞出沥干。

❷ 油锅烧热，放入莴笋片、木耳翻炒，加入盐、生抽炒至入味。

❸ 加入鸡精调味，起锅，盛入盘中即可。

专家点评

　　本品有增进食欲、补血、刺激消化液分泌、促进胃肠蠕动等功能，可调理食欲不振、便秘、贫血等症。

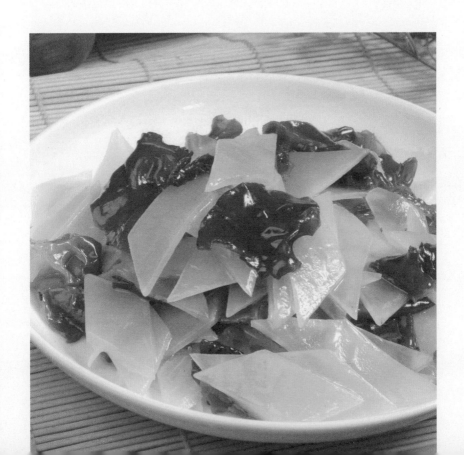

彩椒茄子

材料
茄子 200 克
黄甜椒半个
胡萝卜 80 克
黄瓜 80 克
蒜末适量
葱末适量
姜末适量
水淀粉适量

调料
酱油适量
白糖适量
盐适量
食用油适量

做法
① 茄子、胡萝卜、黄瓜分别洗净，切丁。

② 锅中加油烧热，放入茄子丁煎至金黄色，捞出。

③ 热油放葱末、姜末、蒜末炝锅，放入胡萝卜丁煸炒，再放入黄瓜丁炒匀。

④ 最后放入茄子丁，放入调料调味，以水淀粉勾薄芡，盛入半个黄甜椒中。

专家点评
　　本品可改善气血循环、促进新陈代谢，对贫血有较好的调理作用。

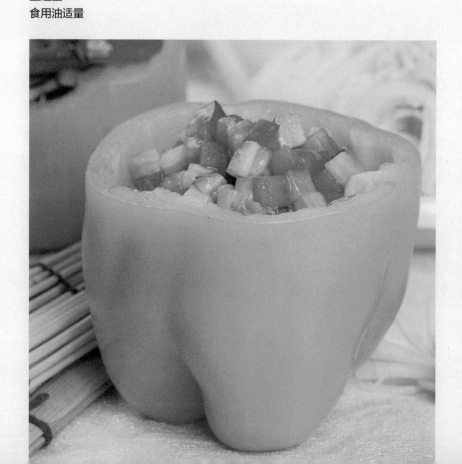

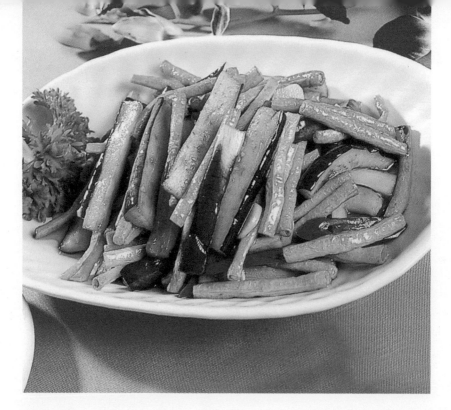

茄子炒豆角

材料

茄子 200 克
豆角 200 克
辣椒适量
葱花适量

调料

盐 2 克
鸡精 2 克
酱油适量
香油适量
食用油适量

做法

❶ 茄子、辣椒洗净，切段；豆角撕去老筋，切段，入沸水充分焯熟。

❷ 油锅烧热，放入葱花爆香，下入茄子段、豆角段、辣椒段，以大火煸炒。

❸ 下入盐、鸡精、酱油、香油调味，翻炒均匀即可。

专家点评

需要注意的是，未熟透的豆角有毒，应充分煮熟再食用。本品对贫血有较好的调理作用。

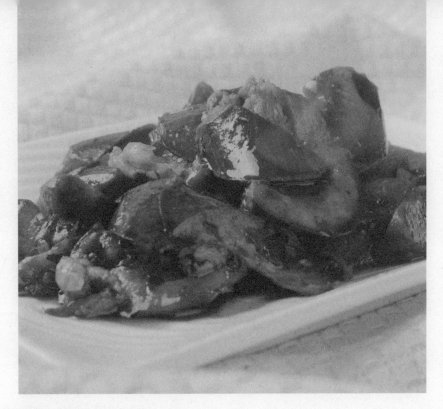

茄子炒猪肉

材料

猪瘦肉 100 克
茄子 200 克
葱花适量

调料

酱油适量
盐 2 克
鸡精 2 克
胡椒粉适量
食用油适量

做法

① 猪肉洗净，剁成末；茄子洗净，切块。

② 炒锅加入油烧热，放入葱花爆香，再加入猪肉末快速翻炒，放少许酱油着色。

③ 倒入茄子块，翻炒至熟时，加盐、鸡精、胡椒粉调味即可。

专家点评

本品有滋补脾胃，改善食欲的作用，可调理食欲不振、消化不良、贫血等症。

胡萝卜炒芹菜

材料
芹菜 300 克
胡萝卜 200 克
干黑木耳适量
大蒜适量
葱花适量

调料
香油适量
盐 3 克
鸡精 2 克
食用油适量

做法

① 将芹菜洗净，切段；胡萝卜洗净，切丝；黑木耳充分泡发，去蒂，洗净，切丝；大蒜洗净，切末。

② 炒锅加油烧热，放入葱花、蒜末煸出香味，倒入芹菜段和胡萝卜丝翻炒均匀，再加入黑木耳丝一起翻炒至熟。

③ 最后加香油、盐、鸡精调味，起锅装盘。

专家点评
　　本品适于高血压、高脂血症、贫血、肝肾阴虚者食用。

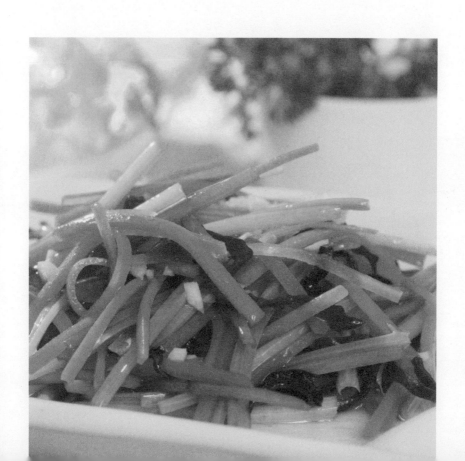

芹菜炒花生

材料
芹菜 300 克
红辣椒少量
花生 200 克

调料
生抽 5 毫升
盐 2 克
鸡精 1 克
食用油适量

做法

1 将芹菜洗净，切段；红辣椒切段；花生入油锅中炸熟，捞出沥油，备用。

2 炒锅注入适量油烧热，倒入红辣椒段、芹菜段爆炒，再倒入花生同炒片刻。

3 加盐、鸡精和生抽炒匀，装盘即可。

专家点评

　　本品可益气活血，促进胃肠蠕动，改善人体对蛋白质、铁等营养物质的消化吸收，辅助治疗贫血、便秘等症。

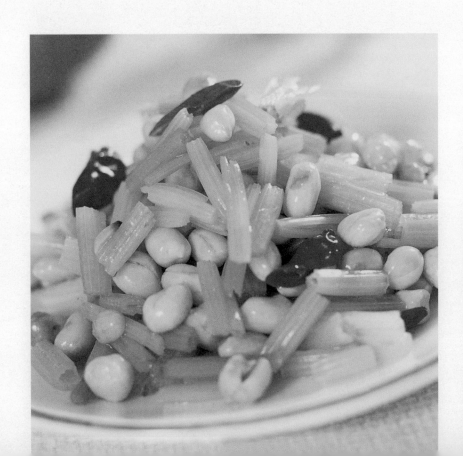

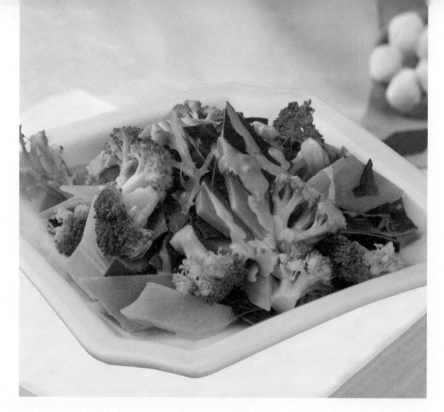

紫甘蓝红薯沙拉

材料
西蓝花 150 克
紫甘蓝 50 克
红薯适量
胡萝卜适量
莴笋适量
苦菊适量

调料
沙拉酱适量

做法

1. 西蓝花洗净，切成小朵，用淡盐水稍浸泡；紫甘蓝、红薯、胡萝卜、莴笋洗净，切片；苦菊洗净切段。

2. 将所有材料分别用沸水汆烫熟，捞出沥干，倒入盘中。

3. 淋入沙拉酱，拌匀，即可食用。

专家点评

　　本品可补充维生素、促进新陈代谢、调节免疫力，适于阴虚燥热、血虚、便秘者食用。

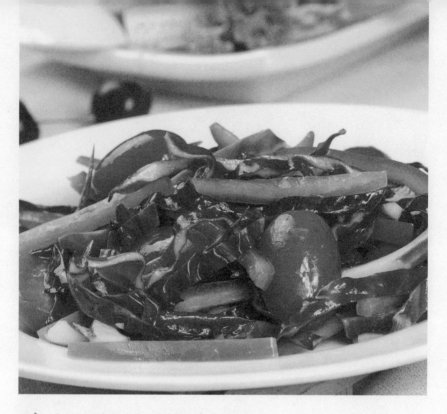

紫甘蓝炒西红柿

材料

小西红柿 10 个
红甜椒 1 个
黄甜椒 1 个
青椒 1 个
紫甘蓝 100 克
豌豆适量

调料

白糖 10 克
醋 10 毫升
香油 10 毫升
盐 3 克
鸡精少许

做法

1. 小西红柿洗净，切成两半；红甜椒、黄甜椒、青椒、紫甘蓝分别洗净，切丝；豌豆洗净，入水煮熟，沥干。

2. 炒锅置火上热油，放入所有材料，倒入醋炒匀，放入白糖、盐、鸡精调味。

3. 最后撒入香油即可。

专家点评

紫甘蓝含有丰富的维生素 C 和花青素，有很强的抗氧化作用，还可促进铁的吸收，对贫血有很好的调理作用。

凉拌紫甘蓝

材料
紫甘蓝 250 克
青椒适量
胡萝卜适量

调料
白糖适量
鸡精适量
醋适量
香油适量
盐适量

做法

❶ 紫甘蓝、胡萝卜和青椒分别洗净，切丝，放入大碗中。

❷ 加入白糖、醋、盐、鸡精、香油，搅拌均匀，盛入盘中即可。

专家点评

　　本品可补充胡萝卜素、维生素 C 和膳食纤维，促进铁的吸收，还能抗氧化、抗衰老，调节免疫力和造血功能。

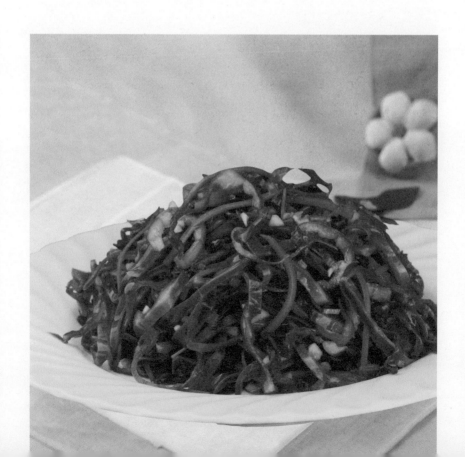

胡萝卜炒猪肝

材料
胡萝卜 150 克
猪肝 200 克
香葱段 10 克

调料
盐 3 克
鸡精 2 克
食用油适量

做法

① 胡萝卜洗净，切成薄片；猪肝清洗，浸泡，切片。

② 锅中下油烧热，下入胡萝卜片翻炒，再下入猪肝片炒熟。

③ 最后加盐、鸡精、香葱段翻炒均匀即可。

专家点评

本品可健脾和胃、补肝明目、清热解毒、壮阳补肾。其中猪肝含有丰富的血红素铁，对贫血者有较好的调理作用。

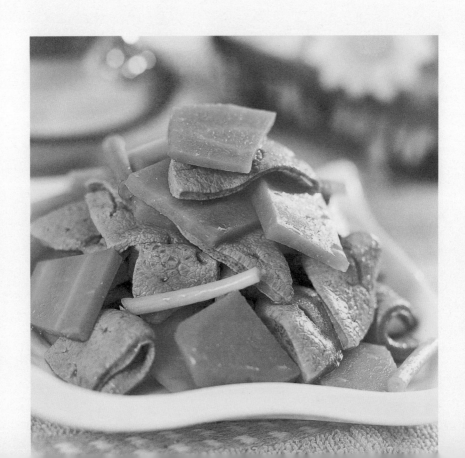

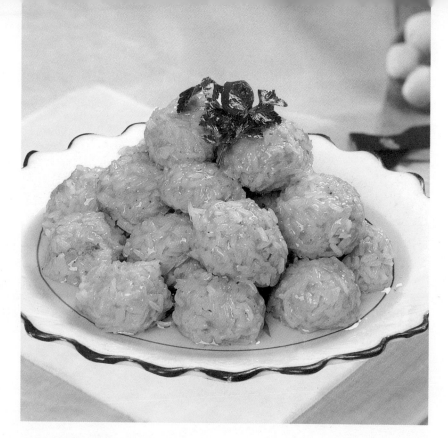

糯米藕丸

材料
莲藕 300 克
糯米 50 克
香菜少许
红椒少许
淀粉适量
水适量

调料
盐 3 克
香油适量

做法

① 莲藕去皮，洗净，剁蓉；糯米洗净；红椒去蒂，洗净，切圈；香菜洗净，备用。

② 将剁好的莲藕与淀粉，加适量水、盐，搅成泥状，做成丸子，然后粘上糯米。

③ 入蒸锅蒸熟，取出摆好盘，淋入香油，最后用香菜、红椒圈点缀即可。

专家点评

本品适于脾胃虚弱、消化不良、贫血者食用。

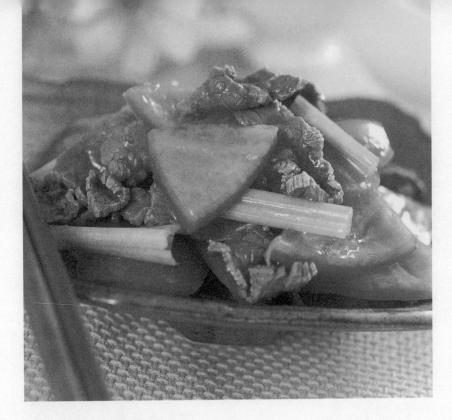

牛肉西红柿

材料
牛肉 300 克
西红柿 1 个
芹菜 100 克
淀粉适量

调料
盐 3 克
鸡精 1 克
酱油 5 毫升
食用油适量

做法

1 牛肉洗净，切成片；西红柿洗净，切成片；芹菜洗净，切段。

2 将牛肉片用淀粉、盐、酱油腌渍片刻。

3 锅中加油烧热，下入牛肉片滑开，再加入芹菜段、西红柿片翻炒，至熟时加盐、鸡精调味即可。

专家点评

本品可调理气血亏虚、失眠、心悸、便秘等症。

西红柿焖冬瓜

材料
冬瓜 500 克
西红柿 2 个
姜末适量

调料
色拉油适量
盐 3 克
鸡精 1 克

做法

① 冬瓜洗净，去皮，去子，切厚片；西红柿洗净，去蒂，切块。

② 炒锅倒入色拉油烧热，爆香姜末，放入西红柿块稍翻炒。

③ 放入冬瓜片、盐，翻炒几下，加盖煮 2 分钟，至冬瓜熟透，加鸡精拌匀即可。

专家点评

本品可改善食欲，调理贫血，还具有润肠、通便的功效。

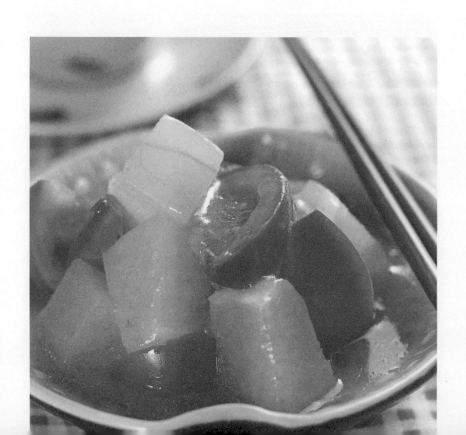

枸杞芦笋

材料
芦笋 350 克
枸杞子适量

调料
色拉油适量
盐 2 克
鸡精 2 克
醋少许

做法

① 将芦笋洗净，沥干；枸杞子洗净，浸软。

② 炒锅加入少量油，烧至七成热，放入芦笋、枸杞子翻炒，放入适量醋炒匀。

③ 最后调入盐和鸡精，炒入味后，即可装盘。

专家点评

　　芦笋可促进新陈代谢，调节人体免疫力，改善造血功能，调理贫血。

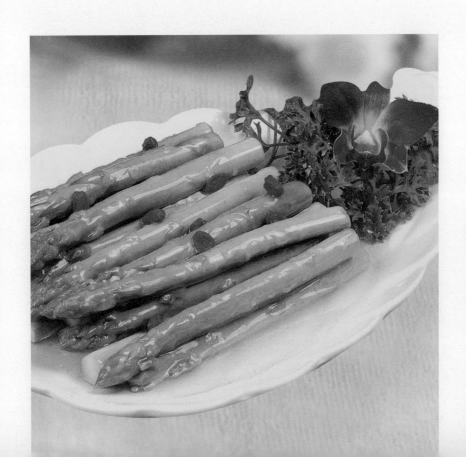

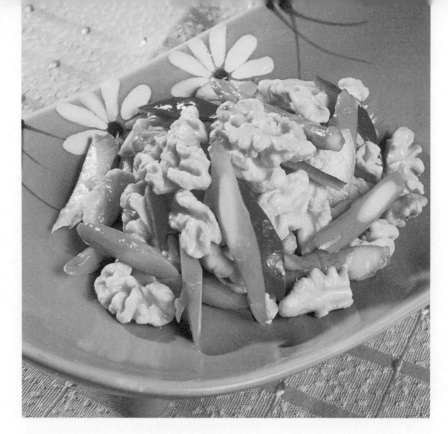

核桃仁拌芦笋

材料
芦笋 100 克
核桃仁 50 克
红甜椒 10 克

调料
盐 3 克
香油适量

做法

❶ 芦笋洗净，切段；红甜椒洗净，切片。

❷ 锅入水烧开，放入芦笋段、红椒片焯熟，捞出沥干，盛入盘中。

❸ 加盐、香油、核桃仁拌匀，即可食用。

专家点评

　　本品可改善代谢、促进造血，还可降压、降脂，预防动脉硬化等心脑血管疾病，润肠通便等。

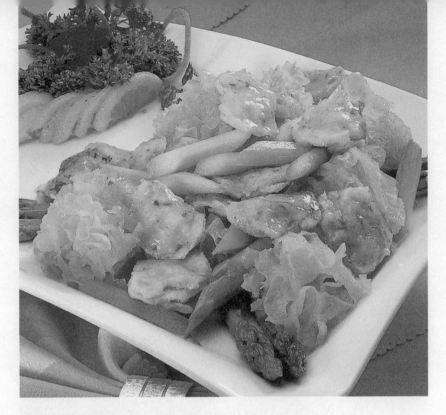

鲜芦笋炒银耳

材料
芦笋 200 克
银耳 100 克
虾 50 克

调料
盐 2 克
鸡精 2 克
食用油适量

做法

① 芦笋洗净，切段；银耳泡发，洗净，备用；虾洗净，切片。

② 锅入水烧开，放入芦笋段焯烫，捞出沥干，备用。

③ 锅下油烧热，放入芦笋段、银耳、虾片，滑炒至八成熟，加盐、鸡精调味即可。

专家点评

本品可调理贫血、消化不良、疲劳、腰膝无力、阳痿早泄、月经不调等症。

素炒茼蒿

材料
茼蒿 500 克
葱花少许

调料
盐 3 克
鸡精 1 克
食用油适量

做法

① 将茼蒿洗净，切段。

② 油锅烧热，放入葱花爆香，倒入茼蒿段，快速翻炒至熟。

③ 最后调入盐和鸡精，出锅装盘即可。

专家点评

　　茼蒿具有平补肝肾、宽中理气、活血的作用，对贫血、心悸、失眠多梦、心烦、痰多咳嗽、腹泻、胃脘胀痛、夜尿频多、腹痛寒疝等症有较好的食疗作用。

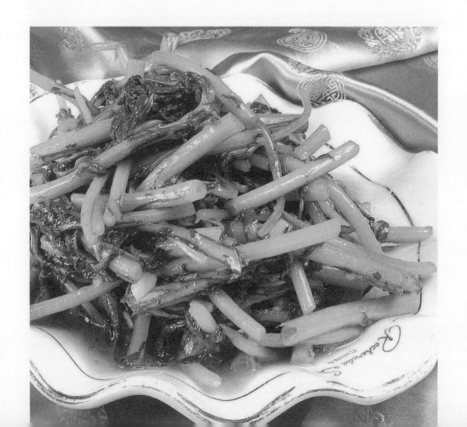

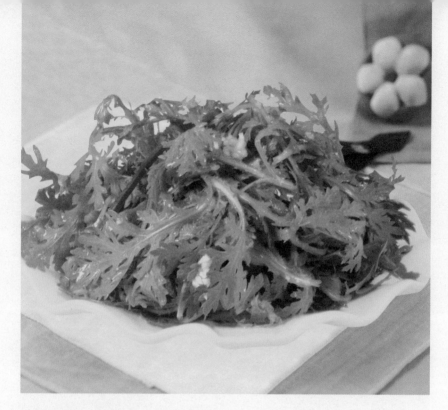

凉拌茼蒿

材料
茼蒿 400 克
红椒 10 克

调料
白糖适量
醋适量
香油适量
盐 3 克
鸡精 1 克

做法

① 将茼蒿洗净，切成长段，入沸水锅中焯熟，捞出沥干，装盘待用；红椒洗净，切丝，备用。

② 将白糖、醋、香油、盐、鸡精混合拌匀成调味汁，淋在茼蒿上，放入红椒丝，搅拌均匀，即可食用。

专家点评

　　本品可补气、活血，调理贫血、肝肾亏虚、心悸、失眠、疲劳、便秘等症。

清炒红薯丝

材料
红薯 200 克
葱花 3 克

调料
盐 3 克
鸡精 1 克
食用油适量

做法

① 红薯去皮，洗净，切丝，备用。

② 锅下油烧热，放入红薯丝炒至八成熟。

③ 加盐、鸡精炒匀，熟透后，盛出装盘，撒上葱花即可。

专家点评

　　本品有益气补虚、健脾胃的功效，可以改善脾胃功能、改善体质，促进气血的生成。适于贫血、脾胃虚弱，食欲不振者食用。但红薯会产气，消化道溃疡及肠梗阻患者不宜食用。

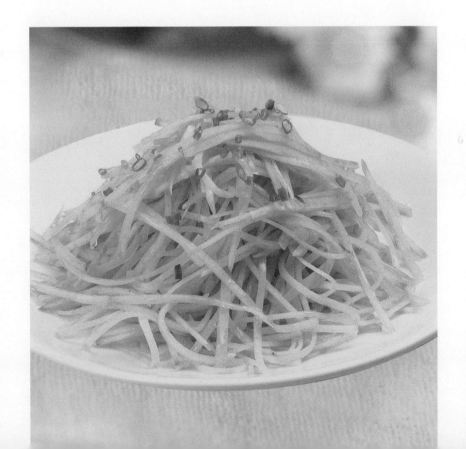

秋葵炒蛋

材料
秋葵 150 克
鸡蛋 4 个

调料
色拉油适量
盐适量
鸡精适量

做法
1. 秋葵洗净，切片；鸡蛋打入碗中，加盐、鸡精搅打成蛋液。
2. 将秋葵倒入蛋液中，拌匀。
3. 热锅倒入适量色拉油，烧热后倒入蛋液，翻炒至熟即可。

专家点评
　　秋葵可促进消化、保护肝脏、健胃整肠、增强体力，适合患有胃炎、胃溃疡、贫血、消化不良、癌症等症者食用。

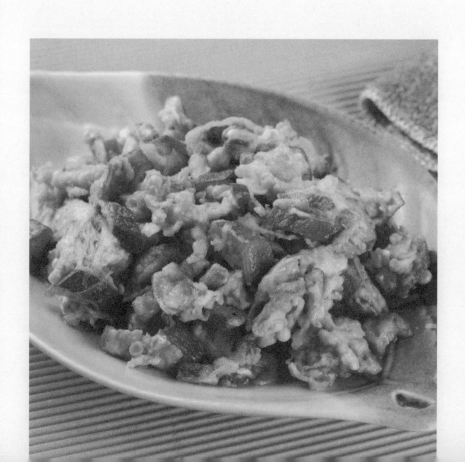

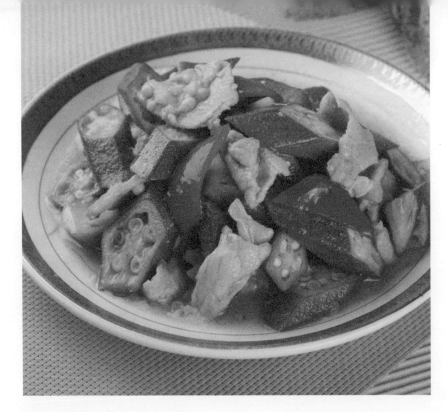

秋葵炒肉片

材料
秋葵 200 克
猪瘦肉 100 克
红甜椒适量
葱花适量

调料
胡椒粉适量
盐适量
鸡精适量
食用油适量

做法

❶ 秋葵洗净，斜切片；猪瘦肉洗净，切片；红甜椒洗净，切片。

❷ 热油爆香葱花，放入肉片滑散，待肉片变色时加秋葵片、红甜椒片同炒至熟。

❸ 最后加胡椒粉、盐、鸡精炒匀即可。

专家点评

本品可促进消化，调节免疫力，促进人体新陈代谢，促进造血。因此尤其适宜贫血患者食用。

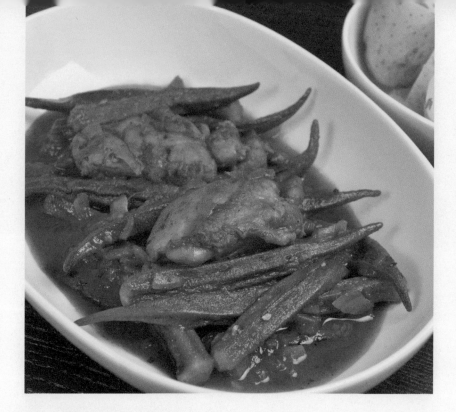

秋葵炒鸡肉

材料
秋葵 200 克
鸡腿肉 300 克
葱花适量
水少量

调料
番茄酱适量
盐适量
食用油适量

做法
① 秋葵洗净，去蒂；鸡腿去皮，去骨，切大块。
② 热油将葱花爆香，放入鸡肉翻炒至表面熟，加番茄酱、秋葵同炒。
③ 加少量水、盐，加盖焖煮至秋葵和鸡肉熟透。
④ 最后以大火翻炒收汁即可。

专家点评

　　本品可增强体质、调节免疫力、改善造血功能，但秋葵性寒，脾胃虚寒者不宜多吃。

黄花菜炒牛肉

材料
牛肉 250 克
黄花菜 150 克
红甜椒 35 克
黄甜椒 35 克
淀粉 5 克

调料
蚝油 10 毫升
白糖 3 克
白胡椒粉 2 克
盐适量
食用油适量

做法
❶ 牛肉洗净，切条，加蚝油、白糖、白胡椒粉、淀粉腌渍 30 分钟入味；红甜椒、黄甜椒洗净，去籽，切长条；黄花菜浸泡。

❷ 起油锅，放入腌好的牛肉条炒 2 分钟，盛出。

❸ 锅内留底油，将黄花菜、红甜椒条、黄甜椒条放入炒熟，再放入炒过的牛肉炒熟。

❹ 最后加盐调味即可。

专家点评
本品适宜贫血、月经不调、崩漏者食用。

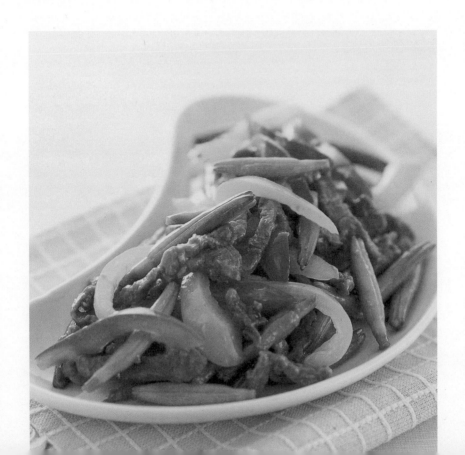

鸡丝炒黄花菜

材料
鸡脯肉 200 克
黄花菜 200 克
鲜百合 1 个
水少量
调料
盐适量
食用油适量

做法

1. 鸡脯肉洗净，切丝；百合掰瓣，洗净；黄花菜去蒂，洗净，泡好。

2. 油锅加热，先下鸡肉丝拌炒，后下黄花菜、百合炒匀。

3. 加盐调味，加入少量水翻炒，待百合稍微变半透明状即可。

专家点评

　　本品适于心情抑郁、健忘失眠、心悸气短、气血亏虚、体质虚弱、阳痿早泄、月经不调者食用。

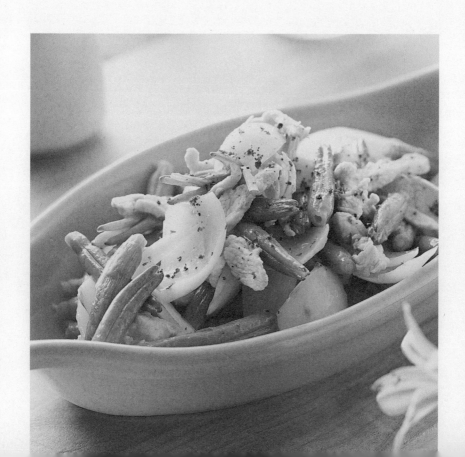

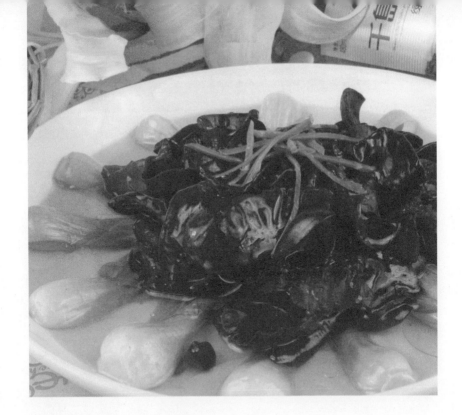

鸡汁黑木耳

材料

黑木耳 150 克
油菜 200 克
火腿少许
清汤适量

调料

盐 2 克
鸡汁 15 毫升
鸡油 15 毫升

做法

1. 黑木耳泡发，洗净；油菜洗净，略烫；火腿切丝。

2. 锅内倒入清汤烧开，放入上海青，下黑木耳，用小火煨熟。

3. 加盐调匀，连清汤一起倒入盘中。

4. 撒入火腿丝，淋上鸡汁、鸡油，即可食用。

专家点评

本品适于贫血、便秘、食欲不振等患者食用。

东北黑木耳炒肉

材料
水发木耳 150 克
红椒 50 克
青椒 50 克
猪肉 250 克

调料
盐 3 克
酱油适量
食用油适量

做法

1 将水发木耳洗净，撕小朵；红椒、青椒洗净，切块；猪肉洗净，切片。

2 锅倒油烧热，放入红椒片、青椒片爆香，再下入木耳、猪肉。

3 最后调入盐、酱油，炒匀即可。

专家点评

本品适于贫血、气虚、面色不好、体弱患者食用。

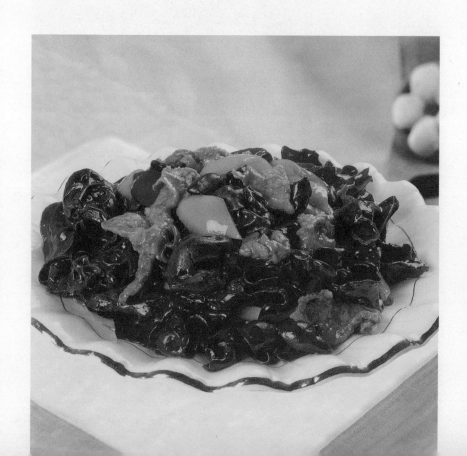

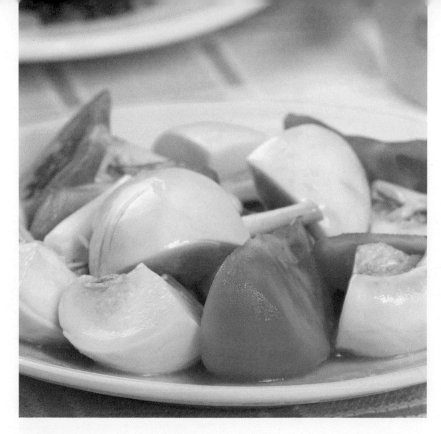

西红柿炒口蘑

材料

口蘑 300 克
西红柿 2 个
水淀粉 5 毫升
葱段适量
高汤适量

调料

色拉油适量
料酒 5 毫升
香油适量
盐 3 克

做法

❶ 将西红柿、口蘑洗净，切成小块，备用。

❷ 将炒锅烧热，放入色拉油，烧热后，加入葱段、西红柿块、高汤和口蘑块。

❸ 加入盐炒匀，入水淀粉勾芡，最后淋入香油即可。

专家点评

　　本品适于便秘、消化不良、失眠、血虚等患者食用。

口蘑扒油菜

材料
油菜 50 克
口蘑 80 克
枸杞子 10 克
高汤适量

调料
盐适量
鸡精适量
蚝油适量
食用油适量

做法

1. 将油菜洗净，对半切开，入沸水中焯烫，捞出沥干，摆盘中；口蘑洗净，沥干；枸杞子洗净。

2. 锅注油烧热，下入口蘑翻炒，注入适量高汤煮开，加入枸杞子。

3. 加入蚝油、盐和鸡精调味，起锅倒在油菜上。

专家点评

本品适于体虚血弱、习惯性便秘、消化不良等患者食用。

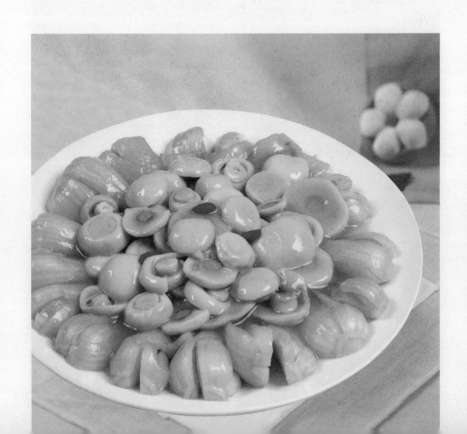

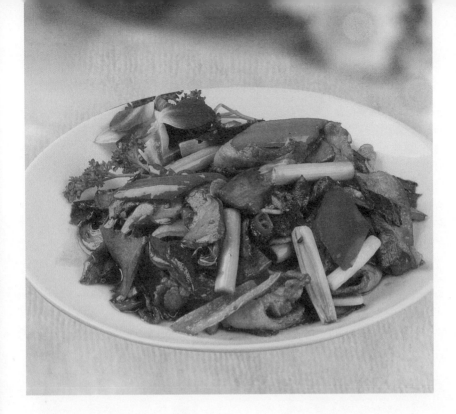

肉炒牛肝菌

材料

猪肉 200 克
牛肝菌 150 克
红甜椒 15 克
红辣椒适量
葱 15 克

调料

盐 3 克
鸡精 1 克
食用油适量

做法

1. 猪肉洗净，切片，入沸水中氽一下；牛肝菌洗净，切片，入沸水中焯一下；红甜椒洗净，切片；红辣椒切圈；葱洗净，切段。

2. 油锅烧热，入辣椒片、猪肉片、红甜椒、牛肝菌炒香。

3. 入盐、鸡精、葱段调味，炒匀即可。

专家点评

本品适于食欲不振、贫血、体虚等患者食用。

碧绿牛肝菌

材料
牛肝菌 100 克
青椒 50 克
红椒 50 克

调料
色拉油适量
盐 3 克
鸡精 1 克

做法

① 牛肝菌洗净，入水煮 15 分钟，捞出沥干，切片；青椒、红椒去籽，洗净，切片。

② 炒锅倒油烧热，放入牛肝菌片、青椒片、红椒片炒香。

③ 调入盐、鸡精入味，继续炒至牛肝菌熟即可。

专家点评

　　本品适于体虚血弱、食欲不振、脾胃虚弱等患者食用。

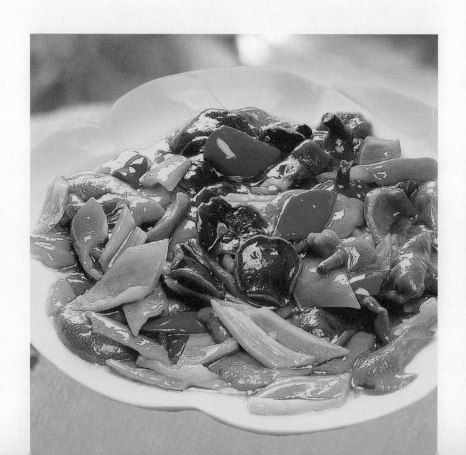

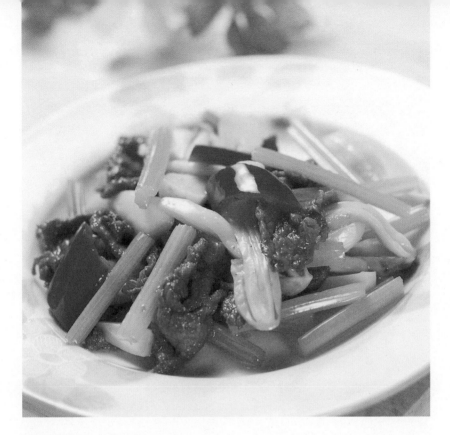

鸡腿菇炒牛肉

材料
香芹 200 克
鸡腿菇 200 克
牛肉 300 克
红椒 1 个
水淀粉适量

调料
色拉油适量
盐 3 克

做法

1. 鸡腿菇洗净，切片；香芹去叶，洗净，切段；牛肉洗净，切片；红椒洗净，切片。

2. 锅置火上，油烧热，下入牛肉片炒开。

3. 加入鸡腿菇片、盐焖至入味，再加入红椒片、香芹段炒匀，最后以水淀粉勾芡即可。

专家点评

本品适于贫血、消化不良、脾胃虚弱等患者食用。

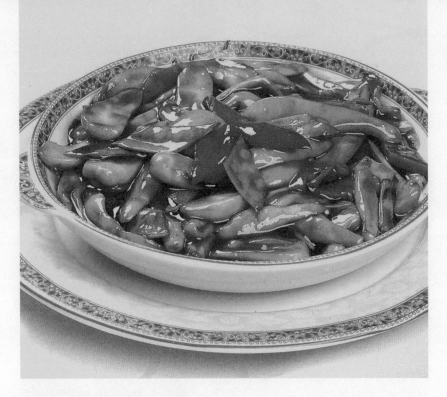

蚝油鸡腿菇

材料
鸡腿菇 400 克
青椒适量
红椒适量

调料
盐 3 克
蚝油 20 毫升
老抽 5 毫升
食用油适量

做法

1. 鸡腿菇洗净，用热水焯过后，晾干待用；青椒、红椒洗净，切成菱形片。

2. 炒锅置于火上，注油烧热，放入焯过的鸡腿菇翻炒，再放入盐、老抽、蚝油。

3. 炒至汤汁较浓时，放入青椒片、红椒片稍炒，起锅装盘即可。

专家点评

　　本品适于消化不良、贫血、便秘、食欲不振等患者食用。

鸡腿菇烧肉丸

材料

鸡腿菇 50 克
猪肉馅 150 克
芹菜 50 克
鸡蛋 1 个
淀粉 5 克
姜末 5 克
葱末 6 克

调料

色拉油适量
盐 2 克
鸡精 1 克
酱油 5 毫升

做法

1. 鸡蛋打散，加入淀粉和猪肉馅拌匀，做成肉丸；鸡腿菇洗净，对切；芹菜洗净，切段。

2. 将肉丸与鸡腿菇一同入油中稍炸后，捞出沥油。

3. 锅置火上，加油烧热，入葱末、姜末，放入肉丸、鸡腿菇、芹菜段，下入盐、鸡精、酱油炒匀即可。

专家点评

本品适于脾胃虚弱、贫血、消化不良等患者食用。

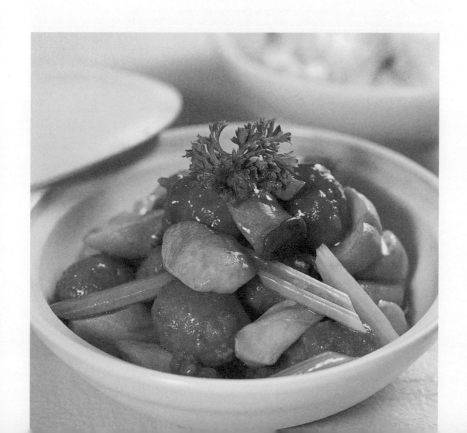

豆香炒肉皮

材料

猪肉皮 350 克
黄豆 100 克
青椒 5 克
红椒 5 克
八角 5 克
干辣椒适量
香叶适量

调料

色拉油适量
生抽适量
盐适量
鸡精适量

做法

❶ 黄豆入冷水泡发；猪肉皮洗净，切成小块，汆水，沥干；青椒、红椒洗净，切丁。

❷ 砂锅加干辣椒、八角、香叶、黄豆及汆烫后的猪肉皮块，煮熟，捞出黄豆、猪肉皮块。

❸ 锅倒油烧热，下青椒丁、红椒丁炒香，倒入黄豆、猪肉皮块炒匀。

❹ 调入生抽、盐、鸡精，炒匀即可。

专家点评

　　本品适于贫血、免疫力低下、脾胃虚弱、皮肤干燥等患者食用。

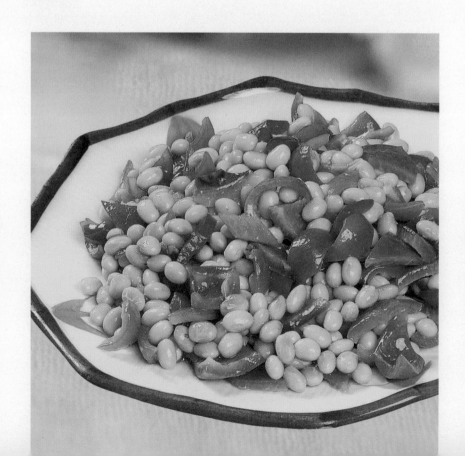

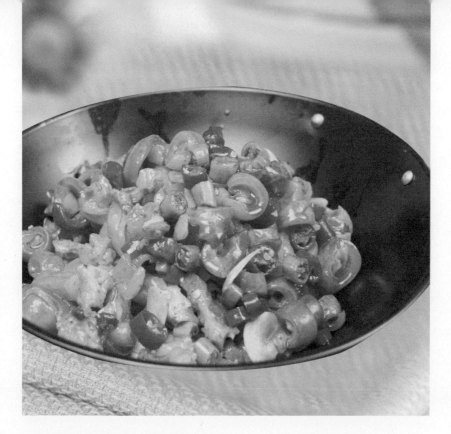

干锅驴三鲜

材料

驴肉 400 克
驴皮 400 克
驴鞭 400 克
青椒适量
红椒适量

调料

盐 3 克
鸡精 3 克
酱油适量
红油适量
食用油适量

做法

1. 驴肉、驴皮、驴鞭洗净，切小块，汆水；青椒、红椒去蒂，洗净，切段。

2. 热锅下油，下入青椒段、红椒段炒香，再放入驴肉块、驴皮块、驴鞭块煸炒至熟。

3. 调入盐、鸡精、酱油、红油炒匀即可。

专家点评

　　本品适于气血两虚、筋骨酸软、面色失华等患者食用。

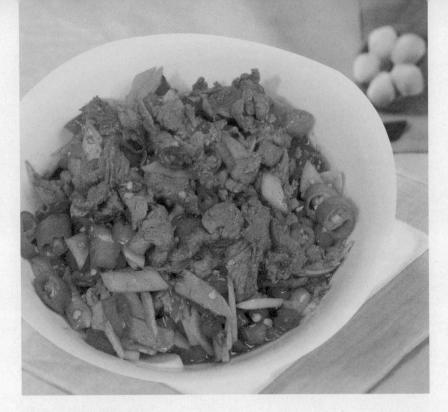

乡村驴肉

材料
驴肉 300 克
青椒 30 克
红椒 30 克
姜适量

调料
盐 2 克
鸡精 1 克
老抽适量
香油适量
食用油适量

做法

❶ 将驴肉洗净，切片，汆水；青椒、红椒去蒂，洗净，切圈；姜去皮，洗净，切片。

❷ 热锅下油，下驴肉片，用大火炒至五成熟。

❸ 下入姜片、青椒圈、红椒圈爆炒至熟。

❹ 放入盐、鸡精、老抽、香油调味即可。

专家点评

　　本品适于食欲不振、气血亏虚、气短乏力等患者食用。

香芹鱿鱼须

材料
鱿鱼须 400 克
香芹 100 克
红椒少许

调料
盐 2 克
鸡精 1 克
醋 8 毫升
生抽 5 毫升
食用油适量

做法
1. 鱿鱼须洗净，入沸水汆一下；香芹洗净，切段；红椒洗净，切条。
2. 锅内注油烧热，放入鱿鱼须翻炒至发白后，加入香芹段、红椒条炒匀。
3. 炒至熟后，加入盐、醋、生抽炒匀入味。
4. 最后放入鸡精调味，起锅装盘即可。

专家点评
本品适于血虚、食欲不振、皮肤干燥等患者食用。

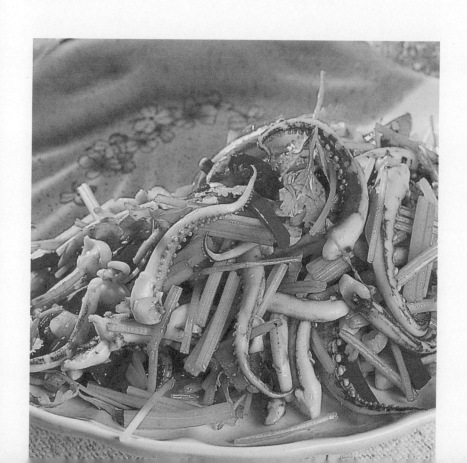

板栗烧鳗鱼

材料
鳗鱼 400 克
板栗 200 克
葱 20 克
姜 10 克
红辣椒 1 个
豌豆 50 克

调料
色拉油适量
酱油适量
盐适量

做法

1. 鳗鱼洗净，切段；葱洗净，切段；红辣椒、姜洗净，切片；豌豆洗净，入沸水焯烫。

2. 鳗鱼段放入热油中炸至表面金黄，捞出沥油。

3. 板栗去壳，入锅蒸 30 分钟。

4. 锅中加油烧热，放入葱段、姜片、红辣椒片爆香，淋入酱油，放入已煎的鳗鱼段及蒸好的板栗。

5. 以小火煮至汤汁收干，放入豌豆煮熟，加盐调味即可。

专家点评

本品适于贫血患者食用。

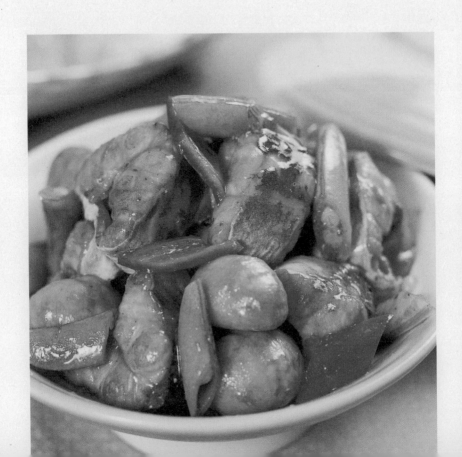

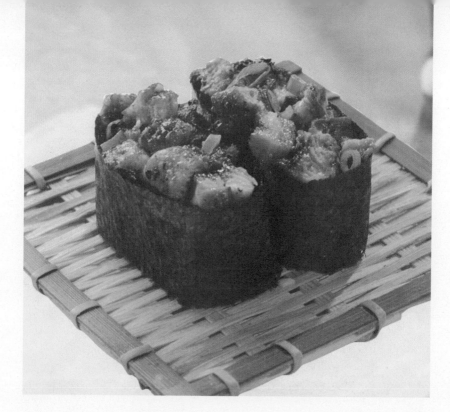

鳗鱼香葱

材料
鳗鱼 300 克
紫菜适量
葱花适量
淀粉适量

调料
色拉油适量
盐适量
鸡精适量
料酒适量

做法

① 将鳗鱼洗净，切小块，加盐、鸡精、料酒、淀粉搅拌均匀，腌渍 10 分钟。

② 将油注入锅中，烧热，下入腌好的鳗鱼块，煎至两面均熟透，取出控油，用紫菜包裹。

③ 撒上葱花即可。

专家点评

本品适于贫血、身体虚弱、食欲不振等患者食用。

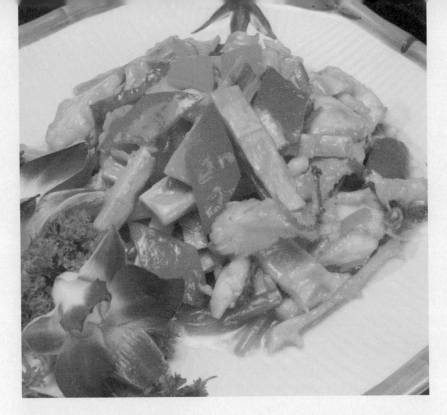

乡村小黄鱼

材料

小黄鱼 300 克
竹笋 50 克
胡萝卜 50 克
青椒适量
红椒适量
水淀粉适量

调料

色拉油适量
盐 3 克

做法

❶ 小黄鱼洗净，去骨，肉切小块，用调料之外的盐腌渍；竹笋、胡萝卜分别洗净，切块，入开水焯烫一下，捞出沥干；青椒、红椒洗净，切丁。

❷ 锅内倒油烧热，将焯烫后的竹笋块、胡萝卜块、青椒丁、红椒丁倒入，加调料中的盐翻炒。

❸ 加入小黄鱼肉块，轻轻推动，加少量水略煮。

❹ 最后调入水淀粉勾芡即可。

专家点评

　　本品适于贫血、头晕体虚、食欲不振等患者食用。

玉米饼子贴黄鱼

材料

黄鱼 500 克
玉米饼数个
水淀粉适量
红椒适量
葱丝适量
香菜叶适量
水适量

调料

料酒适量
盐适量
酱油适量
食用油适量

做法

1. 黄鱼洗净，切块，用盐、料酒腌渍一会儿；红椒洗净，切丝。

2. 将腌好的黄鱼块放入热油中稍煎，捞出；玉米饼煎熟，备用。

3. 原锅留油，加料酒、盐、酱油、水，以大火煮开，放入煎过的黄鱼块，待汤汁浓稠，捞出鱼块。

4. 将锅内的汤汁用水淀粉勾浓芡，淋在鱼上，摆上玉米饼，撒上葱丝、红椒丝、香菜叶即成。

专家点评

本品适于失眠、头晕、贫血等患者食用。

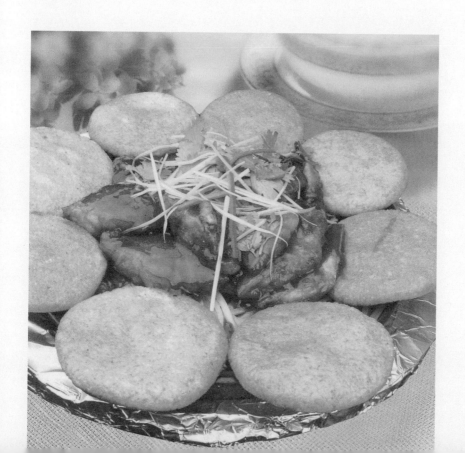

秘制香煎平鱼

材料
平鱼 450 克
鸡蛋 1 个
生菜适量
淀粉适量
葱白丝适量
红椒丝适量

调料
色拉油适量
盐适量

做法

① 将平鱼洗净，切小块，用鸡蛋和淀粉挂糊上浆；生菜洗净，摆盘中。

② 油锅注入适量油，烧至七成热，放入上浆好的平鱼块，炸至金黄色，捞出控油，放入装有生菜的盘中。

③ 锅底留少许油，放入葱白丝、红椒丝、盐爆香，最后倒在平鱼上，即可食用。

专家点评

本品适于贫血、倦怠乏力、食欲不振等患者食用。

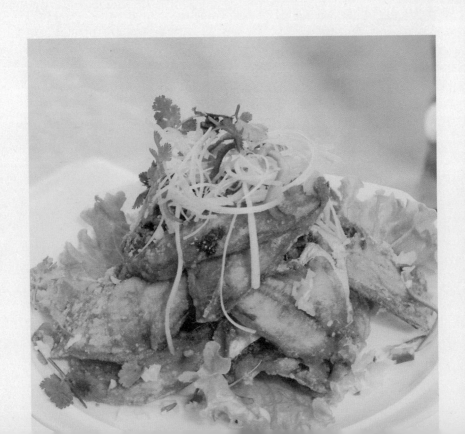

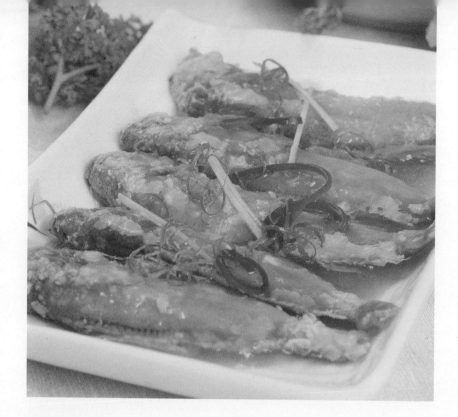

熘黄鱼

材料

黄鱼 500 克
面粉 50 克
淀粉 65 克
水淀粉适量
葱丝少许
姜丝少许
红椒丝少许
水适量

调料

盐少许
酱油少许
料酒少许
食用油适量

做法

① 黄鱼洗净，加盐、料酒腌渍。

② 取一个盆，放入淀粉、面粉，加少量水调成厚糊，放入腌渍好的黄鱼，全身沾满面糊，入油锅炸至鱼外皮硬脆，捞出。

③ 另取锅加油烧热，下入葱丝、姜丝、红椒丝爆香，加入水、酱油、盐烧开，下水淀粉勾芡。

④ 最后浇在炸好的鱼上即可。

专家点评

本品适于身体虚弱、食欲不振、贫血等患者食用。

平锅平鱼

材料
小平鱼 6 条
香菜段适量
葱花适量
水适量

调料
盐 5 克
番茄酱适量
冰糖适量
白酒适量
生抽适量
食用油适量

做法

1 小平鱼洗净，沥干，用盐腌渍；将腌好的平鱼放入平底锅中，入油煎至两面微黄，取出备用。

2 锅中留底油，加入番茄酱、冰糖、白酒、生抽和适量水烧开。

3 将煎好的平鱼再次放入锅中，转中火烧至汤汁变浓。

4 最后撒上葱花、香菜段即成。

专家点评
本品适于贫血、消化不良、筋骨酸痛等患者食用。

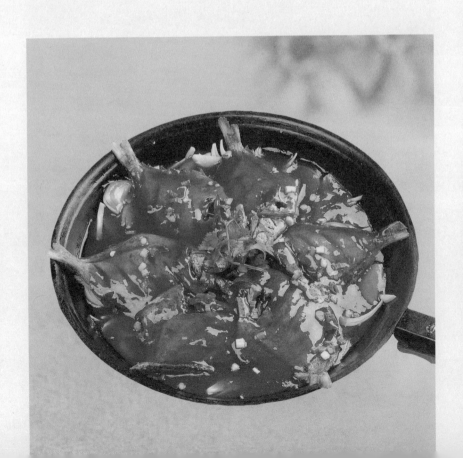

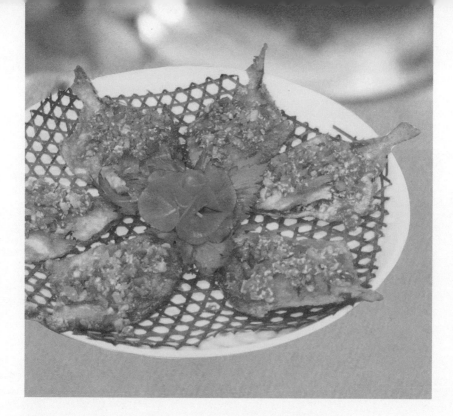

香竹烤平鱼

材料
平鱼 5 条
白芝麻适量
姜片适量
葱花适量

调料
色拉油少许
盐适量
料酒适量

做法

1. 平鱼洗净，用盐和料酒腌渍。

2. 将姜片和葱花置于鱼腹内，白芝麻均匀撒在鱼身上，用竹篱托着，放入盘中，淋上少许色拉油。

3. 将盘子放入烤箱，烤 20 分钟后，取出即成。

专家点评

本品适于贫血、消化不良、腰膝酸软等患者食用。

红烧鲳鱼

材料
鲳鱼 750 克
葱花适量
蒜末适量
水适量

调料
胡椒粉适量
酱油适量
姜汁酒适量
食用油适量

做法

① 将鲳鱼宰杀，洗净，打上花刀，用酱油、姜汁酒腌渍。

② 油烧热，下鲳鱼煎至两面金黄，注入适量水，以大火烧开。

③ 放入胡椒粉、蒜末，淋入酱油，烧至汁干时，撒上葱花，即可出锅。

专家点评

　　本品适于脾胃虚弱、气血不足、营养不良等患者食用。

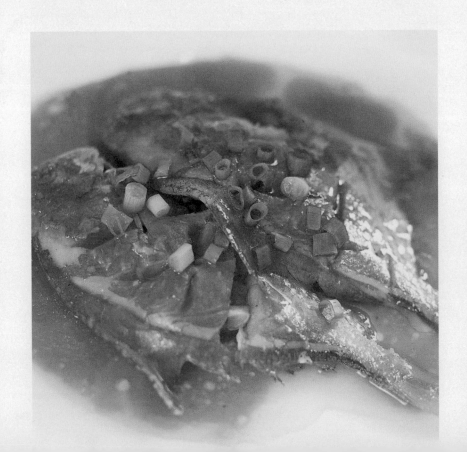

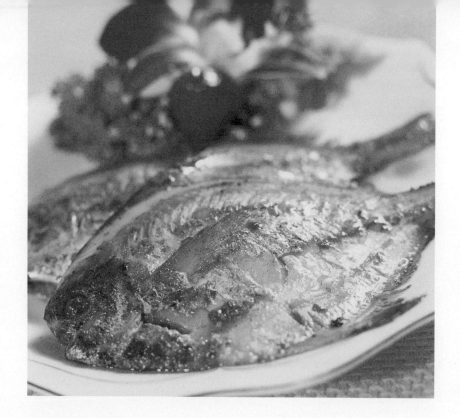

烤鲳鱼

材料
鲳鱼 300 克
白芝麻适量

调料
辣椒粉 5 克
盐 3 克
孜然粉 3 克
胡椒粉 5 克

做法

① 鲳鱼洗净，用盐腌渍后，放入烤炉内。

② 烤至五成熟、鱼皮变黄时，撒入辣椒粉、白芝麻、孜
然粉、胡椒粉、盐，翻面再放入烤箱。

③ 烤熟取出即可。

专家点评

本品适于贫血、消化不良、筋骨酸痛等患者食用。

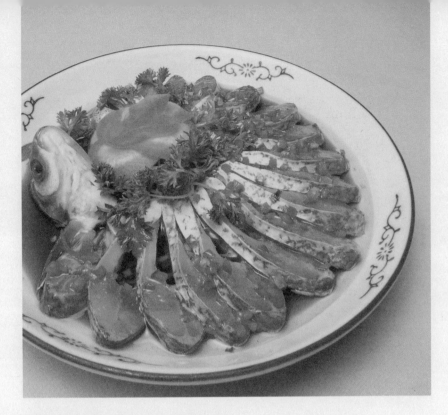

清蒸葵花式鲳鱼

材料
鲳鱼1条
红椒适量
青椒适量

调料
盐适量
料酒适量
酱油适量
食用油少量

做法

❶ 将鲳鱼洗净，切片，用盐和料酒腌渍；红椒、青椒洗净，切粒。

❷ 将鲳鱼片摆成葵花状，盖上青椒粒和红椒粒，淋入料酒、酱油，撒入盐。

❸ 以大火蒸20分钟，取出，淋入热油即成。

专家点评

本品适于贫血、脾胃虚弱、倦怠乏力等患者食用。

滑炒黑鱼丝

材料
黑鱼肉 450 克
香菜段适量
淀粉适量

调料
盐适量
鸡精适量
料酒适量
胡椒粉适量
花生油适量

做法

1 将黑鱼肉洗净，切丝，加盐、料酒和淀粉腌渍入味，上浆待用。

2 锅置火上，加入花生油烧热，将鱼肉丝滑熟，倒出，控净油。

3 油锅烧热，放入鱼肉丝，烹入料酒，放入香菜段，加盐、鸡精和胡椒粉调味炒匀，出锅即可（可用红椒丝点缀）。

专家点评

本品适于贫血、身体虚弱、营养不良等患者食用。

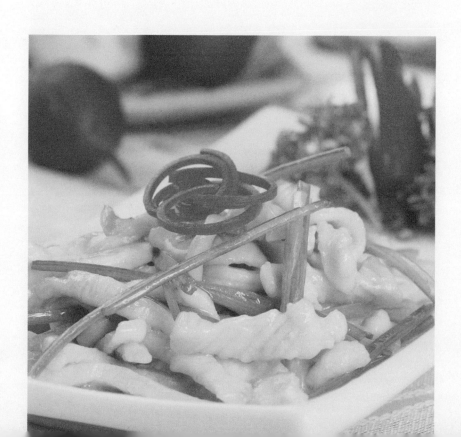

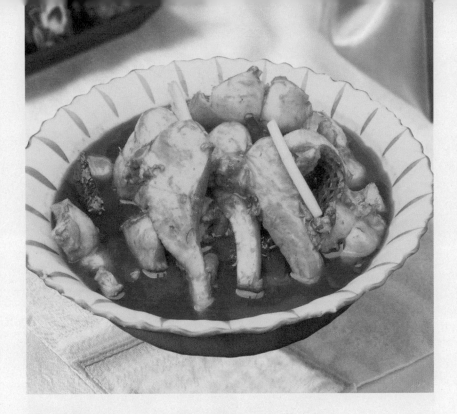

大碗秘制黑鱼

材料
黑鱼 500 克
淀粉适量
葱适量
红辣椒适量

调料
盐 4 克
花椒适量
料酒适量
食用油适量

做法

① 将黑鱼洗净，去骨，肉切片；葱洗净，切段；红椒切末，鱼肉加盐、料酒、淀粉抓匀。

② 锅中加水煮开，放入鱼肉片煮熟，加盐、葱段调味，鱼肉变白后，捞出装盘，撒上红椒碎。

③ 另取锅，加油烧热，转小火，放入花椒，烧出红油，将油淋在鱼肉上即可。

专家点评
　　本品适于气血不足、水肿、身体虚弱等患者食用。

紫苏三文鱼刺身

材料
三文鱼 400 克
紫苏叶 2 片
白萝卜 15 克

调料
酱油适量
芥末适量

做法

① 三文鱼洗净，取肉切片；紫苏叶洗净，擦干；白萝卜去皮，洗净，切成细丝。

② 将冰块打碎，撒入白萝卜丝中，铺上紫苏叶，再摆上三文鱼。

③ 将酱油、芥末混合成味汁，食用时蘸味汁即可。

专家点评

本品适于消化不良、水肿、消瘦、贫血等患者食用。

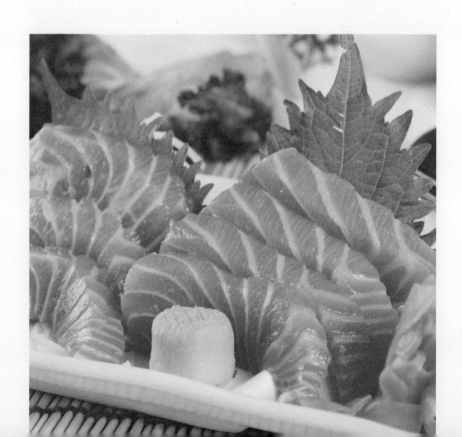

山药三文鱼

材料
三文鱼 80 克
山药 20 克
胡萝卜 15 克
海带 15 克
芹菜末 15 克
水适量

调料
盐少许
鸡精少许

做法

1 三文鱼洗净，切成片；山药、胡萝卜削皮，洗净，切成小丁；海带洗净，切成小片。

2 将山药丁、胡萝卜丁、海带片放入锅中，加入 3 碗水，转中火熬成 1 碗水。

3 加入三文鱼片煮熟，加盐、鸡精调味，撒上芹菜末即可。

专家点评

本品适于消化不良、脾胃虚弱、消瘦、贫血等患者食用。

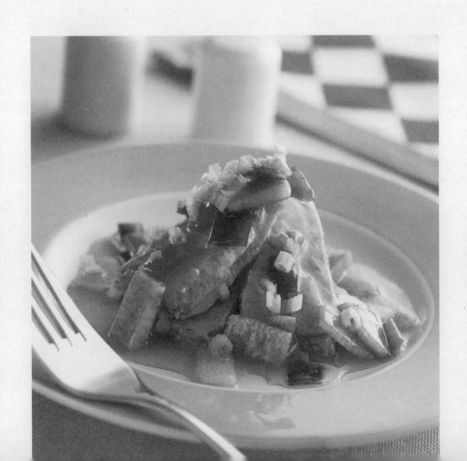

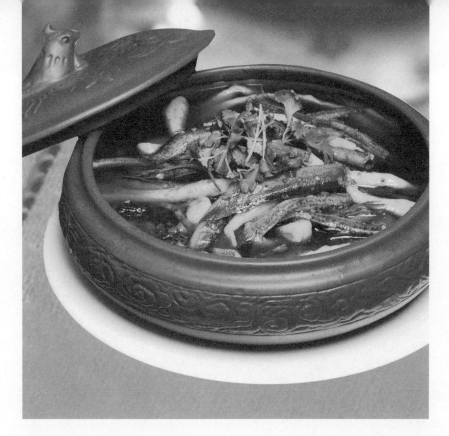

面条烧泥鳅

材料

泥鳅 250 克
面条 100 克
姜适量
香菜适量
水适量

调料

色拉油适量
红油适量
辣椒粉适量
盐 4 克

做法

① 泥鳅处理干净；姜洗净，切片；香菜洗净，切段。

② 锅加水烧开，放入面条煮至断生，捞出，放入凉水中冷却，沥干。

③ 净锅放色拉油，下泥鳅加盐炒至变色，加入开水。

④ 煮沸后倒入面条，放入红油、姜片、辣椒粉，转中火煮 5 分钟。

⑤ 最后加盐调味，撒入香菜段即可。

专家点评

本品适于气血不足、营养不良、脾胃虚弱等患者食用。

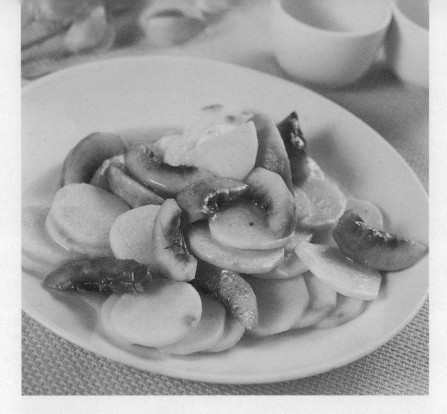

鲜桃炒山药

材料
五指鲜桃 2 个
鲜山药 500 克
水淀粉少许

调料
色拉油 25 毫升
鲜奶 25 毫升
盐 3 克
糖 5 克

做法

① 将鲜桃、鲜山药分别用水洗净,去皮,鲜桃去核,切片,山药切片。

② 锅中注适量水烧开,放入鲜桃、鲜山药焯烫,捞出,入油锅,加油炒香。

③ 调入鲜奶、盐、糖炒匀,最后加入水淀粉勾芡,出锅即可。

专家点评

本品适于气血亏虚、便秘、身体虚弱等患者食用。

芦荟炒荸荠

材料
芦荟 150 克
荸荠 100 克
枸杞子 5 克
葱丝适量
姜丝适量

调料
盐适量
白糖适量
料酒适量
酱油适量
色拉油适量

做法

① 芦荟去皮，洗净，切条；荸荠去皮，洗净，切片。

② 将芦荟条和荸荠片分别焯水，沥干。

③ 热油下姜丝、葱丝爆香，再下芦荟条、荸荠片，炒至断生。

④ 加入枸杞子、料酒、酱油、盐、白糖调味，炒熟即可。

专家点评

本品可调理贫血、心烦、燥热、中暑、肠燥便秘等症。

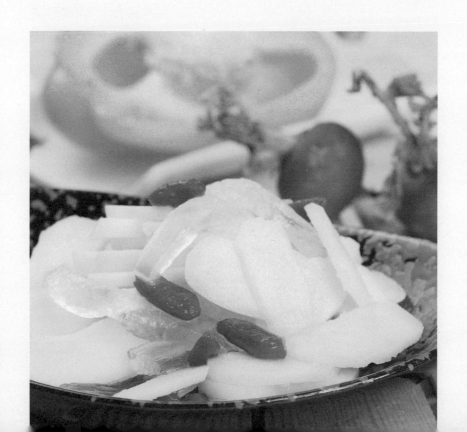

水蜜桃排骨

材料
水蜜桃 2 个
排骨 250 克
淀粉适量

调料
盐 3 克
生抽 5 毫升
料酒 5 毫升
食用油适量

做法

1. 水蜜桃一个切片,一个捣烂成汁。

2. 排骨洗净,沥干,用生抽、料酒、盐腌半小时。

3. 将腌好的排骨裹上淀粉,入热油炸至金黄色。

4. 另取锅,放入蜜桃汁、盐煮沸,加入排骨和蜜桃片,拌匀即成。

专家点评

本品适于身体虚弱、血虚、便秘等患者食用。

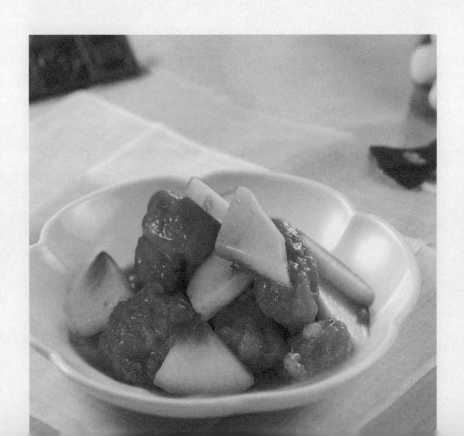

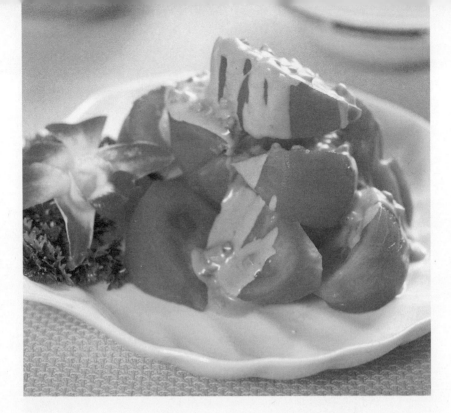

麻酱西红柿

材料
西红柿 2 个
凉开水适量

调料
芝麻酱 50 克
盐 3 克
白糖少许

做法

1 西红柿洗净，用开水烫去皮，切成厚块，码在盘中。

2 芝麻酱用凉开水调开，水要一点一点地加入，不断搅拌，调至浓稠时，加盐和白糖拌匀。

3 将调好的芝麻酱均匀地浇淋在西红柿片上即可。

专家点评

本品适于肝肾虚损、便秘、贫血等患者食用。

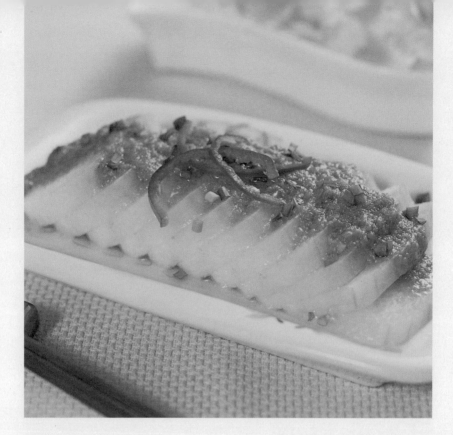

麻酱冬瓜

材料
冬瓜 400 克
韭菜 10 克
红椒 10 克
水少许

调料
色拉油少许
花椒油适量
香油 5 毫升
芝麻酱 25 克
盐 3 克
鸡精 2 克

做法

1 将冬瓜去皮、瓤，切成大片；芝麻酱用色拉油、水和好；韭菜洗净，切成末；红椒洗净，切丝。

2 将冬瓜片放入盘中，入锅蒸至熟。

3 锅上火，放入花椒油，下盐、鸡精、香油，烧热后与和好的芝麻酱一起浇于冬瓜上。

4 最后撒上韭菜末、红椒丝即可。

专家点评

本品适于贫血、便秘、内热等患者食用。

酱拌油麦菜

材料
油麦菜 300 克

调料
芝麻酱 30 克

做法

① 将油麦菜洗净，切成小段。

② 锅内注水烧沸，放入油麦菜，稍煮，即可捞起，沥干。

③ 浇上芝麻酱，拌匀即可。

专家点评

本品适于贫血、便秘、眩晕等患者食用。

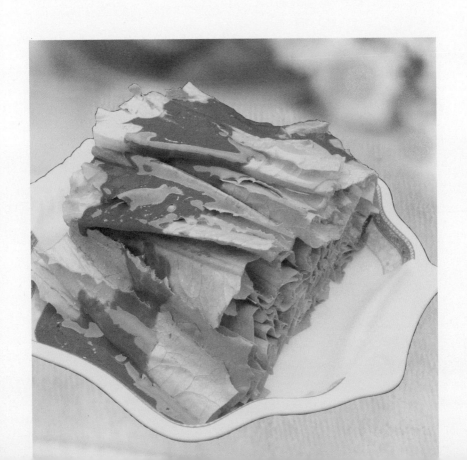

黄瓜蘸酱

材料
黄瓜 600 克

调料
陈醋适量
香油适量
花生酱适量
盐适量
鸡精适量

做法

1. 将黄瓜洗净，切段，再对切成两半，摆盘。

2. 将陈醋、花生酱、香油、盐、鸡精倒进碗中，充分搅拌均匀成味汁。

3. 黄瓜蘸酱食用即可。

专家点评

本品适于营养不良、贫血、便秘等患者食用。

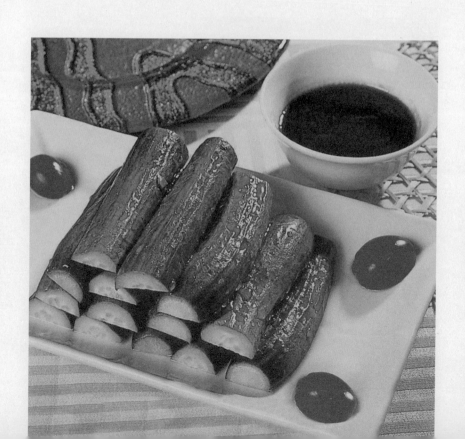

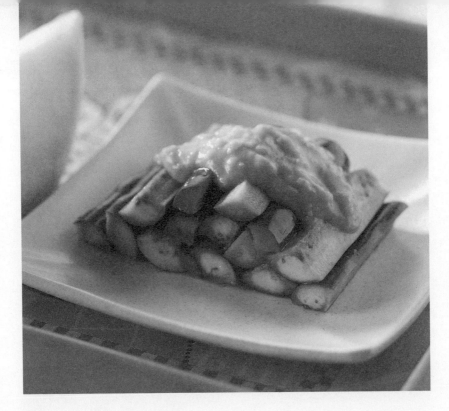

花生酱茄子

材料
茄子 2 个

调料
花生酱 50 克
盐 3 克
鸡精 2 克
香油少许

做法

❶ 将花生酱、盐、鸡精、香油倒进碗中，充分拌匀。

❷ 茄子去蒂，洗净，切条状，装入盘中，淋上拌匀的调料。

❸ 入锅蒸 8 分钟即可。

专家点评

本品适于便秘、贫血、身体虚弱等患者食用。

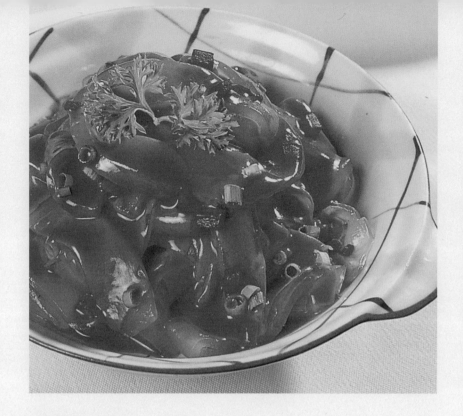

酱粉皮

材料

粉皮 300 克
葱少许
红椒适量

调料

花生酱 50 克
盐 3 克
鸡精 1 克
醋 6 毫升
老抽 5 毫升
红油 15 毫升

做法

① 将粉皮洗净，入沸水焯熟，放进碗中；葱洗净，切成葱花；红椒洗净，切粒。

② 将盐、鸡精，醋、老抽、红油与花生酱放入碗中，充分拌匀。

③ 淋在粉皮上，再撒上葱花、红椒粒即可。

专家点评

　　本品适于贫血、营养不良、皮肤干燥粗糙等患者食用。

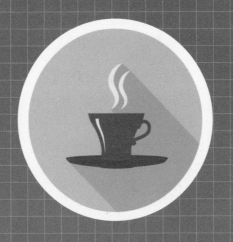

PART 8
贫血患者的
15 道补血药茶

药茶是中医学中一个重要的组成部分，是指在茶中添加食物或药物，或不含茶叶，直接将食物或药物经过沸水浸泡取汁或加水煎煮取汁，方便服用的一种制剂。将多种功效相宜的药材搭配入茶，对于各种原因和体质引起的贫血、体虚及其他疾病有很好的调理效果。本章介绍了 15 道有助于调理贫血的养生药茶，供读者参考选择。希望读者能从中受益，调理身体远离贫血困扰，保持健康、充满活力。

人参枸杞桂圆茶

材料
人参 5 克
桂圆肉 5 克
枸杞子 5 克
红枣 10 颗
水 400 毫升

调料
红糖适量

做法

❶ 红枣、枸杞子、桂圆肉洗净，用凉水泡发 1 小时。

❷ 将上一步泡发好的药材滤干水分，加入水，加入红糖，搅拌均匀。

❸ 将药材、糖水倒入汤锅中，以小火煲 20 分钟。

❹ 加入人参，煮沸 2 分钟，滤取茶汤，即可饮用。

专家点评

　　本品能滋养血脉、清肝明目，可辅助治疗贫血、失眠、神经衰弱等症。

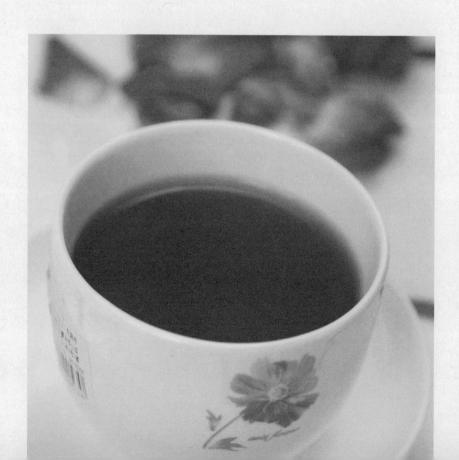

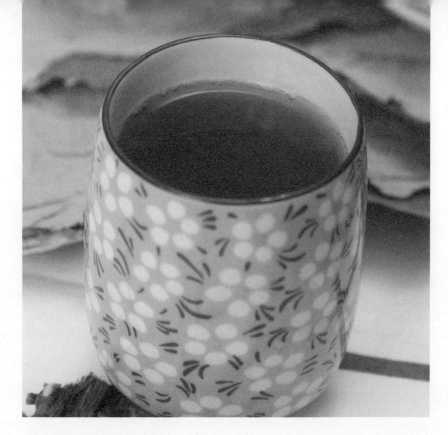

丹参安神茶

材料

丹参 5 克
生地黄 10 克
酸枣仁 3 克
水适量

做法

❶ 将生地黄、丹参、酸枣仁分别洗净，入水稍浸泡。

❷ 将生地黄、丹参、酸枣仁及浸泡用的温水倒入砂锅，加适量水煎，煮 15 分钟。

❸ 滤取茶汤，待温度稍降，即可饮用。

专家点评

　　本品可滋阴清热、活血化淤、养血安神，常用于调理血虚引起的贫血、心悸、失眠、盗汗等症。

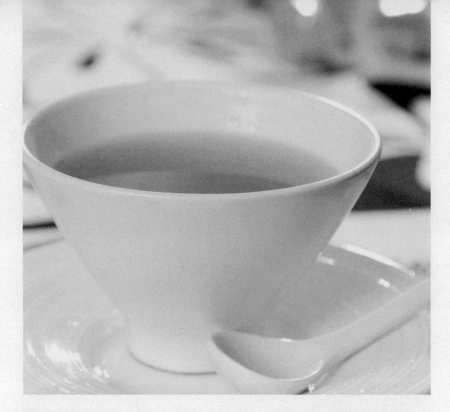

党参茶

材料
党参 10 克
水适量

做法

① 党参用清水冲洗干净，入温水稍浸泡。

② 将党参及浸泡的温水一同倒入砂锅中，以大火煮沸，转小火煎煮 15~20 分钟。

③ 用消毒后的干净纱布隔离药渣，滤取药汁，早晚温服。

专家点评

　　本品有补脾益肺、生津养血的功效。可辅助治疗贫血、功能性子宫出血。

灵芝茶

材料
灵芝 5 克
水适量

做法
❶ 灵芝洗净，切片。
❷ 将灵芝片放入砂锅中，加适量水煎煮 15 分钟。
❸ 滤取药汁，即可饮用。

专家点评
　　本品可润燥补虚、养心安神，可调理虚劳咳喘、失眠、消化不良等症，具有保肝、养心、改善血液循环、提高免疫力、改善造血功能的作用。

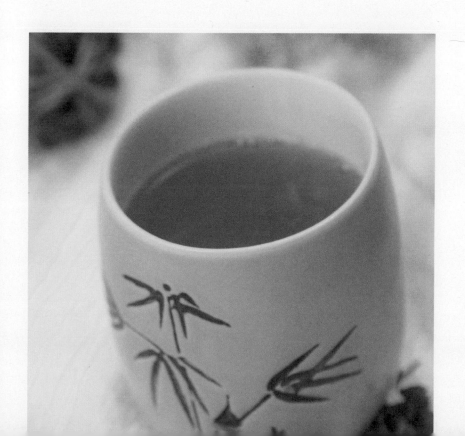

胶艾茶

材料

阿胶 6 克
艾叶 6 克
水 500 毫升

做法

❶ 将艾叶用清水稍微冲洗掉灰尘和杂质，放入砂锅中，加入水。

❷ 再放入阿胶。

❸ 煮至 300 毫升左右，分 3 次服用。

专家点评

　　本品具有养血安胎的功效，对治疗妊娠受伤、下血腹痛、贫血有一定的辅助作用。

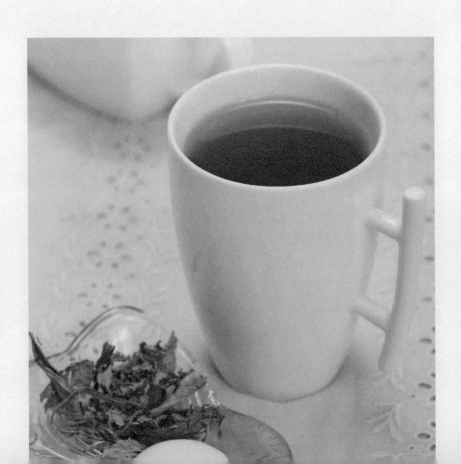

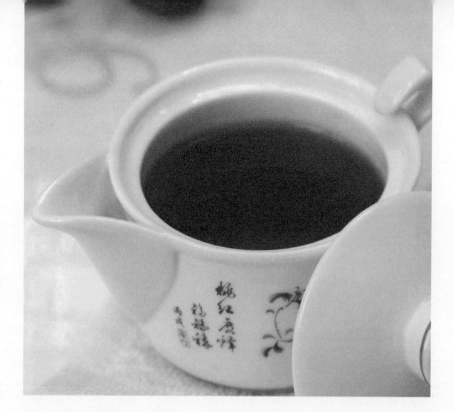

补血活血茶

材料
当归 10 克
熟地黄 10 克
白芍 5 克
川芎 5 克
水适量

做法

❶ 各味药材分别洗净，放入砂锅中。

❷ 加入适量水，煎煮 15 分钟。

❸ 滤取药汁，空腹时趁热饮用。

专家点评

　　本品有补血活血、调经、化淤的功效，可调理贫血、高血压、血痢、痔疮、产后虚弱、崩漏、带下等症。但孕妇慎用。

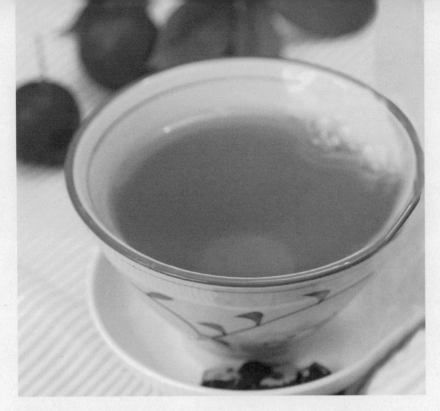

麦芽山楂饮

材料
麦芽 10 克
山楂 3 克
水适量

调料
红糖适量

做法
❶ 将麦芽、山楂分别洗去浮灰。

❷ 将麦芽、山楂放入砂锅中，加适量水煎煮 15 分钟。

❸ 取汁弃渣，加入红糖搅拌均匀，即可饮用。

专家点评
　　本品可消食导滞、健脾开胃。调理贫血、消化不良、脘腹胀满、嗳气、反酸、食后腹胀甚至呕吐等症。

玫瑰枸杞枣茶

材料
玫瑰花 5 朵
枸杞子 10 克
红枣 5 颗
开水 300 毫升

调料
红糖适量

做法
① 将枸杞子、红枣洗净。
② 将玫瑰花、红枣、枸杞子一起放入茶壶内，加开水。
③ 待泡开后，可加红糖调味，即泡即饮。

专家点评
　　本品具有益气行血、缓解疲劳、止痛的功效，适于调理贫血、女性月经过多或赤白带下、肠炎、下痢、下消化道出血等症。

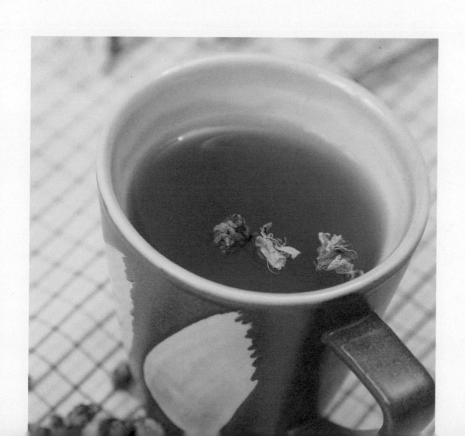

洛神花玫瑰茶

材料
洛神花 2 朵
玫瑰花 8 朵
水适量

调料
蜂蜜适量

做法
❶ 将洛神花洗去浮灰，放入砂锅中，加适量水煎煮 10 分钟。

❷ 熄火，放入玫瑰花，加盖闷 5 分钟。

❸ 取汁弃渣，加适量蜂蜜搅拌均匀，即可引用。

专家点评
　　本品可补血活血、解热、开胃，可用于心脏病、高血压、动脉硬化、贫血患者的日常调理。

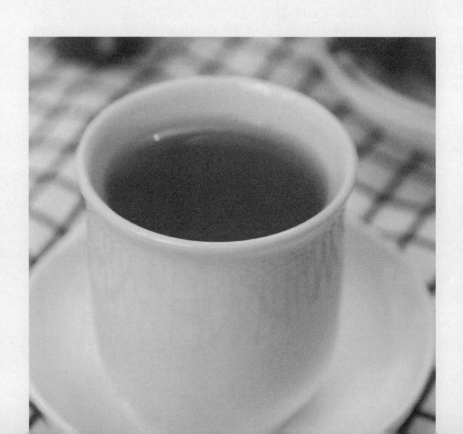

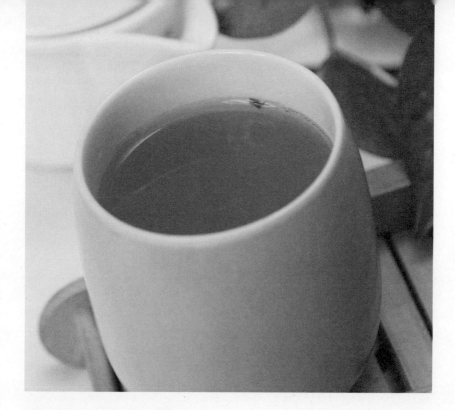

桃仁红花茶

材料
桃仁 5 克
红花 5 克
水适量

调料
冰糖少许

做法

❶ 将红花装入纱布袋，扎紧袋口；桃仁洗净。

❷ 将桃仁放入砂锅，加适量水煎煮 15 分钟，放入红花再煮 10 分钟。

❸ 将茶汤倒入杯中，加少许冰糖，搅拌溶化，即可饮用。

专家点评

　　本品可活血化淤，对贫血、肠燥便秘有调理作用。但孕妇慎用。

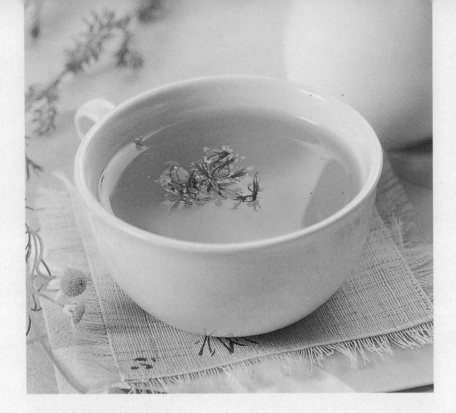

红花蜂蜜茶

材料
红花5克
水适量

调料
蜂蜜适量

做法

❶ 将红花装入纱布袋，扎紧袋口，放入壶中，以沸水冲泡5分钟左右。

❷ 取出纱布袋，待茶汤稍凉，放入蜂蜜，搅拌均匀，即可饮用。

❸ 红花可反复冲泡2或3次。

专家点评

　　本品可活血通经、祛淤止痛，适于贫血、气血淤滞者饮用。但孕妇慎用。

清热活血茶

材料
金银花适量
生地黄适量
水适量

做法

❶ 生地黄洗净，入温水稍浸泡；金银花洗净。

❷ 将生地黄及浸泡的温水倒入锅中，添适量水，煎煮 10 分钟，关火。

❸ 放入金银花，加盖闷 5 分钟，滤取汁液，即可饮用。

专家点评

　　本品可清热明目、养血活血，适于气血淤滞、心烦失眠、风热感冒者饮用。

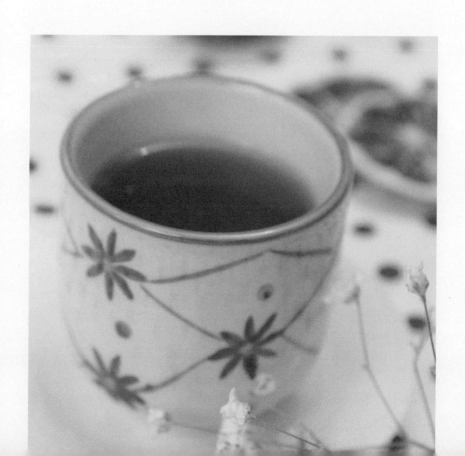

金银花饮

材料
金银花 10 克
山楂 10 克
水适量

调料
蜂蜜适量

做法

❶ 将金银花、山楂分别洗净，放入砂锅，加适量水煮沸。

❷ 煎煮 5 分钟后倒出茶汤，添适量水再煎一次，取汁弃渣。

❸ 将两次所得茶汤合并，待温度稍降后，加入蜂蜜，搅拌均匀，即可饮用。

专家点评

　　本品可消食化积、清热解毒，适于食欲不振、食后腹胀、消化不良、体虚贫血者饮用。

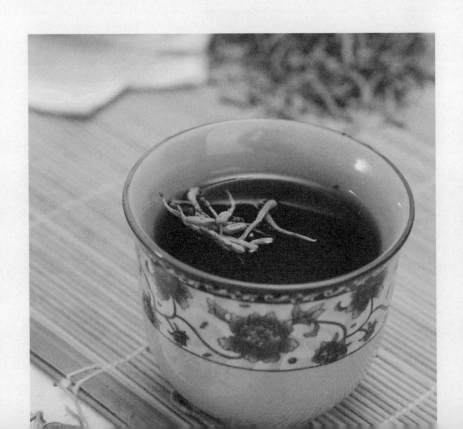

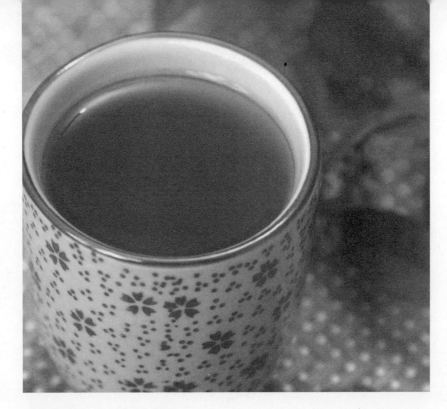

健脾补血茶

材料
山药 10 克
枸杞子 10 克
红枣 5 颗
水适量

做法
❶ 将山药、枸杞子、红枣分别洗净；红枣切开，去核。

❷ 将山药、枸杞子、红枣放入锅中，加水煎煮。

❸ 滤取茶汤，放至温热，即可饮用。

专家点评
　　本品具有健脾和胃、滋阴补血的功效，贫血、脾胃虚弱、消化不良等患者可常饮用，有一定的调理功效。

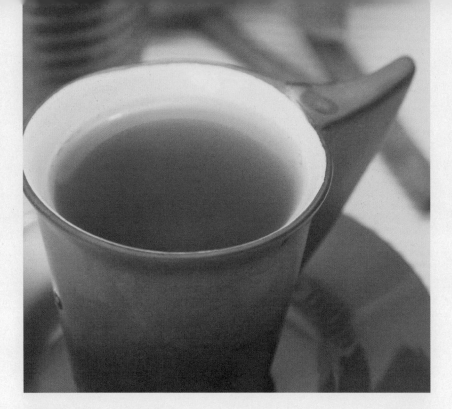

益气补血茶

材料
黄芪 10 克
红枣 10 克
沸水适量

做法

❶ 黄芪洗净；红枣洗净，切开去核。

❷ 将黄芪、红枣放入壶中，倒入适量沸水冲泡，加盖闷
5~10 分钟。

❸ 饮用茶汤，吃红枣。

专家点评

　　本品具有补气、补血的功效，适于贫血、气血亏虚、
面色暗淡、疲劳乏力、心悸、失眠多梦、多汗、遗精、带下、
月经不调者饮用。

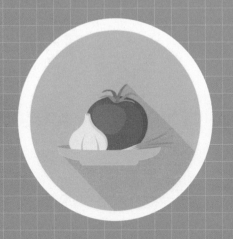

PART 9

特殊贫血人群的调补膳食

....

　　贫血对于不同人群的危害因人而异，但有效防治贫血却是一致的目标。防治贫血应该从根本抓起，纠正错误的饮食方式及习惯，听取正确的中西医建议，从根本治愈贫血。本章节对婴幼儿缺铁性贫血、青春期少女营养性贫血、妊娠期妇女贫血、老年性贫血四类不同人群，提出详细的饮食建议，帮助患者找到相应的有效对策，让患者早些远离贫血。

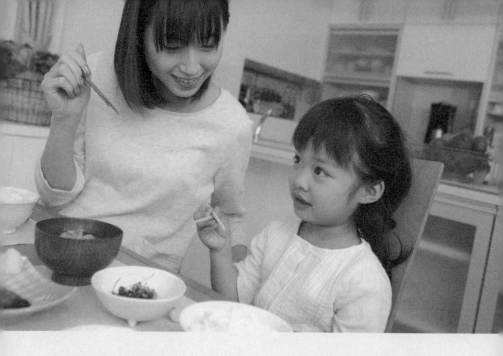

婴幼儿缺铁性贫血的饮食建议

缺铁性贫血是婴幼儿时期最常见的一种贫血，其发生的根本病因是体内铁的缺乏，致使血红蛋白合成减少而发生的一种小细胞低色素性贫血。临床上除可出现贫血外，还可因缺铁而降低多种含铁酶的生物活性，进而影响细胞代谢功能，使机体出现消化功能紊乱、循环功能障碍、免疫功能低下、精神神经症状以及皮肤黏膜病变等一系列非血液系统的表现。

缺铁性贫血

‡ **发病概率：** 婴幼儿缺铁性贫血的发病率为 30% ~ 45%。

‡ **病程：** 一般病程是 1 ~ 3 个月。

‡ **症状：** 患儿常有皮肤和黏膜苍白，软弱无力，心悸，气急，食欲差，不愿活动，精神不振，易烦躁、哭闹；年长儿可诉头晕、眼前发黑、耳鸣等。严重者出现异食癖。

‡ **治疗：** 改善饮食，补充铁剂，输血。

饮食建议

❶ 多给婴幼儿喂食富含铁的食物，并纠正偏食习惯。

❷ 提倡母乳喂养，因母乳中含铁量比牛奶高，且易吸收。

❸ 注意及时添加辅助食物。如 3 ~ 4 个月的婴儿，可给蛋黄 1/4 个，以后逐渐增加到 1 个；5 ~ 6 个月加蔬菜泥；

7个月后可加肉末、肝泥。

❹ 在医生指导下服用铁制剂。婴儿最好在两餐之间服，以利于吸收，同时避免与牛奶钙片同时服用，也不要用茶喂服，以免影响铁的吸收。铁制剂用量应遵医嘱，用量过大，可出现中毒现象。

饮食误区

患有缺铁性贫血的婴幼儿，不宜大量喝牛奶，很多父母除了补充肉类、鱼类等高蛋白食物外，还会想方设法让宝宝大量喝牛奶，以期血色素水平能够尽快正常。这种方法是不妥的，甚至是有害的。因为牛奶中的含磷量较高，大量饮用会在肠道直接影响铁的吸收。

特别提示

婴幼儿出现以下症状须立刻就医

❶ 宝宝稍活动就气促。

❷ 宝宝出现烦躁、爱哭闹、食欲下降、消化不良（腹泻）、呼吸加快及脉搏加快等症状。

❸ 宝宝容易感染，如反复上呼吸道感染等。

现代医学建议

补充铁元素，足月儿从 4～6 个月开始（不晚于 6 个月），早产婴儿及低体重儿从 3 个月开始。最简单的补铁方法，即在牛奶配方中或辅食中加硫酸亚铁；对母乳喂养儿每日加 1～2 次含铁谷类；还可根据医嘱交替使用硫酸亚铁滴剂，但要小心避免发生铁中毒。

中医建议

婴幼儿期贫血有一部分是由于缺乏造血必要的物质引起，主要的是缺铁性贫血。无论牛奶还是母乳含铁量都不足，牛奶比母乳更少。长期喝牛奶而没能及时加辅食或加的量不足，均可造成贫血。药补不如食补，推荐一个补血的食疗法。

⠿ 红枣木耳汤

❶ 黑木耳 15 克，红枣 15 颗，冰糖适量，水适量。

❷ 将黑木耳、红枣用温水泡发，洗净。

❸ 将洗净的黑木耳、红枣放入小碗中，加水和冰糖适量，隔水蒸 1 小时。

❹ 取出即可食用。

❋ 推荐食物 ❋

蛋黄	鱼肉	菠菜
猪心	猪血	猪肝

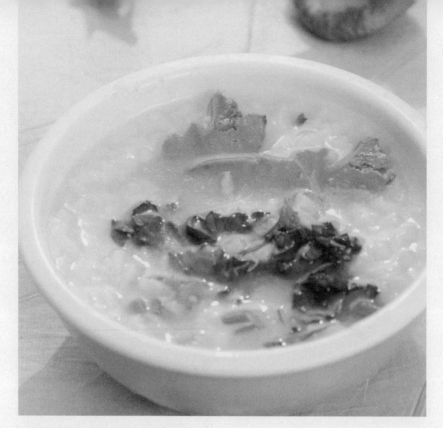

菠菜猪肝粥

材料
鲜菠菜 200 克
猪肝 100 克
大米 50 克
葱花少许
水适量

调料
盐 3 克
鸡精 1 克

做法

1. 菠菜洗净,切碎;猪肝洗净,切片;大米淘净,浸泡。

2. 大米下入锅中,加适量水,以旺火烧沸,转中火熬至米粒散开。

3. 下猪肝片慢熬成粥,最后下菠菜末拌匀。

4. 调入盐、鸡精,撒入葱花即可。

功效

本品适于缺铁性贫血者食用。

芝麻牛奶粥

材料
黑芝麻 10 克
纯牛奶 10 毫升
枸杞子 10 克
大米 80 克
葱花适量
水适量

调料
白糖适量

做法
❶ 将大米洗净，放入锅中，加适量水，煮至米粒开花。
❷ 加入牛奶、黑芝麻和枸杞子，用小火煮至浓稠状。
❸ 加入白糖调味，撒入葱花即可。

功效
　本品适于缺铁性贫血者食用，但腹泻者慎用。

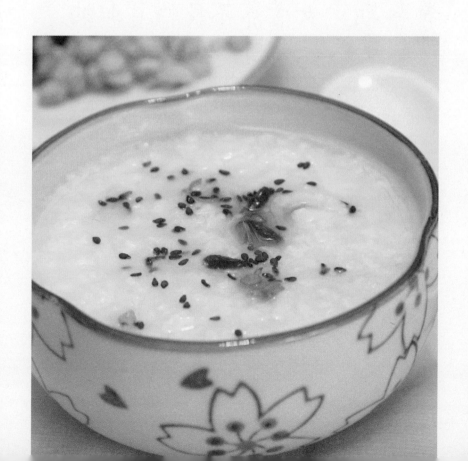

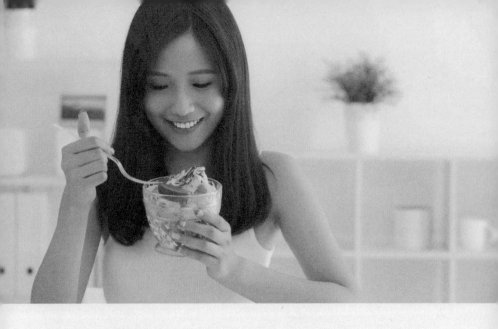

青春期少女营养不良性贫血的饮食建议

　　青春期少女营养不良性贫血，即因营养不良造成的贫血症状。青春期少女若饮食营养摄入不足，或脾胃运化功能长期失调，均可导致血液的生成不足、血细胞形态发生改变、人体造血功能降低、红细胞过多地被破坏或损失以及免疫功能紊乱，引起贫血。

营养不良性贫血

- **发病概率：** 青春期少女营养不良性贫血的发病率是 10%～20%。

- **病程：** 一般病程是 3～6 个月。

- **症状：** 脸色苍白、精神稍有低迷、食欲不振、时常发热感冒，出现腹泻、呕吐等消化不良症状，甚至出现胸闷气短、手脚水肿、心力衰竭等症状。

- **治疗：** 口服铁剂，注射铁剂，小分子肽治疗。

饮食建议

❶ 饮食上需要多摄入铁和蛋白质含量丰富的食物，一般动物肝肾类、肉类含铁量高，也比较容易吸收，其次是一些黑色食物，如黑芝麻、黑木耳等。

❷ 要注意三餐饮食科学、规律。早餐摄入足够量的高热量、高蛋白食物，如豆浆、鸡蛋、牛奶等；中餐菜肴丰富，营养全面；晚餐少吃，以清淡为主，避免高脂肪食物、甜食等，以防肥胖。

❸日常饮食要多样化，做到不偏食、不挑食，尽量做到粗粮和细粮，动物性食品和植物性食物搭配食用。

❹青春期少女不能多喝咖啡、茶以及吸烟、喝酒，这些不良饮食行为均可能造成贫血，也不利于铁的吸收。宜多吃蔬菜水果。

饮食误区

很多人都会认为最直接的补血方法就是多吃一些肉食或是吃一些昂贵的滋补品，却忽视了水果对于贫血的重要性。平时可以多吃一些新鲜的蔬菜和水果，因为大多数蔬菜富含维生素、柠檬酸及苹果酸，这些物质不仅有利于铁的吸收，也可以促进胃肠蠕动，从而增进食欲。

特别提示

青春期少女营养不良性贫血注意事项

❶因为营养不良性贫血导致的冠心病、心绞痛、心律失常并非少见，因此严重的情况下，一定要及时就医。

❷青春期少女因为营养性不良性贫血易导致免疫力低下，所以应该注意日常生活的细节，如注意保暖、饮食均衡等。

现代医学建议

营养不良性贫血的现代医学治疗方法，主要是要去除病因和补充铁剂，尤其要注意青春期少女月经时期。建议补充口服铁剂，同时口服维生素 C，可促进铁的吸收。对于重症贫血并发心脏功能不全或是明显感染者，可给予输血。

中医建议

少女在青春期发育比较旺盛，每天都要补充足够的能量以满足自身的运动消耗。但很多少女在饮食方面挑食或是偏食，还有的为了保持苗条身材不吃肉类甚至节食，这样的行为是不可取的。中医有药食同源的说法，此处推荐一个十分有效的补血方。

❖ 黑豆红枣乌鸡汤

❶黑豆 25 克，乌鸡半只，红枣适量，盐适量。

❷将黑豆洗净，泡发；乌鸡洗净，斩件。

❸将乌鸡块放入锅中，加入黑豆和红枣一起熬成汤。

❹最后加盐调味，即可食用。

❖ 推荐食物 ❖

黑芝麻	猪血	青菜
苹果	豆浆	猪肝

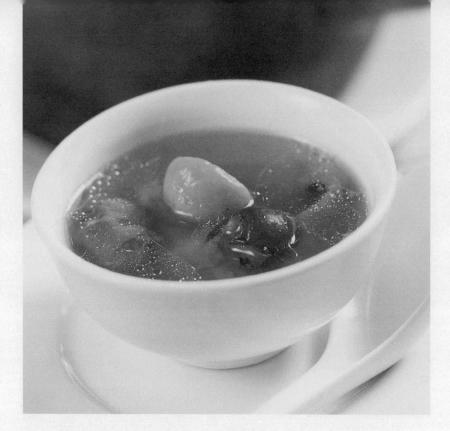

板栗土鸡汤

材料
土鸡 1 只
板栗 200 克
姜片 10 克
红枣 10 克
水适量

调料
盐 4 克
鸡精 2 克

做法

① 将土鸡宰杀洗净，切件备用；板栗剥壳，去皮备用。

② 锅上火，加入适量水，烧沸，放入鸡块、板栗，滤去血水，备用。

③ 将鸡块、板栗转入炖盅内，放入姜片、红枣，置小火上炖熟。

④ 调入盐、鸡精即可。

功效
本品适于营养不良性贫血患者食用。

四物乌鸡汤

材料
熟地黄 15 克
当归 10 克
白芍 10 克
川芎 5 克
红枣 8 颗
乌骨鸡腿 1 只

调料
盐 4 克

做法
1. 鸡腿洗净，剁块，放入沸水中汆烫，捞起冲净；所有药材洗净。
2. 将鸡腿肉块和所有药材一起盛入锅中，加 7 碗水，以大火煮开。
3. 转小火续煮 30 分钟。
4. 熄火，加盐调味即可。

功效
　　本品适于营养不良性贫血、月经不调、体虚等患者食用。

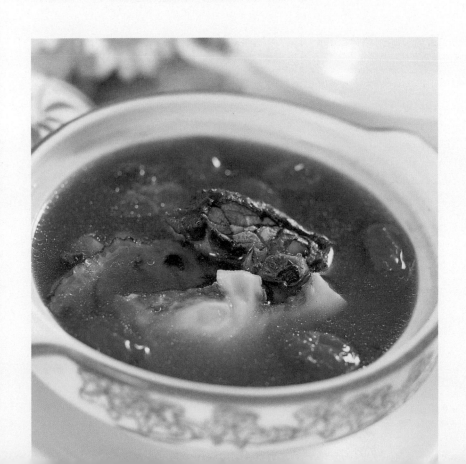

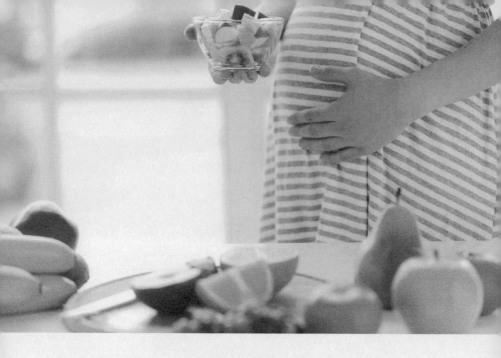

妊娠期妇女贫血的饮食建议

妊娠期妇女贫血即妊娠合并巨幼细胞性贫血，又称营养性巨幼细胞性贫血，以营养不良为主要病因。不仅影响造血，而且累及神经、消化、循环、免疫及内分泌系统，表现为全身性疾病。

妊娠期妇女贫血

‡ **发病概率：** 妊娠期妇女贫血的发病率是 30%~40%。

‡ **病程：** 一般病程是 4 个月至 1 年。

‡ **症状：** 起病急，贫血多为中度或重度。多表现为头昏、疲乏无力、全身水肿，还有恶心、食欲不振、呕吐及腹泻等。

‡ **治疗：** 改善饮食结构，改变不良饮食习惯，积极治疗原发疾病，补充叶酸、维生素 B_{12}。

饮食建议

❶ 女性本来就很容易出现缺铁性贫血，在孕期中由于铁需要量增加，因此这种症状就会更容易出现。这个时期要多注意选择含铁丰富的食物，多吃蔬菜水果，补充维生素 C，促进铁的吸收。

❷ 预防妊娠期贫血，必须要避免刺激性食物，如咖啡、浓茶、辣椒，另外还不能吸烟，远离二手烟。

❸ 妊娠期妇女在补铁的过程中一定要科学，切忌盲目。在饮食中除了补铁，

还要注意补充蛋白质，因为血红蛋白的生成不仅需要铁和蛋白，怀孕初期也需要蛋白质，只有补充足量的蛋白质才能提高补铁的效果。

饮食误区

预防妊娠期贫血不宜盲目进补。不要以为预防妊娠期妇女贫血就可以随便进补，在市场上随意买一些补品就来补身体。其实，有的营养品是不适宜在孕期服用的，如果服用的话，会导致不良后果。因此在孕期准备服用各种营养品时，无论是食疗还是药补，都需要咨询医生和营养师。

特别提示

预防和治疗妊娠期妇女贫血应该要注意：

❶ 一旦被确诊为妊娠期营养不良性贫血，就要及时制订治疗计划，给予叶酸、铁剂。

❷ 孕妇贫血，会出现头晕、耳鸣、四肢乏力、心慌等症状，机体抵抗力下降，易出现感染。因此一旦出现这些症状，一定要及时到医院进行治疗。

现代医学建议

妊娠期间应该定期检查血红蛋白和红细胞计数，及时发现和治疗贫血，这对于孩子和母体的健康都是至关重要的。必要时补充铁剂、叶酸、维生素 B_{12} 等。除此之外还应该及时检查，发现并治疗能引起贫血的各种疾病。

中医建议

有些妇女在妊娠前并无贫血病史，但在妊娠期间就出现了贫血现象，中医称为是妊娠期贫血。及早发现与纠正妊娠贫血是保护母婴健康的重要措施。一般来说，妊娠期妇女不能随便吃药，因此妊娠贫血以食补为佳。此处推荐一个补血方。

❖ 四红粥

❶ 糯米 50 克，红枣、花生、红豆适量，红糖适量。

❷ 糯米洗净，放入锅中，加入红枣、花生、红豆及适量水煮成粥。

❸ 待粥熟时，加入适量红糖，搅拌均匀，即可食用。

※ 推荐食物 ※

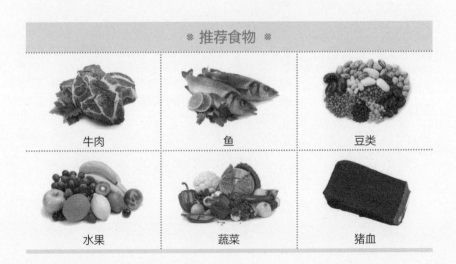

牛肉	鱼	豆类
水果	蔬菜	猪血

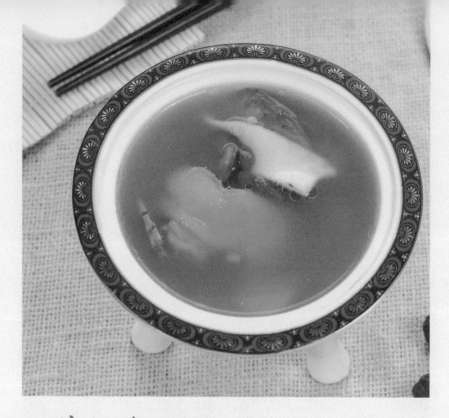

山药红枣猪蹄汤

材料
猪蹄 200 克
山药 10 克
枸杞子 5 克
红枣少许
水适量

调料
盐 3 克

做法

1 山药洗净，去皮、切块；枸杞子洗净，泡发；红枣去核，洗净。

2 猪蹄洗净，斩件，飞水。

3 将适量水倒入炖盅，以大火煮沸。

4 放入全部材料，改用小火煲 3 小时，最后加盐调味即可。

功效

本品适于妊娠期女性辅助治疗和预防贫血。

山药炖鸡

材料
鸡腿1只
胡萝卜1个
山药250克
花生米适量
水适量

调料
盐5克

做法

1. 山药削皮，洗净，切块；胡萝卜洗净，切块；鸡腿剁块，氽水，捞出。

2. 将鸡腿块、胡萝卜块先下锅，加水适量，以大火煮开，转小火炖15分钟。

3. 加入山药块、花生米，转大火煮沸，再转小火续煮10分钟，最后加盐调味即可。

功效

　　本品适于妊娠期女性贫血、身体虚弱、脾胃虚弱者食用。

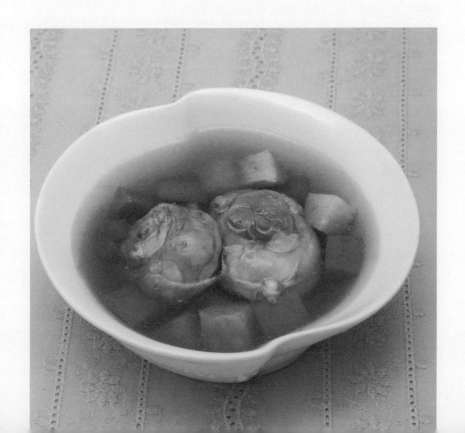

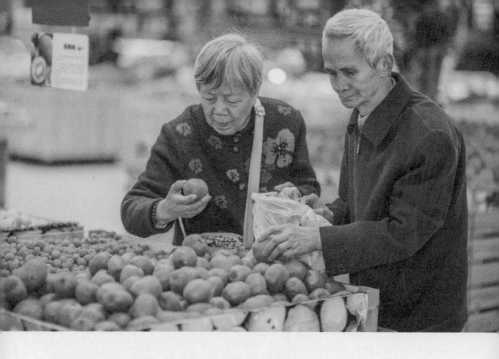

老年性贫血的饮食建议

老年性贫血与造血系统的造血功能退化有关，即红细胞的生成基地——红骨髓随着年龄的增大而逐渐减少。此外，随着年龄的增长，牙齿脱落，胃肠功能也减退，从而影响营养物质的消化吸收，导致造血原料的缺乏，致使红细胞或血红蛋白生成不足。

老年性贫血

‡ **发病概率：**老年性贫血的发病率是 17%~26%。

‡ **病程：**一般病程是 3 个月至 1 年。

‡ **症状：**临床主要表现为皮肤苍白、面色无华、心悸乏力，还会有头昏、眩晕、倦怠、失眠、气短、踝部水肿等，严重者还可出现精神错乱、忧郁、易激动。

‡ **治疗：**积极治疗原发性疾病，及时补充铁剂、维生素 B_2、叶酸及优质蛋白。

饮食建议

❶ 多吃富含蛋白质的饮食，可提供制造红细胞和血红蛋白的原料。

❷ 适当吃点酸味食物。贫血老人一般胃酸较少，为了促使含铁丰富的高蛋白食物被充分消化吸收，在平时可经常吃些醋和酸味的水果。

❸ 选用一些滋阴补血的食疗药膳，对老年人贫血有事半功倍的食疗功效。可改善造血功能，提高免疫功能，改善

机体代谢功能。

4 消化功能弱、牙齿脱落或患有慢性胃肠道疾病者，可食用肉末、肝泥、菜泥、豆腐、豆腐脑等有利于消化吸收的食物。

饮食误区

老年性贫血不宜盲目补铁。很多人都会认为老年性贫血就是因为缺乏铁元素，从而就盲目购买很多补铁药品。其实这样做是错的，老年人贫血要查清引起贫血的病因，然后对症治疗，千万不可以盲目补铁。这也需要医生的意见，采取合理健康的方法来进行治疗。

特别提示

老年性贫血要注意事项

1 补铁要适可而止，不是补越多越好，否则就会引起恶心、呕吐、腹泻、昏迷等急性铁中毒症状，甚至会出现休克、死亡。

2 一旦发现老年人贫血，一定要尽早治疗。老年人的体质较弱，常常就会因

为一些疾病而严重影响身体健康，及时治疗贫血，其实就是在保护老年人的健康。

现代医学建议

因为老年人消化功能减退，就会影响对食物中铁元素的吸收。另外，老年人如果患有各种消化道疾病，如胃十二指肠溃疡、慢性胃炎、肠道肿瘤等疾病，同样也会使铁的吸收减少。不过对于非缺铁性贫血者，没有必要大量补铁。

中医建议

现代人由于多吃一些精细食品，相应粗粮和天然食物摄入减少，所以对铁、铜等微量元素常摄入不足，贫血症状会很容易出现。食物不能过于单调，时间长了，不仅会引起厌食，还会导致某些维生素缺乏，加重贫血程度。制做菜肴时要经常变花样，主食除了米和面之外，还要增加一些豆类、小米、玉米等，促进老年人的食欲，正确纠正贫血症状。

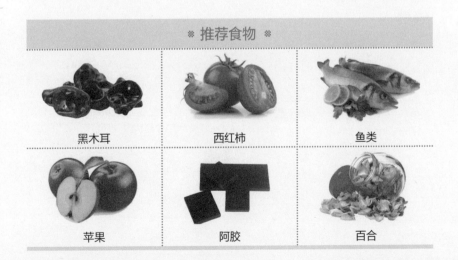

※ 推荐食物 ※

黑木耳　　　　　西红柿　　　　　鱼类

苹果　　　　　阿胶　　　　　百合

红枣莲子大米粥

材料
红枣 20 克
莲子 20 克
大米 100 克
水适量

调料
白糖 5 克

做法

❶ 大米、莲子洗净，入水浸泡；红枣洗净。

❷ 将大米和莲子放入锅中，加入适量水，以大火煮至米粒开花。

❸ 加入红枣煮至粥呈浓稠状，加入白糖稍煮即可。

功效

本品适于老年性贫血、失眠、多梦等患者食用。

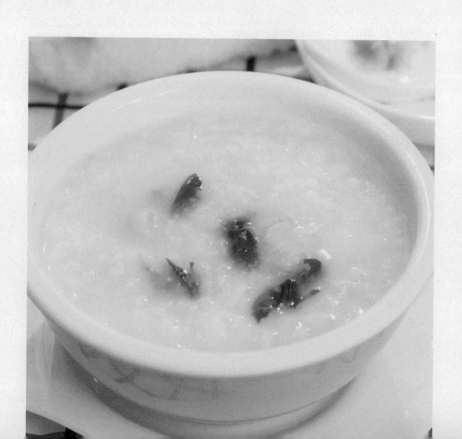

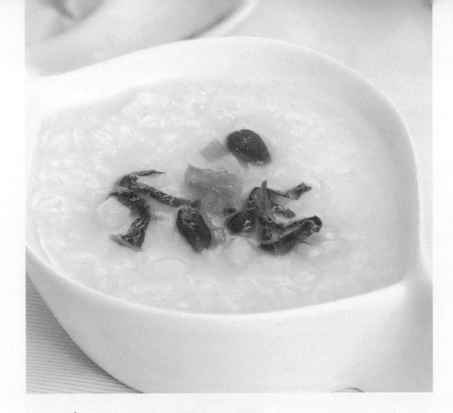

菠菜玉米枸杞粥

材料
菠菜 15 克
玉米粒 15 克
枸杞子 15 克
大米 100 克
水适量

调料
盐适量

做法

① 将大米洗净，浸泡；枸杞子、玉米粒洗净；菠菜洗净，切成末。

② 将大米放入锅中，加入玉米粒、水，用大火煮至米粒开花。

③ 再加入菠菜和枸杞子，转小火煮成粥，加盐调味即可。

功效

本品适于老年性贫血、食欲不振、便秘等患者食用。

桂圆黑枣汤

材料
桂圆 50 克
黑枣 30 克
无花果 10 克
水适量

调料
冰糖适量

做法

❶ 桂圆去壳，去核备用；黑枣洗净；无花果洗净备用。

❷ 锅中加入适量水，以大火煮沸，下入黑枣煮 5 分钟，加入桂圆、无花果。

❸ 转小火慢煲 25 分钟，放入冰糖煮至溶化即可。

功效

本品适于老年性贫血、体虚、失眠等患者食用。

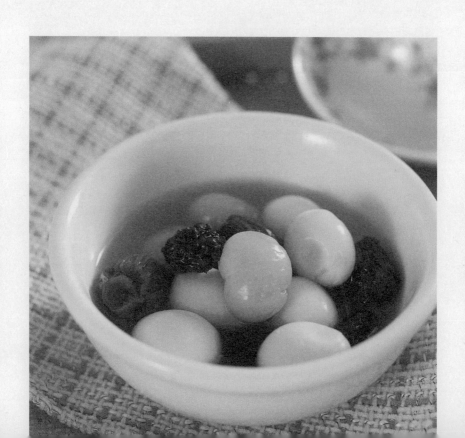

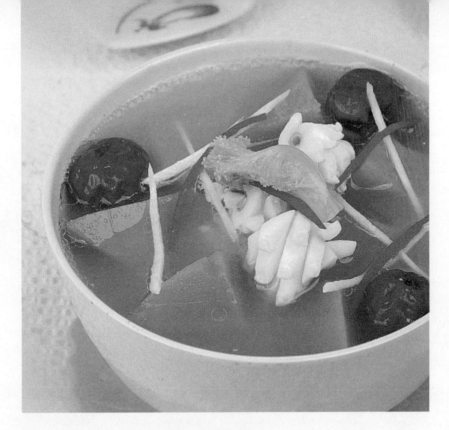

红枣木瓜墨鱼汤

材料
木瓜 200 克
墨鱼 125 克
红枣 3 颗
姜丝 2 克
红椒丝适量
白菜叶少许

调料
盐 4 克

做法
❶ 将木瓜洗净，去皮，去籽，切块；墨鱼处理干净，切花刀后切成块，入沸水中汆烫一下，捞出备用；红枣洗净，备用。

❷ 净锅上火，倒入水，入姜丝、红椒丝、白菜叶、木瓜块、墨鱼块、红枣煲至熟，调入盐即可。

功效
本品适于老年性贫血、腰酸膝软、体虚等患者食用。

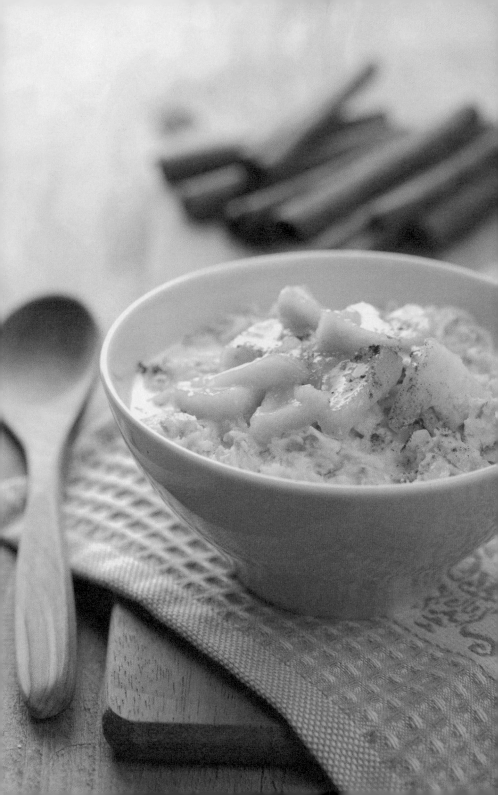